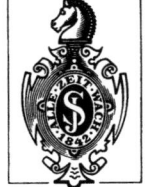

R. Felix   R. Langer   M. Langer

Bildgebende Diagnostik bei Lebererkrankungen

Unter Mitarbeit von
G. Barzen, C. Bassir, U. Keske, P. Neuhaus,
K. Rosenkranz, E. Schulz

Mit 99 Abbildungen

Springer-Verlag
Berlin Heidelberg New York
London Paris Tokyo
Hong Kong Barcelona
Budapest

Prof. Dr. med. Roland Felix
Direktor der Strahlenklinik und Poliklinik
UKRV — Wedding
Augustenburger Platz 1
W-1000 Berlin 65, Bundesrepublik Deutschland

Prof. Dr. med. Ruth Langer
Leitende Oberärztin der Strahlenklinik und Poliklinik
UKRV — Wedding
Augustenburger Platz 1
W-1000 Berlin 65, Bundesrepublik Deutschland

Prof. Dr. med. Mathias Langer
Direktor der Abteilung Röntgendiagnostik
Universitätsklinikum Freiburg
Hugstetter Straße 55
W-7800 Freiburg, Bundesrepublik Deutschland

ISBN-13:978-3-642-77784-4

Die Deutsche Bibliothek — CIP-Einheitsaufnahme
Felix, Roland:
Bildgebende Diagnostik bei Lebererkrankungen/R. Felix; R.
Langer; M. Langer. Unter Mitarb. von G. Barzen ... — Berlin;
Heidelberg; New York; London; Paris; Tokyo; Hong Kong;
Barcelona; Budapest: Springer, 1993
    ISBN-13:978-3-642-77784-4   e-ISBN-13:978-3-642-77783-7
    DOI: 10.1007/978-3-642-77783-7

NE: Langer, Ruth:; Langer, Mathias:

© Springer-Verlag Berlin Heidelberg 1993
Softcover reprint of the hardcover 1st edition 1993

Satz: Storch GmbH, Wiesentheid
21/3130-5 4 3 2 1 0 — Gedruckt auf säurefreiem Papier

Vorwort

Fokale und disseminierte Lebererkrankungen sind durch die Weiterentwicklung der diagnostischen Möglichkeiten in den letzten Jahren zunehmend in das Blickfeld des Interesses der diagnostischen und therapeutischen Medizin getreten. Die Verbesserung der Ultraschalldiagnostik durch die farbkodierte Duplex-Sonographie, die Weiterentwicklung der Computertomographie mit schnellen Subsekunden-Scannern und die Einführung qualifizierter Untersuchungstechniken im Sinne der Angio-Computertomographie sowie die Kernspintomographie haben zu einer Einengung der Differentialdiagnostik fokaler Lebererkrankungen geführt. Bei disseminierten Lebererkrankungen konnte ebenfalls durch die synoptische Bildanalyse verschiedener Untersuchungsverfahren ein diagnostischer Zugewinn erzielt werden.

Die vorliegende Monographie hat zum Ziel, die mit modernen bildgebenden Verfahren zur Verfügung stehenden diagnostischen Informationen synoptisch für einzelne Erkrankungen der Leber zusammenzufassen. Es ist ein Anliegen der Autoren, neben der Diagnostik auch die chirurgischen Therapiemöglichkeiten darzulegen, die eine kurative oder auch palliative Zielsetzung haben können.

Die Gliederung des Buches in fokale und disseminierte Lebererkrankungen sowie die Veränderungen der Leber bei Systemerkrankungen soll es dem Leser ermöglichen, sich bei entsprechenden klinischen Fragestellungen schnell und gezielt über den gegenwärtigen Stand von Diagnostik und Therapie zu informieren.

Die Autoren danken den Mitarbeitern der Strahlenklinik und Poliklinik sowie der Chirurgischen Klinik und Poliklinik des Universitätsklinikums Rudolf Virchow für ihre Unterstützung bei der Erstellung des Manuskriptes und Zusammenstellung der Fallbeispiele. Besonderer Dank gilt den Mitarbeitern des Springer-Verlages, die es ermöglicht haben, daß die vorliegende Monographie innerhalb von sehr kurzer Zeit erscheinen konnte.

Berlin und Freiburg   R. Felix
                                                               R. Langer
                                                               M. Langer

Inhaltsverzeichnis

Autorenverzeichnis

Barzen, G., Dr. med., Strahlenklinik und Poliklinik, UKRV – Wedding, Augustenburger Platz 1, W-1000 Berlin 65, Bundesrepublik Deutschland

Bassir, C., Dr. med., Abteilung Pädiatrische Radiologie der Strahlenklinik und Poliklinik, Heubnerweg 6, W-1000 Berlin 19, Bundesrepublik Deutschland

Keske, U., Dr. med., Strahlenklinik und Poliklinik, UKRV – Wedding, Augustenburger Platz 1, W-1000 Berlin 65, Bundesrepublik Deutschland

Neuhaus, P., Prof. Dr. med., Direktor der Chirurgischen Klinik und Poliklinik, UKRV – Wedding, Augustenburger Platz 1, W-1000 Berlin 65, Bundesrepublik Deutschland

Rosenkranz, K., Dr. med., Strahlenklinik und Poliklinik, UKRV – Wedding, Augustenburger Platz 1, W-1000 Berlin 65, Bundesrepublik Deutschland

Schulz, E., Dr. med., Strahlenklinik und Poliklinik, UKRV – Wedding, Augustenburger Platz 1, W-1000 Berlin 65, Bundesrepublik Deutschland

1 Anatomie

Die Leber liegt im Normalfall im rechten Oberbauch, sie ist 1200−1600 g schwer und reicht von der rechten Abdominalwand etwa bis zur linken Mamillarlinie. Man unterscheidet die konvexe Facies diaphragmatica und die kaudale Facies visceralis, welche durch die benachbarten Organe imprimiert wird. Ventral ist die Leber durch das Lig. falciforme hepatis und das Lig. teres hepatis, am Zwerchfell durch das Lig. coronarium hepatis fixiert. Im Bereich der Pars affixa ist die Leber nicht vom Peritoneum überzogen, sondern mit dem Zwerchfell verwachsen.

Es gibt zahlreiche Formvarianten der Leber (McNulty 1977; Netter 1990) sowie gestielte und akzessorische Leberlappen. Am häufigsten ist der sog. Riedel-Lappen, eine zungenartige Ausziehung des anterioren inferioren Segments rechts (5 nach Couinaud/Bismuth). Er kann als Lebertumor fehlgedeutet werden. Bei Leberzirrhose kann er − ähnlich dem Lobus caudatus − als Regeneratknoten bestehen bleiben oder hypertrophieren.

Etwa in der Mitte der Facies visceralis befindet sich die Leberpforte (Porta hepatis) als Eintrittsstelle der V. portae und A. hepatica sowie als Austrittsstelle des Ductus hepaticocholedochus. Vorne liegt der aus der alten anatomischen Literatur bekannte Lobus quadratus, dorsal der Lobus caudatus. Rechts der Leberpforte liegt vorne die Gallenblase in der Fossa vesicae felleae, dorsal im Sulcus V. cavae die V. cava inferior.

Durch die sog. Cava-Gallenblasen-Linie wird die Leber in einen rechten und einen linken Leberlappen getrennt. Im Gegensatz zur alten anatomischen Einteilung in rechten und linken Leberlappen, die durch das Lig. falciforme getrennt werden, ist heute die segmentale Gliederung, die durch die vaskuläre Anatomie bestimmt ist, üblich.

Es bestehen mehrere segmentale Nomenklaturen, von denen zwei hauptsächlich verwandt werden:
1. die Couinaud-Nomenklatur, modifiziert nach Bismuth (Couinaud 1972; Bismuth 1982) und
2. die Healey-Schroy-Nomenklatur (zit. nach McNulty 1977).

In den folgenden Kapiteln wird die Couinaud-Bismuth-Nomenklatur benutzt.

Segmente nach Couinaud Bismuth (Abb. 1.1):
rechter Lappen (Segmente 5−8):
− superior anterior (8),
− superior posterior (7),

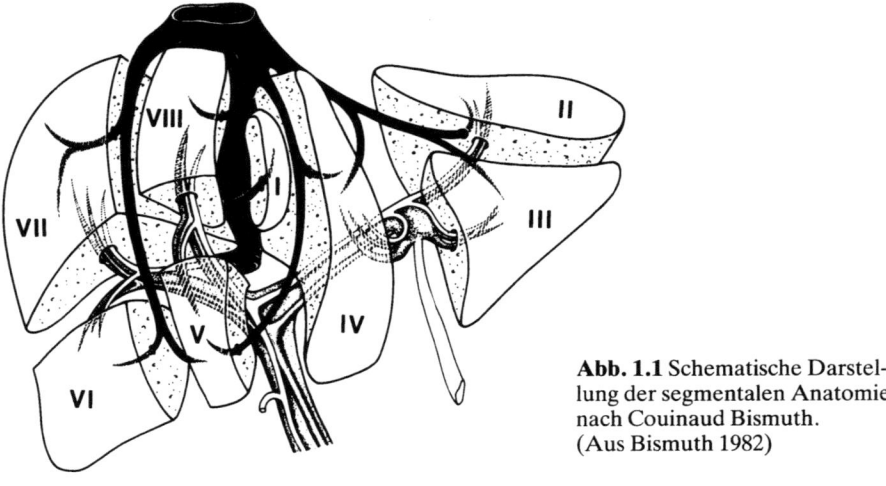

Abb. 1.1 Schematische Darstellung der segmentalen Anatomie nach Couinaud Bismuth. (Aus Bismuth 1982)

– inferior anterior (5),
– inferior posterior (6);
linker Lappen (Segmente 2−4):
– superior posterior (2),
– inferior anterior (3)
   (2 + 3 = anatomisch linker Leberlappen),
– anterior (4) (= Lobus quadratus):
   • superiores Subsegment (4a),
   • inferiores Subsegment (4b);
Segment 1 (= Lobus caudatus, dorsal der V. portae gelegen, mit eigener arterieller, portalvenöser und lebervenöser Versorgung).

Segmentale Gliederung nach Healey und Schroy (zit. nach McNulty 1977):
rechter Leberlappen:
– posterior superior (1 = 7 n. Bismuth),
– anterior superior (2 = 8 n. Bismuth),
– posterior inferior (5 = 6 n. Bismuth),
– anterior inferior (6 = 5 n. Bismuth);
linker Leberlappen:
– medial superior (3 = 4a n. Bismuth),
– medial inferior (7 = 4b n. Bismuth),
– lateral superior (4 = 2 n. Bismuth),
– lateral inferior (8 = 3 n. Bismuth)
   (5 + 8 = anatomisch links);
Lobus caudatus (= 1 n. Bismuth).

Die arterielle Gefäßversorgung der Leber ist sehr variabel. Die Aufzweigung des Truncus coeliacus in A. gastrica sinistra, A. lienalis und A. hepatica communis mit Abgang der A. gastroduodenalis und Teilung der A. hepatica propria in A. hepatica dextra et sinistra findet man nur in ca. 40−60%

(Michels 1953; Netter 1990; Reuter et al. 1986). Die häufigsten Variationen sind:
- Variationen des Truncus coeliacus,
- Abgangsanomalien der A. hepatica communis, dextra oder sinistra und
- akzessorische (zusätzliche) A. hepatica dextra oder sinistra (Netter 1990; Petterson 1975; Redman u. Reuter 1970; Reuter et al. 1986).

Die V. portae, das zweite die Leber versorgende venöse Gefäß verläuft im Lig. hepatoduodenale zur Leberpforte. In der Regel liegt sie dorsal von Pankreaskopf und Duodenum und ventral der V. cava inferior. Sie drainiert das venöse Blut des Gastrointestinaltraktes, aus Milz und Pankreas und wird gebildet aus V. lienalis und V. mesenterica superior; die V. mesenterica inferior drainiert normalerweise in die V. lienalis. Die Vv. gastricae (dextra et sinistra) drainieren direkt in die V. portae. Die V. umbilicalis mündet in der Leberpforte in den linken Pfortaderast. Auch im Pfortaderstromgebiet gibt es Anomalien (Netter 1990). Die V. portae läuft in der Leberpforte dorsal des Ductus hepaticus, sie verzweigt sich intrahepatisch entsprechend den Arterien, ihre Endstrombahn sind die Sinusoide. Zwischen V. portae und Vv. hepaticae bestehen prä- und sinusoidale Anastomosen.

Der normale Pfortaderdruck beträgt 4–6 mmHg, er entspricht aufgrund der sinusoidalen Anastomosen dem geblockten Druck der Lebervenen („wedged hepatic venous pressure"). Die Lebervenen sammeln das Blut aus den Sinusoiden und transportieren es in die V. cava inferior. Auch die Lebervenen (Vv. hepaticae dextrae, sinistrae et mediae) sind in ihrer Anatomie variabel.

Die bindegewebige Leberkapsel (Glisson-Kapsel) umgibt die gemeinsam verlaufenden intrahepatischen Arterien, Gallengänge und Lymphbahnen bis an die Lobuli.

Das Lymphsystem der Leber wird in ein oberflächliches und ein tiefes System unterteilt. Die oberflächlichen Lymphbahnen bedecken die Leberoberfläche, ziehen zur Leberpforte oder zu Lymphknoten im Bereich der V. cava inferior. Die tiefen Lymphbahnen ziehen entlang der Portalvenen zu den Lymphknoten an der Leberpforte oder entlang der Lebervenen zu den Lymphknoten an der V. cava inferior.

Literatur

Bismuth H (1982) Surgical anatomy and anatomical surgery of the liver. World J Surg 6:3
Couinaud C (1972) Ligature de l'artère hépatique et désartérialisation hépatique. J Chir (Paris) 104:7
McNulty JG (1977) Radiology of the liver. Saunders, Philadelphia
Michels NA (1953) Collateral arterial pathways to the liver after ligation of the hepatic artery and removal of the celiac axis. Cancer 6:708
Netter FH (1990) Atlas of human antaomy. Ciby-Geigy Corporation, Summit
Pettersson H (1975) Arterial collaterals in intrahepatic arterial occlusion. Acta Radiol Diagn 16:401
Redman HC, Reuter SR (1970) Arterial collaterals in the liver hilus. Radiology 94:575
Reuter SR, Redman HC, Cho KJ (1986) Gastrointestinal angiography, 3rd edn. Saunders, Philadelphia

2 Bildgebende Verfahren

2.1 Sonographie

2.1.1 B-Bild-Sonographie

Die sonographische Untersuchung der Leber beginnt mit der Organdarstellung im B-Bild, einem zweidimensionalen Schnittbildverfahren, das in Realtime-Technik mit Sektor-, Vektor- oder Curved-array-Schallköpfen einer Sendefrequenz von 3−4 MHz durchgeführt wird.

Die sonographische Diagnostik der Leber basiert auf der Beurteilung von Organgröße, -form und -kontur, von Echostruktur und Echogenität des Parenchyms sowie von Verlauf und Weite der intrahepatischen (portal-)venösen Gefäße und Gallenwege. Ferner werden die Organverschieblichkeit und Gefäßpulsationen sowie atemabhängige Lumenänderungen der Venen untersucht.

Die sonographische Abschätzung der Lebergröße erfolgt durch Bestimmung des maximalen kraniokaudalen Organdurchmessers in der rechten Medioklavikularlinie oder der vorderen Axillarlinie. Im Normallfall beträgt dieser nicht mehr als 15 cm (Schwerk 1987).

Methodische Einschränkungen der B-Bild-Sonographie sind Adipositas sowie Meteorismus. Ferner können ausgedehnter Aszites und Gefäßkalzikationen die sonographische Untersuchung erschweren.

Das Parenchym der normalen Leber zeigt eine aus feinen, gleichmäßig über das Organ verteilten Echos bestehende Struktur (Abb. 2.1). Im intraindividuellen Vergleich zum Parenchym der rechten Niere ist die Echogenität des Lebergewebes gleich oder geringgradig höher. Der Leberunterrand ist im Normalfall spitzwinklig (<45°). Die intrahepatischen Pfortaderäste unterscheiden sich von Lebervenen durch vom periportalen Bindegewebe ausgehende kräftige Wandreflexe sowie das Fehlen atemabhängiger Lumenschwankungen. Die intrahepatischen Gallengänge können normalerweise nur im Bereich des Leberhilus identifiziert werden. Die Darstellung der A. hepatica propria und der V. portae im Leberhilus erfolgt durch einen Flankenschnitt rechts (s. Abb. 2.1) oder von ventral durch einen schräg nach rechts angehobenen Oberbauchquerschnitt.

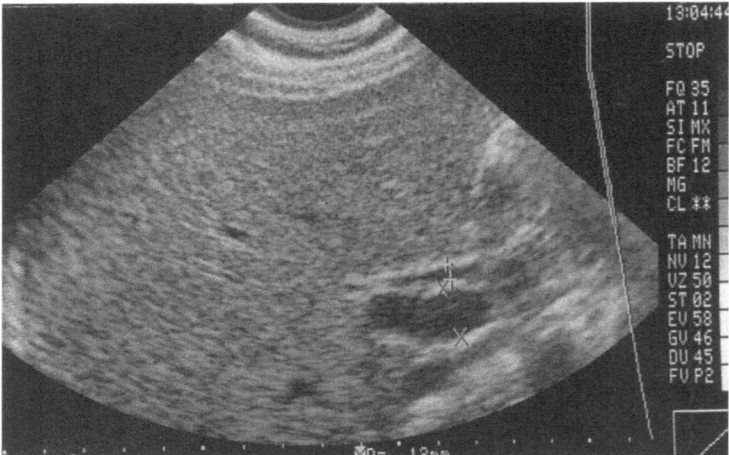

Abb. 2.1. Sonographischer Längsschnitt der normalen Leber im Bereich des Leberhilus mit Darstellung der A. hepatica propria (+) und der V. portae (×)

2.1.2 Duplexsonographie

Durch die Einführung der Duplexsonographie ist die nichtinvasive Leberdiagnostik insbesondere vaskulärer Erkrankungen wesentlich erweitert worden (Greene 1981; Foley 1983). Die Kombination aus zweidimensionalem Schnittbildverfahren (B-Bild) und gepulster Dopplertechnik erlaubt den Strömungsnachweis in A. hepatica, V. portae sowie den Lebervenen.

Die gepulste Dopplertechnik ermöglicht eine genaue örtliche Zuordnung der Flußsignale: Blutflußgeschwindigkeit und -richtung können in definierten Gefäßabschnitten, die man als Meßvolumen („sample volume") bezeichnet, bestimmt werden. Dabei ist die Meßgenauigkeit in besonderem Maße vom Winkel zwischen Schallstrahlachse und zu untersuchendem Gefäß abhängig. Mathematisch wird diese Beziehung definiert durch die Gleichung

$$\delta f \sim v \cdot \cos \alpha$$

(δf = Frequenzverschiebung, v = Schallgeschwindigkeit im Körpergewebe $\hat{=}$ ca. 1500 m/s, α = Schallwinkel).

Es sollte für eine Messung der Flußgeschwindigkeit ein möglichst kleiner Schallwinkel zwischen dem zu untersuchenden Gefäß und dem Schallstrahl angestrebt werden. Die Sendefrequenz des bei der duplexsonographischen Untersuchung der Lebergefäße verwendeten gepulsten Dopplers liegt zwischen 2,5 und 3,0 MHz.

Methodische Einschränkungen der Duplexsonographie sind ungünstiger Schallwinkel, mitgeteilte Gefäßpulsationen, atemsynchrone Gefäßverlagerung, eingeschränkte maximale (Nyquist-Theorem) sowie minimale Geschwindigkeitsdetektion (Wandfilter). Ferner können sich bei portaler

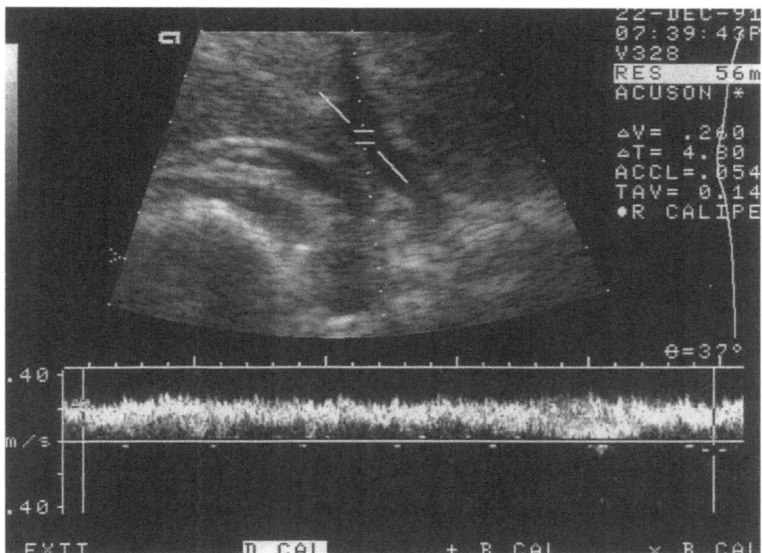

Abb. 2.2. Duplexsonographie der V. portae. *Oben:* B-Bild mit Längsschnitt der V. portae (Schallsondenposition rechtslateral-interkostal). Das Meßvolumen zur Ableitung des Dopplersignals ist im Pfortaderlumen lokalisiert. *Unten:* Strömungsprofil orthograder Flußrichtung. Die zeitgemittelte Flußgeschwindigkeit (TAV, time average velocity, s. vorletzte Zeile oben rechts) liegt im Normbereich

Hypertension mit kavenernöser Transformation der V. portae Schwierigkeiten bei der Differenzierung der Pfortader von Kollateralen ergeben (Nelson et al. 1987).

Bei der duplexsonographischen Untersuchung der V. portae sind neben der Bestimmung der Blutflußrichtung (hepatofugal, hepatopetal) quantitative Messungen möglich (Abb. 2.2). Als reproduzierbarer Parameter hat sich die zeitgemittelte Flußgeschwindigkeit (TAV: time average velocity) bewährt, die 1−2cm proximal der Pfortaderaufzweigung gemessen wird (Treisch et al. 1989, 1990). Treisch konnte mit der Duplexsonographie einen signifikanten Unterschied für die TAV in der V. portae von 15,6 ± 2,9 cm/s bei Gesunden und 7,6 ± 2,8 cm/s bei Leberzirrhose mit portaler Hypertension ermitteln, so daß für den klinischen Gebrauch ein Grenzfluß von 13 cm/s brauchbar ist. Weniger geeignet als die TAV ist die Bestimmung des Blutflußvolumens, da meßtechnische Probleme in der Bestimmung der exakten Gefäßquerschnittsfläche und atemabhängig variable Gefäßdiameter zur Fehleinschätzung führen können.

Der Wert der Duplexsonographie der zentralen A. hepatica propria beschränkt sich auf den Ausschluß einer Gefäßokklusion (Abb. 2.3) (Vogel u. Allendorf 1990). Die Untersuchung der zentralen Lebervenen im Bereich der Einmündung in die V. cava inferior (sog. Lebervenenstern, Abb. 2.4)

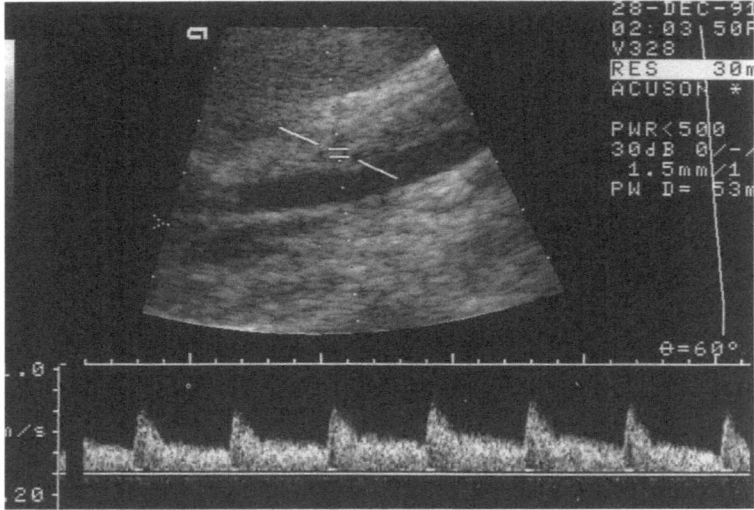

Abb. 2.3. Duplexsonographie der A. hepatica propria. *Oben:* B-Bild mit Längsschnitt der V. portae und der A. hepatica propria. *Unten:* Unauffälliges Strömungssignal der Arterie

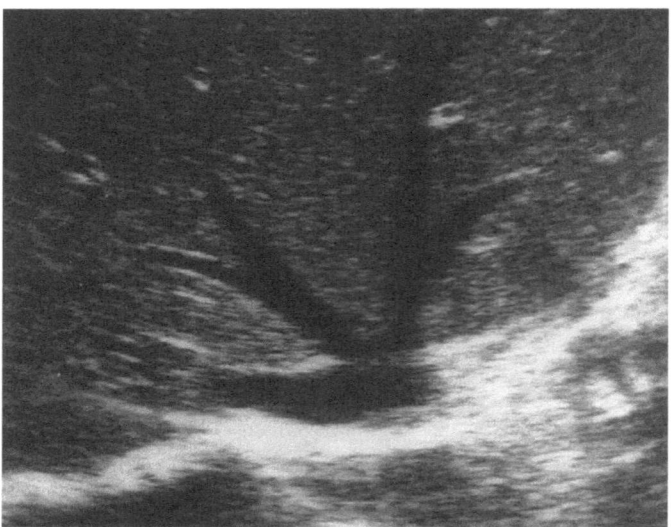

Abb. 2.4. Sonographische Darstellung der Einmündung der Lebervenen in die V. cava inferior („Lebervenenstern") im subkostalen Schrägschnitt

sollte in In- und Exspiration erfolgen; die physiologischen Lumenschwankungen können bei Störung des venösen Blutabflusses eingeschränkt oder aufgehoben sein.

2.1.3 Farbduplexsonographie

Die Farbduplexsonographie zur Diagnostik der Leberdurchblutung ist erst seit wenigen Jahren im Einsatz (Merritt 1987; Treisch et al. 1989, 1990). Sie erlaubt neben der konventionellen sonographischen Bildgebung eine dem B-Bild überlagerte, geschwindigkeits- und richtungsabhängige farbkodierte Darstellung des Blutflusses. Die Vorteile gegenüber der konventionellen Duplexsonographie bestehen in einer einfachen Gefäßlokalisation und -identifikation, der Darstellbarkeit auch kleiner Gefäße sowie einer raschen visuell-semiquantitativen Charakterisierung des Blutflusses. Daraus resultiert eine erhebliche Verkürzung der Untersuchungszeit.

Indikationen zur (farb-) duplexsonographischen Untersuchung der Leber sind:
- Verdacht auf portale Hypertension, Pfortaderthrombose, Budd-Chiari (Gaitini et al. 1990; Johansen u. Paun 1990; Limberg 1990; Miller u. Berland 1985).
- postoperative Verlaufskontrolle nach Lebertransplantation (Treisch et al. 1990; Vogel u. Allendorf 1990) und portosystemischem Shunt (Ackroyd et al. 1986),
- pharmakodynamische Studien des Einflusses vasoaktiver Substanzen auf die portale Hämodynamik (Wruck u. Wermke 1990).

2.1.4 Intraoperativer Ultraschall (IOUS)

Für den intraoperativen Ultraschall werden hochfrequente Schallköpfe mit Frequenzen von (5−)7,5−10 MHz verwandt, die sterilisierbar sein müssen. Die Schallköpfe sind klein, so daß die Leberoberfläche und andere intraabdominelle Organe einfach untersucht werden können:
- Mit der intraoperativen Ultraschalluntersuchung können die intrahepatischen Gefäße und ihre topographische Beziehung zu fokalen Läsionen gut dargestellt werden (Simeone 1990).
- Im Vergleich zur transkutanen Untersuchung können kleinere nichtpalpable Läsionen, insbesondere Metastasen, abgebildet werden.
- Oft können durch die höhere Schallfrequenz und somit bessere Abbildungsqualität kleine Zysten besser von kleinen Metastasen differenziert werden.
- In der Regel werden durch den IOUS intrahepatische Läsionen und ein extrahepatischer Tumorbefall häufiger als durch den transabdominellen Ultraschall entdeckt, ebenfalls ist durch den IOUS ein Tumorbefall der V. portae, A. hepatica und der Lebervenen besser darstellbar als beim präoperativen transkutanen Zugangsweg (Makuuchi et al. 1987), so daß

das chirurgische Vorgehen in 26–49% verändert wird (Bismuth u. Casta-
ing 1987; Clarke et al. 1989; Parker et al. 1989), da ca. 40% der durch
IOUS entdeckten Raumforderungen weder sichtbar noch palpabel waren
(Clarke et al. 1989).
– Bei auch im IOUS weiter unklaren fokalen Läsionen können ultraschall-
gesteuert solche Raumforderungen punktiert werden.

Literatur

Ackroyd N, Gill R, Griffiths K, Kossoff G, Reeve T (1986) Duplex scanning of the portal
vein and portosystemic shunts. Surgery 99:591–597
Bismuth H, Castaing D (1987) Intraoperative Sonographie der Leber und der Gallenwege.
Springer, Berlin Heidelberg New York Tokyo
Clarke MP, Kane RA, Steele J (1989) Prospective comparison of preoperative imaging and
intraoperative ultrasonography in the detection of liver tumors. Surgery 106:849
Foley WD, Varma RR, Lawson TL, Berland LL, Smith DF, Thorson K (1983) Dynamic
computed tomography and duplex ultrasonography: adjuncts to arterial portography.
J Comput Assist Tomogr 7:77–82
Gaitini D, Thaler I, Kaftori JK (1990) Duplex sonography in the diagnosis of portal vein
thrombosis. ROFO 153:645–649
Greene ER, Volpicelli N, French FB (1981) Noninvasive investigation of normal and
abnormal portal vein blood flow variables. 26th Annual Meeting of the American Insti-
tute of Ultrasound in Medicine, San Fransisco, California, August 1981
Johansen K, Paun M (1990) Duplex ultrasonography of the portal vein. Surg Clin North Am
70:181–190
Limberg B (1990) Diagnostik der portalen Hypertension durch Duplexsonographie. Ultraschall Klin Praxis 5:189
Makuuchi M, Hasegawa H, Yamazaki S et al. (1987) The use of operative ultrasound as an
aid to liver resection in patients with hepatocellular carcinoma. World J Surg 11:615
Merritt CRB (1987) Doppler color flow imaging. J Clin Ultrasound 15:591–597
Miller VE, Berland LL (1985) Pulsed Doppler Duplex sonography and CT of portal vein
thrombosis. AJR 145:73–76
Nelson RC, Lovett KE, Chezmar JL, Moyers JH, Torres WE, Murphy FB, Bernadino ME
(1987) Comparison of pulsed Doppler sonography and angiography in patients with por-
tal hypertension. AJR 149:77–81
Parker GA, Lawrence W, Horsely S et al. (1989) Intraoperative ultrasound of the liver
affects operation decison making. Ann Surg 209:569
Schwerk WB (1987) Sonographie in der Diagnostik der Leberzirrhose und ihrer Komplika-
tionen. Internist 28:477–488
Simeone JF (1990) Intraoperative ultrasonography of liver. In: Ferrucci JT, Stark DD,
Liver imaging. Andover, Boston, pp 247–255
Treisch J, Langer R, Felix R (1989) Duplex-Sonographie der V. portae. Ultraschall in Kli-
nik und Praxis [Suppl 1]:97
Treisch J, Langer R, Rosenkranz, Felix R (1990) Farbcodierte Duplexsonographie der
V. portae. Zentralbl Radiol 141:217
Vogel HM, Allendorf H (1990) Duplexsonographie der A. hepatica propria bei Lebertrans-
plantierten und Normalpersonen. Ultraschall Klin Praxis 5:189
Wruck U, Wermke W (1990) Kurzzeitwirkungen von Propranolol auf die portale Hämody-
namik – eine dopplersonographische Studie bei Leberzirrhose und Gesunden. Ultraschall Klin Praxis 5:188

2.2 Cholezystocholangiographie

Orale Cholezystographie: Diese Untersuchung wird heute nur noch selten angewandt. In speziellen Fällen kann die orale Cholezystographie evtl. nach Gabe von Cholezystokinin zur Darstellung der zentralen Gallenwege angewandt werden.

Intravenöse Cholezystocholangiographie: Die Darstellung der Gallenblase und der Gallenwege mit trijodierten wasserlöslichen Kontrastmitteln, die an Serumeiweiß gebunden und zu 90% durch die Leber ausgeschieden werden, findet vornehmlich zur Diagnostik des Ductus hepaticus und Ductus choledochus Anwendung. Voraussetzung zu dieser Untersuchung ist eine ausreichende Syntheseleistung der Leber (Bilirubin unter 3mg%). Bei den heute verwendeten Kontrastmitteln treten leichte Nebenwirkungen in 2−4% auf. Vor der Kontrastmittelapplikation wird eine Nativaufnahme zum Nachweis oder Ausschluß primär schattengebender Konkremente erstellt.

Die Gallengänge kontrastieren sich ca. 30min nach Injektionsende, während eine optimale Füllung der Gallenblase erst nach 90−120min erreicht ist. Bei unauffälligem Abfluß stellt sich nach 60−120min das Duodenum kontrastiert dar.

Die intravenöse Cholezystocholangiographie ist indiziert bei Beschwerden im rechten Oberbauch mit negativem sonographischen Befund zum Nachweis einer Cholangiolithiasis, bei bekannter Cholezystolithiasis (präoperativ) und zur Darstellung des Ductus choledochus (postoperativ) sowie nach erfolgreicher endoskopischer retrograder Cholangiographie (ERC).

2.3 Computertomographie

Die Computertomographie (CT) ist neben der Magnetresonanztomographie (MRT) das zuverlässigste bildgebende Verfahren zur *Detektion und Differentialdiagnose fokaler Leberläsionen* (Bernadino 1986, 1990; Chezmar et al. 1988; Ferrucci et al. 1988; Freeny 1990; Heiken et al. 1985; Reinig et al. 1987; Sitzman et al. 1990). Bei optimalem Einsatz der einzelnen CT-Modalitäten können fokale Leberveränderungen mit hoher Spezifität diagnostiziert werden. Folgende Modalitäten stehen zur Verfügung, die in der Mehrzahl der Fälle kombiniert angewandt werden:
Nativ-CT
kontrastmittelunterstützte CT
− „Angio-CT" ohne Tischvorschub,
− „Angio-CT" mit Tischvorschub (Spiral-CT),
− dynamische CT mit Tischvorschub,
− D-CT = delayed CT = DIS = delayed iodine scanning,
− CTAP = CT-Portographie: CT während i.a.-KM-Injektion in die A. mesenterica superior/A. lienalis („CT during arterial portography")

- D-CTAP = delayed CTAP,
- CT(H)A = CT-Arteriographie: CT während i.a.-KM-Injektion in die
  A. hepatica propria) („CT during hepatic arteriography"),
- D-CT(H)A = delayed CT(H)A,
- CT (3–5–7 Tage) nach i.a.-Injektion von öligem KM (Lipiodol) in die
  A. hepatica propria.

Nativ-CT

Die native Computertomographie sollte obligat vor einer intravenösen oder intraarteriellen Kontrastmittelinjektion durchgeführt werden. Üblicherweise wird die Leber vollständig in 8–10mm dicken Schichten *lückenlos* untersucht.

Bei der inzwischen verfügbaren Spiral-CT kann unter Verwendung von schnellen (sog. Subsekunden-)Scannern maximal ein Aufnahmevolumen von 30cm während eines Atemstillstandes bei gleichzeitigem Röhrenumlauf und Tischvorschub gescannt werden, allerdings mit geringer Einbuße der Bildqualität.

Sofern kleine hypodense fokale Läsionen um 1cm Durchmesser auf 8–10mm dicken Schichten aufgrund des Partialvolumeneffekts nicht eindeutig als zystisch zu identifizieren sind, sollten direkt 1–2mm messende Dünnschichten angeschlossen werden, um kleine Zysten bzw. Metastasen sicher differenzieren zu können.

KM-Unterstützte CT

Die Nativ-CT der Leber wird – unter Berücksichtigung der KM-Kontraindikationen – obligat durch die i.v.-KM-Bolusinjektion ergänzt. Die langsame Tropfinfusion ist für die Leber-CT heutzutage wertlos (Heiken et al. 1989; Miller et al. 1987; Langer et al. 1990; Zwicker et al. 1991) und hat kaum eine höhere Sensitivität in der Detektion fokaler Leberläsionen als die Nativ-CT.

„Angio-CT" ohne Tischvorschub

Die sog. Angio-CT (dynamische CT *ohne* Tischvorschub) dient der Darstellung der arteriellen und portalvenösen Leberperfusion, der Charakterisierung fokaler Leberläsionen sowie der Erstellung reproduzierbarer Zeit-Dichte-Kurven, insbesondere bei Wiederholungsuntersuchungen (Foley 1989; Foley et al. 1983; Freeny 1990; Heiken et al. 1985; Miller et al. 1987). Zur Beurteilung der arteriellen und portalvenösen Leberdurchblutung werden in Höhe des Abgangs des Truncus coeliacus aus der Aorta abdominalis bzw. in der Leberpforte CT-Schichten in schneller Folge erstellt (Abb. 2.5). Sofern eine fokale Leberläsion in der Nativ-CT zu erkennen ist, wird die Angio-CT in der Ebene der größten Ausdehnung der Raumforderung durchgeführt.

Bei der Angio-CT sollte folgendes Untersuchungsprotokoll in etwa eingehalten werden (Langer et al. 1990; Zwicker et al. 1991):

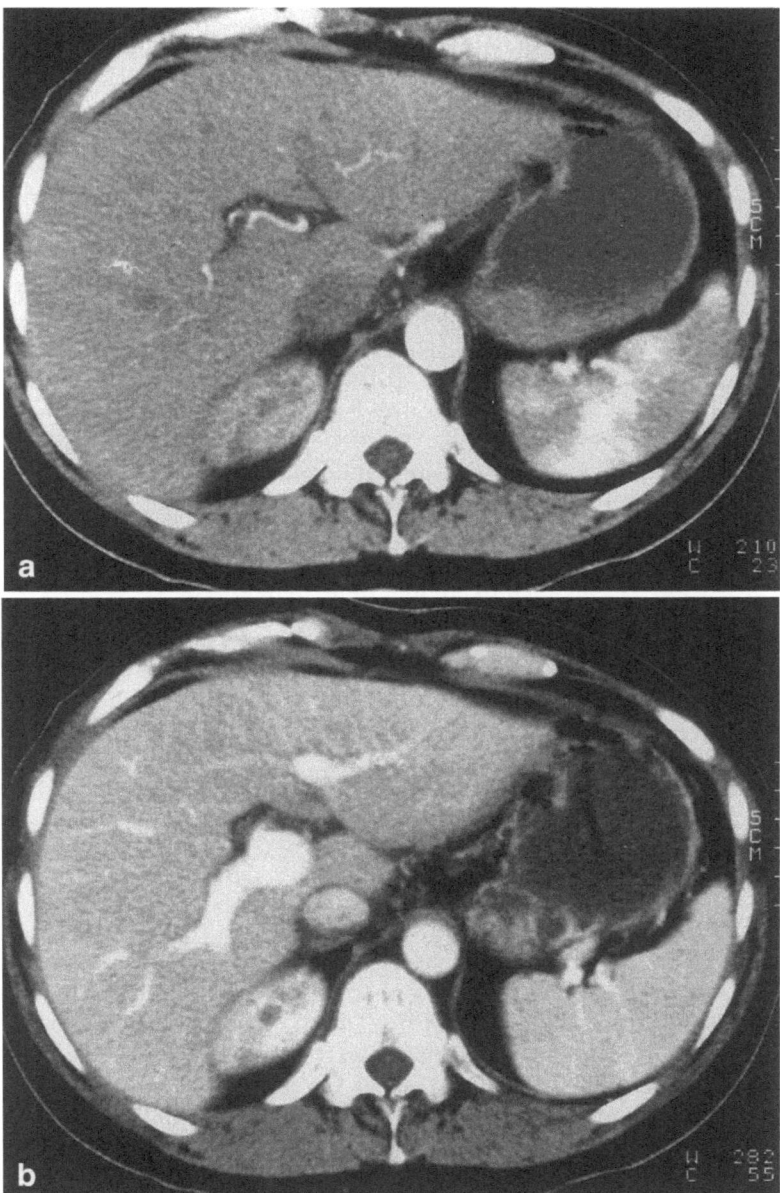

Abb. 2.5a, b. Dynamische CT ohne Tischvorschub (Angio-CT), 9 Monate nach Lebertransplantation: regelrechte Darstellung der arteriellen **(a)** und portalvenösen **(b)** Phase

1. Nativ-CT vor Beginn der KM-Bolus-Injektion;
2. i.v.-Injektion eines KM-Bolus (nichtionisches wasserlösliches Kontrast-mittel, 300−370 mg J/ml), Flow ca. 4 ml/s, Beginn der schnellen Scanfolge nach Auftreten des KM-Bolus in der Bauchaorta (10−12 s Delay), 15 Scans mit einer Scanzeit von 0,7−1 s, Interscandelay 1 s, danach Einzelscans alle 10 s bis zu 1 min danach Scans 2, 3, 5 min nach Beginn der KM-Injektion. Sofern 2 oder mehr Läsionen in unterschiedlichen Lokalisationen in der Nativ-CT zur Darstellung kommen, können 2 (ggf. 3) Boli in unterschied-licher Tischposition durchgeführt werden (2- oder 3mal 60 ml KM, Flow 4 ml/s). Es ist allerdings zu beachten, daß beim 2. Bolus bereits eine höhere Leberdichte durch die vorangegangene KM-Injektion vorliegt.

Sofern ein Spiral-CT verfügbar ist, kann − bei gering reduzierter Bildqua-lität − die „Angio-CT" auch *mit* Tischvorschub durchgeführt werden. Hier-bei kann allerdings nur die Leberperfusion für ein größeres Volumen darge-stellt werden, die Erstellung von Zeit-Dichte-Kurven für Einzelläsionen ist nicht möglich. Bei sehr adipösen Patienten ist die Spiral-CT wegen der redu-zierten Aufnahmedosis (110−165 mA statt >210 mA bei gleichbleibend 120 kV) nicht geeignet.

Dynamische CT mit Tischvorschub (sequentielle dynamische CT)

Hierbei wird die gesamte Leber in 8−10 mm dicken Schichten mit 8−10 mm Tischvorschub während der Injektion von 100 ml KM (300−370 mg J/ml) untersucht. Die Flußrate des KM sollte 1−2 ml/s betragen.

Die dynamische CT mit Tischvorschub muß die Angio-CT ergänzen, um bei primären malignen Lebertumoren oder bei Metastasen oder auch bei benignen fokalen Läsionen weitere Raumforderungen nachzuweisen oder auszuschließen. Insbesondere bei Metastasen kolorektaler Malignome muß die *gesamte Leber* während einer *ausreichenden* KM-Injektion untersucht werden, um die Frage der Resektabilität zu klären.

Delayed CT (D-CT)

Die D-CT wurde 1986 von Bernadino et al. erstmals propagiert. Sie fanden mit diesem Verfahren eine höhere Anzahl von Metastasen bei besserer Abgrenzbarkeit; von anderen Arbeitsgruppen (Heiken et al. 1989; Zwicker et al. 1991) konnte die Überlegenheit der D-CT gegenüber der Angio-CT und dynamischen CT mit Tischvorschub in der Metastasendetektion nicht bestätigt werden.

Es werden bei der CT mit i.v.-KM-Gabe mindestens 60−70 g Jod appli-ziert, d.h. 180−200 ml bei einem Jodgehalt von 300−370 mg J/ml. Bei der D-CT wird davon ausgegangen, daß auch nierengängiges KM in begrenztem Ausmaß von gesunden Hepatozyten gespeichert wird, was nach 4−6 h eine erhöhte Dichte von ca. 20 HE der gesunden Leber gegenüber der Nativ-CT bedingt. Von Tumorzellen wird dagegen das KM nicht aufgenommen, wodurch Metastasen auf den Spätaufnahmen („delayed" CT) hypodens imponieren (Abb. 2.6).

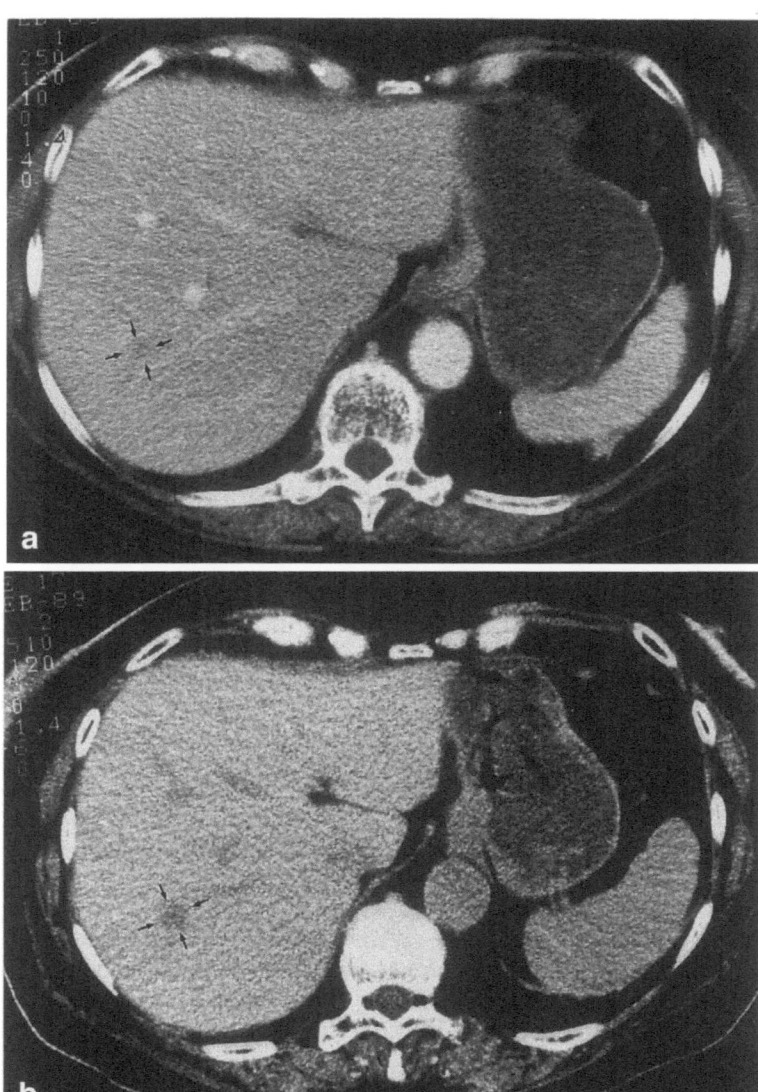

Abb. 2.6a, b. Solitäre Lebermetastase rechts bei Mamma-Ca (<1 cm). **a** CT mit KM-Bolus: Metastase schlecht abgrenzbar *(Pfeile)*. **b** D-CT nach 5h: erhöhte Leberdichte (76 HE) Metastase im rechten Leberlappen deutlich besser sichtbar *(Pfeile)*

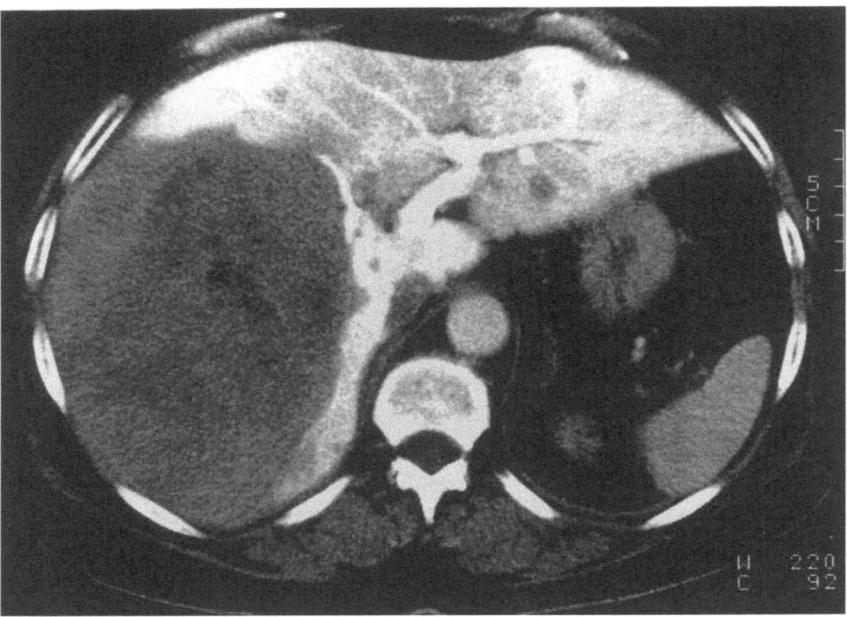

Abb. 2.7. CT-Portographie. Große Metastase eines Melanoms rechts, Darstellung multipler um und unter 1 cm großer Metastasen im Segment 4 und linkslateral

CT-Portographie (CTAP)

Die CTAP wird in der angelsächsischen Literatur auch als „super intravenous KM-CT" bezeichnet (Matsui et al. 1987; Nelson 1990; Nelson et al. 1989; Heiken et al. 1989). Die Methode ist besonders geeignet, wenn bei nachgewiesenen Lebermetastasen die Frage nach der Resektabilität besteht. Es sollte eine segmentale Zuordnung der Metastasen versucht werden (Nelson 1990; Turner et al. 1990). Vor der CT wird zunächst ein arterieller Katheter in der A. mesenterica superior (AMS) oder in die A. lienalis gelegt. Die Katheterspitze muß distal evtl. aus der AMS abgehender akzessorischer Leberarterien plaziert werden und mit möglichst minimaler KM-Applikation erfolgen. Über den arteriellen Katheter werden ca. 150 ml KM (300−370 mg J/ml) mit einem Flow von 2−3 ml/s injiziert. Die CT mit Tischvorschub oder Spiral-CT beginnt nach einem Delay von 7−10 s nach Beginn der KM-Injektion. Die Leber wird bei der CTAP portalvenös kontrastiert (Abb. 2.7). Die Schichtdicke sollte (5−)8−10 mm lückenlos betragen. Die CTAP kann durch die D-CTAP 4−6 h später ergänzt werden. Die Kontrastierung der Leber nach arterieller KM-Injektion in die AMS ist erfahrungsgemäß homogener als nach Injektion in die A. lienalis. Bei letzterer kommt es oft zu einem KM-Reflux in die A. hepatica und hierüber *zusätzlich* zu einer *arteriellen* Leberkontrastierung.

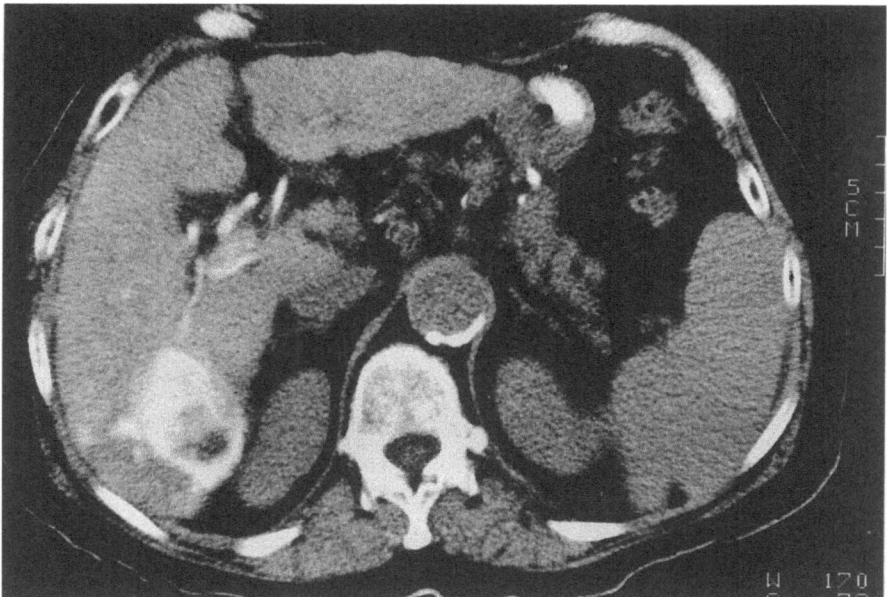

Abb. 2.8. CT-Hepatikographie (Katheterlage in A. hepatica propria): ausgedehntes früharteriell hyperperfundiertes HCC rechtskaudal mit kleinen Satelitenherden; Leberarterien und Tumor kontrastiert; Milz, Nieren, Aorta noch nicht kontrastiert

Einen Hinweis auf eine evtl. nicht kurative Resektabilität bietet — besonders bei zentralen Metastasen oder auch bei hepatozellulären Karzinomen (HCC)- das sog. „straight linie sign" (Tyrell et al. 1989). Es wird als Hinweis für einen Verschluß oder eine Thrombose eines großen Pfortaderastes angesehen; ein ähnlicher Befund ist mit anderen CT-Modalitäten, z.B. der D-CT und der MRT, nicht zu erkennen. In der D-CT oder MRT erscheinen die Außenkonturen der Tumoren mehr rundlich begrenzt.

CT-Arteriographie (CTHA)

Die CTHA eignet sich vor allem zum Nachweis kleiner *hyper*vaskularisierter fokaler Läsionen wie insbesondere HCCs (Abb. 2.8) und Metastasen hypervaskularisierter Primärtumoren (Karzinoid, malignes Insulinom, Gastrinom, Phäochromozytom, Hypernephrom), die fast ausschließlich *arteriell* perfundiert sind.

Für die CTHA wird ein Katheter in die A. hepatica propria gelegt, die Katheterspitze muß distal des Abgangs der A. gastroduodenalis liegen. Es werden für je 3 konsekutive CT-Schichten je 12 ml eines KM mit 100–150 mg J/ml mit einem Flow von 3–5 ml/s injiziert. Insgesamt werden ca. 300 ml KM benötigt. Auch hierbei wird die *gesamte Leber lückenlos* untersucht. Bei diesem Verfahren stellen sich HCCs oder hypervaskularisierte Metastasen im

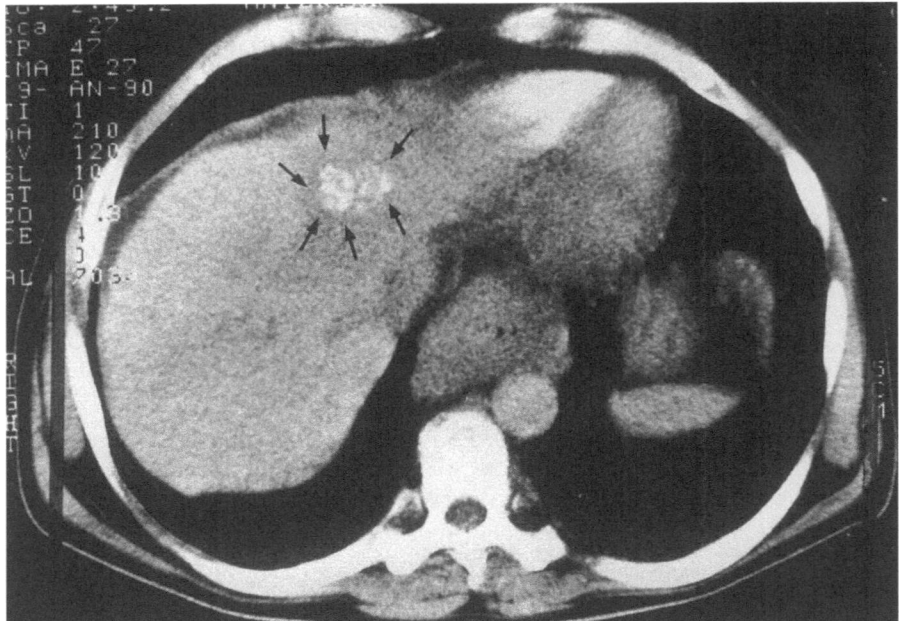

Abb. 2.9. CT 12 Tage nach selektiver i.a.-Injektion von Lipiodol in die A. hepatica propria: selektive Anreicherung des Lipiodols in dem 2,5 cm großen HCC *(Pfeile);* Restleber wieder frei von öligem Kontrastmittel

Vergleich zum gesunden Lebergewebe hyperdens dar. Durch die CTHA entsteht ein hoher Kontrast zwischen gesundem Lebergewebe und einer hypervaskularisierten fokalen Läsion. Die CTHA kann durch die D-CTHA ergänzt werden.

Perfusionsanomalien können auch in nicht tumorbefallenem Lebergewebe auftreten (Freeny u. Marks 1986; Nelson 1990) insbesondere bei abnormer oder akzessorischer arterieller Leberperfusion oder bei Zirrhose mit Regeneratknoten; letztere sind in der Regel jedoch hypoperfundiert (Freeny u. Marks 1986; Nelson 1990). Derartige abnorme Perfusionsmuster sind meist auf Kontroll-CTs 15 min nach der i.a.-KM-Injektion nicht mehr nachweisbar (Freeny u. Marks 1986). Bei unklaren Befunden sollte die CTHA mit Angio- und dynamischer CT sowie Angiographie und US-Befunden verglichen werden. Abnorme Perfusionsmuster sind in der CTHA häufiger als in der CTAP zu beobachten; in der CTAP sind sie meist klein und subkapsulär gelegen (Nelson et al. 1989).

CT nach i.a.-Gabe öligen Kontrastmittels

Ein weiteres Verfahren zur Detektion insbesondere kleinerer HCCs ist die Nativ-CT nach selektiver i.a.-Injektion von 7–10 ml öligem KM (Lipiodol) in die A. hepatica propria. Während aus normalem Lebergewebe das ölige

KM innerhalb von 2−3 Wochen abtransportiert wird, bleibt die Substanz in HCCs für einige Wochen liegen. HCCs zeigen somit in der Nativ-CT weiterhin öliges KM (Abb. 2.9), wenn dieses aus den gesunden Leberanteilen bereits wieder verschwunden ist.

Die *invasiven* CT-Modalitäten sollten nur bei der kleinen Gruppe von Patienten, die zur Operation anstehen, angewandt werden, um die Resektabilität präoperativ zu klären. Die Verfahren können Läsionen zwischen 5 und 10 mm aufdecken, kleinere Tumoren (<5 mm) sind präoperativ nur in Ausnahmefällen festzustellen.

Um abnorme Perfusionsmuster nicht fehlzuinterpretieren, sollten D-CTAP und D-CTHA zusätzlich durchgeführt werden.

2.4 Magnetresonanztomographie

Die Kernspintomographie (Magnetresonanztomographie, MRT) ist im Gegensatz zu den übrigen diagnostischen Verfahren eine erst seit relativ kurzer Zeit in der radiologischen Diagnostik eingesetzte Untersuchung zum Nachweis oder Ausschluß von Lebererkrankungen. Durch eine deutliche Verbesserung der magnetischen Resonanztomographie als bildgebendes Verfahren hat sich die MRT neben der Computertomographie bei der Screeninguntersuchung der Leber etabliert. Zur Darstellung pathologischer Veränderung der Leber haben sich sowohl stark T1- und T2-gewichtete Sequenzen als auch verschiedene Verfahren zur Unterdrückung von Artefakten bewährt (Felmlee u. Ehrmann 1987; Mitchell et al. 1988; Shumann et al. 1990; Ferrucci 1986; Stark et al. 1987, 1986). Für die kernspintomographische Darstellung der Leber muß eine Differenzierung in Niedrigfeld-, Mittelfeld- und Hochfeldkernspintomographieanlagen durchgeführt werden (Steinberg 1990).

Niedrigfeldgeräte mit Feldstärken in der Größenordnung von 0,05 Tesla profitieren von der Tatsache, daß T2-Relaxationszeiten mit abnehmender Feldstärke zunehmen. Dieser Effekt bewirkt ein höheres Signal-Rausch-Verhältnis, einen potentiell verbesserten Kontrast zwischen Lebergewebe und Läsion und eine vergrößerte Kontrastbreite. Demgegenüber sind eine insgesamt geringere Bildqualität des Niedrigfeldgerätes aufgrund des gegenüber höherer Feldstärke geringeren Signals und auch eine längere Untersuchungsdauer zu berücksichtigen (Thoeni 1990).

Insgesamt kann für die Niedrigfeldanlage ein ausreichend guter Kontrast zwischen Läsion und Leber festgestellt werden, und somit stellt das Verfahren eine kostengünstige Alternative zu den Mittel- und Hochfeldgeräten dar.

Die größte Erfahrung in der kernspintomographischen Leberdiagnostik wurde mit Mittelfeldanlagen einer Feldstärke zwischen 0,3 und 0,6 Tesla gewonnen. Insbesondere durch die Arbeiten von Stark et al. (1985, 1986, 1987) konnte eine Gleichwertigkeit gegenüber der Computertomographie für viele Fragestellungen nachgewiesen werden. Um eine starke T1-Wichtung und einen großen T1-abhängigen Kontrast von Läsionen zur Leber zu erreichen, ist es notwendig, T2-abhängige Kontraste zu reduzieren. Dies ist möglich, indem die TE-Zeiten kurz gewählt werden. Die von Stark, Ferrucci und anderen Arbeitsgruppen empfohlenen Sequenzen mit kurzem TE und kurzem TR ergeben eine starke T1-Wichtung der Aufnahmen, eine gute anatomische Darstellung der Leber und einen ausreichenden Kontrast zwischen Läsion und Leber, wobei fokale Läsionen in der Regel gegenüber dem Lebergewebe ein geringeres Signal aufweisen (Stark et al. 1986; Harms et al. 1990; Hamm et al. 1987; Ferrucci 1986).

Bei stark T2-gewichteten Aufnahmen kommt es zu einer Umkehr dieses Bildes, und der fokale Prozeß ist in der Regel gegenüber dem Lebergewebe von höherer Signalintensität. In der Vergangenheit haben sich vor allem T1- und T2-gewichtete Spinechosequenzen für die Leberdiagnostik etablieren können. Mit Weiterentwicklung der Gerätetechnik stehen zusätzliche Untersuchungssequenzen zur Verfügung. Die sog. STIR-Sequenz (short tau inversion recovery) ermöglicht es, das Signal des abdominellen und subkutanen Fetts zu unterdrücken und damit durch die Atmung bedingte, sich der Bildgebung überlagernde Artefakte zu reduzieren (Raval et al. 1989; Felmlee u. Ehrmann 1987; Mitchell et al. 1988; Harms et al. 1990; Shumann et al. 1989, 1990).

Da die STIR-Sequenz lange TR- und lange TE-Zeiten benötigt, ist sie gegenüber Bewegungsartefakten sehr anfällig. Es ist abzusehen, daß STIR-Sequenzen vor allem an Hochfeldgeräten und weniger bei Mittelfeldanlagen zum Einsatz kommen werden (Stark et al. 1987; Henkelmann et al. 1986; Steinberg et al. 1990).

Neben den genannten Aufnahmeparametern haben sich für die Leberdiagnostik bei MRT-Anlagen bis 1 Tesla Gradientenechosequenzen aufgrund ihrer guten Handhabbarkeit und der kurzen Untersuchungszeit für die klinische Diagnostik bewährt. Mit Gradientenechosequenzen ist es möglich, Leberuntersuchungen bei Atemstillstand durchzuführen und damit erhebliche Bewegungsartefakte auszuschließen. Gradientenechosequenzen mit kurzen TE-Zeiten und Flipwinkeln über 70 Grad zeigen eine vorwiegende T1-Wichtung, während Sequenzen mit langem TE von 20−40 ms und Flipwinkeln unterhalb von 40 Grad vorwiegend T2*-gewichtete Aufnahmen ergeben. Obwohl die Gradientenechosequenzen in Mittelfeldanlagen entwickelt worden sind, ist für die Zukunft abzusehen, daß sie vorwiegend bei Hochfeldgeräten eingesetzt werden, da die Bildqualität hier noch deutlicher aufgrund des besseren Signal-Rausch-Verhältnisses gewinnt.

Für die Anwendung von Hochfeldgeräten oberhalb von 1 Tesla ist es wesentlich, daß es mit steigender Magnetfeldstärke auch zu einer Verlängerung der T1-Zeiten sowohl von normalem Lebergewebe als auch von fokalen Läsionen kommt. Demgegenüber kann bei zunehmender Feldstärke und T2-gewichteten Sequenzen eine geringe Abnahme der T2-Zeiten registriert werden. Die abnehmenden Differenzierungsmöglichkeiten zwischen Läsion und Leber in T1-gewichteten Sequenzen bei Hochfeld-MRT-Geräten gegenüber Mittel- und Niedrigfeldanlagen erfordern insbesondere T2-gewichtete Sequenzen für die bildgebende Diagnostik bei Hochfeldanlagen (Raval et al.

1989; Koenig et al. 1984; Henkelmann et al. 1986; Steinberg et al. 1990; Foley et al. 1986).

Aufgrund der längeren Untersuchungszeiten bei T2-Sequenzen ist eine höhere Artefaktanfälligkeit, insbesondere für Bewegungs- und Flußartefakte gegeben. Die verschiedensten Artefaktreduktionsprogramme wie RSPE (respiratory sorted phase encoding) und Flow compensation (gradient moment nulling, GMN) und die Anwendung von Präsaturationsimpulsen außerhalb der bildgebenden Ebene können die Artefakte reduzieren (Felmlee u. Ehmann 1987; Mitchell et al. 1988; Harms et al. 1990). Insbesondere bei Hochfeldgeräten kommt die in den letzten Jahren durchgeführte Entwicklung von schnellen Scansequenzen zum Tragen. Mittels dieser schnellen Untersuchungssequenzen ist es möglich, auch in der Kernspintomographie − analog zur Computertomographie − mit dem paramagnetischen Kontrastmittel Gadolinium-DTPA Perfusionsuntersuchungen durchzuführen (Winkler et al. 1989; Hamm et al. 1987; Edelmann et al. 1989).

Beim Vergleich von Mittelfeld- und Hochfeldanlagen ist für Spinechosequenzen festzustellen, daß die Sensitivität des Läsionsnachweises für Raumforderungen größer als 1−1,5 cm Durchmesser bei T1-gewichteten Sequenzen (TE <20 ms) für Mittelfeldgeräte derjenigen von T2-gewichteten Pulssequenzen bei Hochfeldgeräten weitgehend gleicht.

Literatur

Bernadino ME (1990) Emory experience with both CT and MRI in the detection of focal liver disease. In: Ferrucci JT jr, Stark DD (eds) Liver imaging. Andover Med, Boston, pp 73−81

Bernadino ME, Erwin BC, Steinberg HV (1986) Delayed hepatic CT scanning: increased confidence and improved detection of hepatic metastases. Radiology 159:71

Chezmar JL, Rumancik WM, Megibow AJ (1988) Liver and abdominal screening in patients with cancer: CT versus MR imaging. Radiology 168:43

Edelman RR, Siegel JB, Singer A (1989) Dynamic MR Imaging of the liver with Gd-DTPA: initial clinical results. AJR 153:1213

Felmlee JP, Ehmann RL (1987) Spatial presaturation: a method for suppressing flow artifacts and improving depiction of vascular anatomy in MR imaging. Radiology 164:559

Ferrucci JT (1986) MR imaging of the liver. AJR 147:1103

Ferrucci JT, Freeny PC, Stark DD (1988) Advances in hepatobiliary radiology. Radiology 168:319

Foley WD (1989) Dynamic hepatic CT. Radiology 170:617

Foley WD, Berland LL, Lawson TL (1983) Contrast enhancement technique for dynamic hepatic CT scanning. Radiology 147:797

Foley WD, Kneeland JB, Cates JD (1986) Contrast optimization for the detection of focal hepatic lesions by MR imaging at 1.5 T. AJR 149:1155

Freeny PC (1990) Hepatic CT: techniques, applications, and results. In: Ferrucci JT jr, Stark DD (eds) Liver imaging. Andover Med, Boston, pp 28−38

Freeny PC, Marks WM (1986) Hepatic perfusion abnormalities during CT angiography: detection and interpretation. Radiology 159:685

Hamm B, Wolf KJ, Felix R (1987) Conventional and rapid MR imaging of the liver with Gd-DTPA in clinical use. Radiology 164:313

Harms SE, Flamig DP, Glastad KA (1990) Steady state MRI of the liver. In: Ferrucci JT, Stark DD (eds) Liver imaging. Andover Med, Boston, p 96

Heiken JP, Lee JKT, Glazer HS, Ling D (1985) Hepatic metastases studied with MR and CT. Radiology 156:423

Heiken JP, Weyman PJ, Lee JKT (1989) Detection of focal hepatic masses: prospective evaluation with CT, delayed CT, CT during arterial portography and MRI. Radiology 171:47

Henkelman RM, Hardy P, Poon PY, Bronskill MJ (1986) Optimal pulse sequence for imaging hepatic metastases. Radiology 161:727

Koenig SH, Brown RD, Adams D (1984) Magnetic field dependence of $1/T_1$ in tissue. Invest Radiol 19:76

Langer R, Langer M, Zwicker C, Astinet F, Felix R (1990) Differentiation of malignant liver tumors by subsecond dynamic CT. In: Ferrucci JT jr, Stark DD (eds) Liver imaging. Andover Med, Boston, pp 170–176

Matsui O, Takashima T, Kadoya M (1987) Liver metastases from colorectal cancer: detection with CT during arterial portography. Radiology 165:65

Miller DL, Simmons JT, Chang R (1987) Hepatic metastases detection: comparison of three CT contrast enhancement methods. Radiology 165:785

Mitchell DG, Vinitske S, Burk DL (1988) Motion artifact reduction in MR Imaging of the abdomen: gradient moment nulling versus respiratory sorted phase encoding. Radiology 169:155

Nelson RC (1990) Staging liver tumors for therapeutic interventions: determination of resectability by CT-angiography. In: Ferrucci JT jr, Stark DD (eds) Liver imaging. Andover Med, Boston, pp 237–246

Nelson RC, Chezmar JL, Sugarbaker PH, Bernadino ME (1989) Hepatic tumors: comparison of CT during arterial portography, delayed CT, and MR Imaging for preoperative evaluation. Radiology 172:27

Nelson RC, Chezmar JL, Sugarbaker PH, Murray DR, Bernadino ME (1990) Preoperative localization of focal liver lesions to specific liver segments: utility of CT during arterial portography. Radiology 176:89

Raval B, Mehta S, Narayana P (1989) Feasibility of fast MR Imaging of the liver at 1.5 T. Magn Reson Imaging 7:203

Reinig JW, Dwyer AJ, Miller DL (1987) Liver metastasis detection: comparative sensitivities of MR Imaging and CT scanning. Radiology 162:43

Runge VM, Clantron JA, Partain CL, James AE (1984) Respiratory gating in magnetic resonance imaging at 0.5 T. Radiology 151:521

Shuman WP, Baron RL, Peters MJ, Taziolo PK (1989) Comparison of STIR and spin-echo MR imaging at 1.5 T in 90 lesions of the chest, liver, and pelvis. AJR 152:853

Shuman WP, Moss AA, Baron RL (1990) STIR MRI of the liver. In: Ferrucci JT, Stark DD (eds) Liver imaging. Andover Med, Boston, p 82

Sitzmann JV, Coleman JA, Pitt HA (1990) Preoperative assessment of malignant hepatic tumors. Am J Surg 159:137

Stark DD, Felder RC, Wittenberg J (1985) Magnetic resonance imaging of cavernous haemangioma of the liver: tissue specific characterization. AJR 154:213

Stark DD, Wittenberg J, Edelman RR (1986) Detection of hepatic metastases by magnetic resonance: analysis of pulse sequence performance. Radiology 159:365

Stark DD, Hendrick RE, Hahn PF, Ferrucci JT (1987) Motion artifact suppression by fast spin echo imaging. Radiology 164:183

Steinberg HV, Alarcon JJ, Bernadino ME (1990) Focal hepatic lesions: comparative MR Imaging at 0.5 and 1.5 T. Radiology 174:153

Thoeni RF (1990) Ultra fast field MRI of the liver. In: Ferrucci JT, Stark DD (eds) Liver imaging. Andover Med, Boston, p 58

Turner DA, Matalon TAS, Doolas A, Silver B (1990) Hepatic and portal venous anatomy in cross-sectional imaging for hepatic resections. In: Ferrucci JT jr, Stark DD (eds) Liver imaging Andover Med, Boston, pp 223

Tyrell RT, Kaufman SL, Bernadino ME (1989) Straight line sign: appearance and significance during CT portography. Radiology 173:635–637

Winkler ML, Thoeni RF, Luh N (1989) Hepatic neoplasia: breath hold MR imaging. Radiology 170:801

Zwicker C, Langer M, Langer R, Astinet F, Steffen R, Felix R (1991) Fokale Leberläsionen. Vergleich von dynamischer CT mit Spätaufnahmen. Röntgenpraxis 44:79

2.5 Angiographie, digitale Subtraktionsangiographie (DSA)

Im Gegensatz zu früheren Jahren hat die Angiographie/DSA in der Diagnostik von Lebererkrankungen ihren Stellenwert deutlich geändert (Abrahms 1983; Bücheler et al. 1971, 1973; Grabbe et al. 1984; Rossi et al. 1985; Takayasu et al. 1986). Zur Detektion und Differentialdiagnostik benigner und maligner fokaler Leberläsionen hat die Angiographie heute kaum noch eine Bedeutung. Hierzu sind die Schnittbildverfahren US, CT, MRT die Verfahren der Wahl.

Die Angiographie hat inzwischen die Aufgabe, insbesondere bei malignen Lebertumoren, die topographische Beziehung zu den Arterien und Portalästen darzustellen und die Resektabilität zu klären. Insbesondere muß auf Verschlüsse von A. hepatica, V. portae, Lebervenen, auf Tumorthromben und arterioportale Fisteln geachtet werden. Diese Befunde sind zwar mit der US-Untersuchung, vor allem in den zentralen Leberabschnitten, gut darstellbar; die exakten anatomischen Gefäßverläufe sind jedoch angiographisch übersichtlicher und objektiver abzubilden, erleichtern dem Chirurgen die Operation und verkürzen die Operationsdauer.

Folgende Angiographievarianten stehen zur Verfügung.
- Übersichtsaortographie
- Zöliakographie,
- indirekte Splenoportographie,
- Mesenterikographie,
- indirekte Mesenterikoportographie,
- Lebervenendarstellung und untere Kavographie,
- (direkte Splenoportographie),
- (perkutane direkte Portographie),
- (transumbilikale Portographie),
- (transjugulare Portographie).

Zunehmend werden zur Frage der Resektabilität und zur verbesserten Detektion kleiner Läsionen (<1cm Durchmesser) invasive CT-Verfahren eingesetzt (s. 2.3), wie CT-Portographie, CT-Arteriographie und CT nach selektiver i.a.-Injektion öligen Kontrastmittels. Die Chemoembolisation nichtresektabler hepatozellulärer Karzinome (HCCs) und Metastasen bestimmter Primärtumoren ist ein interventionell-therapeutisches Verfahren, bei dem selektiv die tumorversorgenden Arterien passager oder komplett verschlossen werden und hohe Dosen eines Chemotherapeutikum-Kontrastmittelgemisches lokal in die gesamte Leber oder superselektiv direkt in die zuführenden Arterien der malignen Tumoren injiziert werden (Gross-Fengels et al. 1991; Kobayashi et al. 1987; Langer 1985; Nakamura et al. 1983, 1989; Scholz et al. 1991; Takayasu et al. 1989).

Heutzutage wird in der Regel die i.a.-DSA zur Leberdiagnostik eingesetzt; die konventionelle Blattfilmangiographie mit konventioneller Filmsubtraktion wird nur noch eingesetzt,

– wenn ein schlechter Allgemeinzustand des Patienten vorliegt, aufgrund dessen seine Kooperation eingeschränkt oder unmöglich ist,
– wenn bei sehr kleinen Tumoren, insbesondere Choledochuskarzinomen, Gallengangs- und Gallenblasentumoren, eine hohe Ortsauflösung im Leberhilus wegen der Abklärung der kurativen Resektabilität notwendig ist.

Intravenöse DSA

Die i.v.-DSA hat für die angiographische Diagnostik der Leber praktisch keinen Stellenwert. Mit ihr kann nur abgeklärt werden, ob der Truncus coeliacus oder die A. hepatica offen ist.

Intraarterielle DSA

Für die i.a.-DSA wird meist der transfemorale, seltener der transaxillare Zugang gewählt. Es werden 4- oder 5-F-Katheter und ein Kontrastmittel mit einer Jodkonzentration von 150–300 mg J/ml genommen.

Zur Übersichtsaortographie wird ein Pigtailkatheter oberhalb des Abgangs des Truncus coeliacus plaziert, eine schnelle Bildfolge von 3–4/s und ein Flow von 12–15 ml/s sollten angewandt werden.

Die Übersichtsaortographie dient der Abklärung des Ursprungs der leberversorgenden Arterien sowie evtl. akzessorischer Leberarterien. Zur Zöliakographie empfehlen sich, je nach Winkel des Gefäßabgangs, Sidewinder- oder Cobrakatheter. Es muß abgeklärt werden, aus welchen Gefäßen linke und rechte Leberarterie entspringen. Zur genauen Darstellung intrahepatischer Tumoren muß die Katheterspitze in der A. hepatica propria, ggf. in den Aa. hepaticae dextra et sinistra plaziert werden, um die genaue Tumorversorgung sowie das intratumorale Gefäßbild exakt darzustellen.

Indirekte Splenoportographie

Für die indirekte Splenoportographie wird der Katheter in der A. lienalis plaziert; nach Vorspritzen einer gefäßerweiternden Substanz (z.B. 1 ml Priscol = Tolazolin) werden ca. 30 ml Kontrastmittel in die A. lienalis injiziert. Nach KM-Passage durch die Milz werden V. lienalis, Konfluenz und V. portae sowie die intrahepatischen Pfortaderäste dargestellt.

Mesenterikographie

Die Mesenteriokographie wird durchgeführt, um eine abnorme arterielle Leberversorgung aus der A. mesenterica superior (AMS) oder akzessorische Leberarterien aus der AMS darzustellen.

Indirekte Mesenterikoportographie

Für die indirekte Mesenterikoportographie werden wie für die indirekte Splenoportographie ca. 30–40 ml KM nach Vorinjektion einer gefäßerweiternden Substanz sowie nach i.v.-Injektion von Glukagon oder Buscopan zur Ruhigstellung des Darmes injiziert. Dargestellt werden V. mesenterica superior, Konfluenz, V. portae und die intrahepatischen Portaläste.

Lebervenendarstellung, untere Kavographie

Die Lebervenographie wird als retrograde Phlebographie nach Sondierung der Lebervenen oder als Okklusionsvenographie (wedged hepatic venography) durchgeführt. Bei der Okklusionsphlebographie kann retrograd transkapillar die Pfortader dargestellt werden, und es kann der Pfortaderdruck („wedged pressure") gemessen werden (s. Kap. 1).

Die Segmentkavographie zur retrograden Lebervenendarstellung, bei der ein Doppelballonkatheter in der V. cava inferior plaziert wird und die arterielle und portalvenöse Leberdurchblutung durch i.a.-Gabe von Vasokonstriktoren oder i.a.-Ballonkatheter reduziert wird, wird heute nur noch selten angewandt. Das gleiche gilt für die perkutane Punktion und direkte Darstellung von Lebersegmentvenen. Die untere Kavographie – nach Plazierung eines Pigtailkatheters in der distalen unteren Hohlvene – wird im Einzelfall bei Kavainfiltration eines malignen Lebertumors angefertigt.

Direkte Splenoportographie, direkte perkutane Portographie, transumbilikale Portographie

Diese invasiven Verfahren mit perkutaner Punktion der Milz oder der V. portae transhepatisch zur Darstellung der V. portae sind heute – bei guter Bildqualität der indirekten Portographie und Fortentwicklung der Duplex- und Farbdupulexsonographie der V. portae – in den Hintergrund getreten und spielen keine wesentliche Rolle mehr. Die perkutane oder transumbilikale Pfortadersondierung wird in Einzelfällen zur direkten Pfortaderdruckmessung angewandt oder zur selektiven Blutentnahme, insbesondere beim Verdacht auf hormonproduzierende Pankreastumoren, die mit anderen nichtinvasiven Verfahren *nicht* zu lokalisieren sind.

Transjugulare Portographie

Bei der transjugularen Portographie kann nach iatrogener portokavaler Fistel die V. portae dargestellt werden. Das Verfahren wird in Einzelfällen bei nicht operablen Patienten interventionell-therapeutisch zur perkutanen Anlage eines portokavalen Shunts angewandt (Richter et al. 1990).

Chemoembolisation

Im Gegensatz zur Blutversorgung der gesunden Leber, die >75% über die V. portae und nur ca. 25% über die A. hepatica erhält, sind primäre und sekundäre maligne Lebertumoren fast ausschließlich arteriell versorgt. Die Chemoembolisation maligner Tumoren kann selektiv erfolgen, indem die Katheterspitze in der A. hepatica propria, distal des Abgangs der A. gastroduodenalis, plaziert wird, oder superselektiv mit Lage der Katheterspitze in

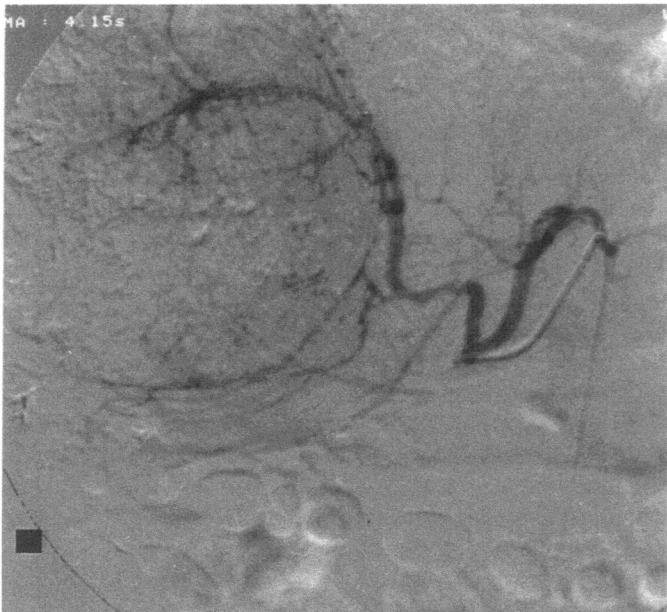

Abb. 2.10. Abschlußarteriographie nach der ersten Chemoembolisation eines stark hyper-vaskularisierten HCCs. Deutliche Verlagerung der rechtsseitigen Leberarterien, weitge-hender Verschluß der intratumoralen Arterien durch Lipiodol und Spherex

den jeweiligen tumorversorgenden Arterien oder den intrahepatischen Seg-mentarterien (Gross-Fengels et al. 1991; Kobayashi et al. 1987; Langer 1985; Nakamura et al. 1983, 1989; Scholz et al. 1991).

Der passagere oder komplette Verschluß der tumorversorgenden Arte-rien verhindert eine frühe Öffnung arterieller Kollateralen. Bei nur passage-ren Okklusion kann die Chemoembolisation bei erneutem Tumorwachstum wiederholt werden (Abb. 2.10). Bei kompletter Okklusion der Tumorarte-rien muß bei Progression der Erkrankung über neu entstandene Kollateral-arterien chemoembolisiert werden.

Für die Chemoembolisation der gesamten Leber können 4-F-Katheter in der A. hepatica propria plaziert werden; für die superselektive Chemoem-bolisation eignen sich koaxiale Systeme, bei denen über einen 5-F-Katheter 3-F-Katheter bis weit in die Leberperipherie vorgeschoben werden können. Während der gesamten Zeit der Injektion des Chemoembolisatgemisches muß durchleuchtet werden, um zu kontrollieren, daß die Substanzen, die mit wasserlöslichem und öligem KM gemischt sind, ausschließlich in die Leber fließen. Öliges KM wird beigemischt,
– um unter Durchleuchtung (DL) die Injektion gut überwachen zu können und da es – ähnlich den Spherexpartikeln (s. 5.1.2, „Hepatozelluläres Karzinom") – eine passagere Gefäßokklusion verursacht,

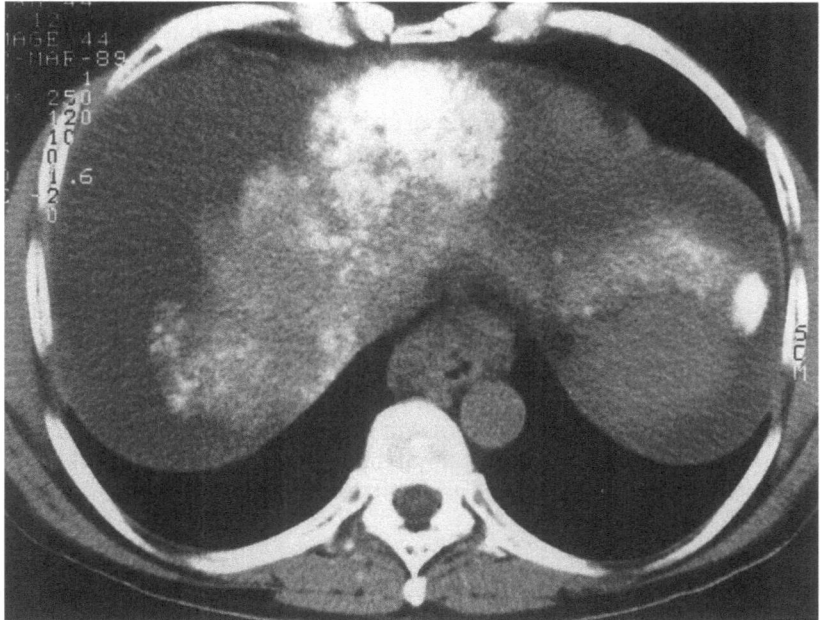

Abb. 2.11. Nativ-CT 3 Tage nach Chemoembolisation eines 4,5 cm großen, solitären HCCs in Zirrhose vor OLT: Lipiodoleinlagerung im Tumor sowie in der zirrhotischen Leber, zusätzlich ausgeprägter Aszites

– um mit der Nativ-CT die Einlagerung des Chemoembolisats in den Tumor sowie den Abtransport aus nicht befallenem Lebergewebe kontrollieren zu können (Abb. 2.11).

Sobald kein Lipiodol mehr im Tumor zu erkennen ist, sollte eine erneute Chemoembolisation angestrebt werden. Trotz passagerer arterieller Okklusion kommt es bei der Chemoembolisation zu systemischen Nebenwirkungen der Zytostatika, wie Übelkeit und Erbrechen, Blutbildveränderungen und ggf. Haarausfall. Kontraindikationen der Chemoembolisation sind:

– schlechter Allgemeinzustand,
– ausgeprägte Leberfunktionsstörungen,
– Nierenfunktionsstörungen,
– Verschluß der V. portae (Hauptstamm),
– ausgedehnte arteriovenöse Fisteln,
– extrahepatische Tumormanifestation sowie
– eine Mehrgefäßversorgung eines Tumors.

Ähnlich wie bei Leberteilresektionen sollten ca. 30% des gesunden Lebergewebes vorhanden sein, damit es nach der Chemoembolisation nicht zu einem Leberausfallskoma kommt. Bei der Verwendung von Cisplatin muß eine ausreichende Hydrierung der Patienten gewährleistet sein, damit kein akutes Nierenversagen auftritt.

Da es – je nach Technik – zu einem Haupt- oder Segmentarterienverschluß kommen kann, muß die portalvenöse Leberperfusion gewährleistet sein, so daß diese Therapiemodalität beim Hauptstammverschluß der V. portae nicht zur Anwendung kommt.

Beim Vorhandensein ausgedehnter arteriovenöser Shunts ist die Gefahr gegeben, daß das Chemoembolisat in die Lungenstrombahn abfließt.

Bei extrahepatischer Tumormanifestation sollte die Indikation zur Chemoembolisation in Abhängigkeit von der Gesamtprognose gestellt werden; bei schlechter Prognose sollte dieses invasive und auch subjektiv belastende Verfahren nicht zur Anwendung kommen.

Bei einer Tumorversorgung aus mehreren Arterien sollte die Indikation zur Chemoembolisation ebenfalls streng gestellt werden. Es kann hierbei während der Embolisation zu einer Flußumkehr in der zweiten Tumorarterie kommen, so daß Embolisationsmaterial retrograd in den Gastrointestinaltrakt gelangt, was zu Erosionen, Ulzera und Nekrosen führen kann.

Die kombinierte i.a.- und perkutan-portale Chemoembolisation (Nakao 1986) hat sich, im Gegensatz zur i.a.-Chemoembolisation, nicht durchgesetzt.

Angioplastie

Die Angioplastie der Leberarterien ist selten notwendig, da normalerweise die hauptsächliche Perfusion (>75%) portalvenös erfolgt. Sie kann durchgeführt werden bei arteriellen Anastomosenstenosen nach Lebertransplantation (Abad et al. 1989), da bei transplantierten Lebern arterielle und portalvenöse Perfusion zur Aufrechterhaltung einer guten Leberfunktion notwendig sind.

Literatur

Abad J, Hidalfo EG, Canterero JM (1989) Hepatic artery anastomotic stenosis after transplantation: treatment with percutaneous transluminal angioplasty. Radiology 171:661
Abrahms HL (1983) Angiography. Brown, Little, Boston
Andersson T, Eriksson B, Hemmingson A, Lindgren PG, Öberg K (1987) Angiography, computed tomography, magnetic resonance imaging and ultrasonography in detection of liver metastases from endocrine gastrointestinal tumors. Acta Radiol 28:535
Bücheler E, Raschke E, Beltz L, Thurn P (1971) Die arteriographische Diagnostik der primären Lebermalignome. ROFO 115:23
Bücheler E, Boldt I, Frommhold H (1973) Leistungsfähigkeit und Grenzen der Leberarteriographie. ROFO 119:530
Grabbe E, Witte G, Jend H-H, Bücheler E (1984) Die angiographische Oberbauchdiagnostik mit Hilfe der DSA. Eine Alternative zur konventionellen Arteriographie? ROFO 140:3
Gross-Fengels W, Friedmann G, Kuhn M, Huber R, Dommaschk J, Neufang KFR (1991) Techniken, Ergebnisse und Risiken der Chemoembolisation von malignen Lebertumoren. Aktuell Radiol 1:97
Kobayashi H, Inoue H, Shimada J, Yano T, Maeda T, Oyama T, Shinohara S (1987) Intraarterial injection of Adriamycin/Mitomycin C Lipiodol suspension in liver metastases. Acta Radiol 28:272

Langer M (1985) Angiographische Untersuchungen von Lebermetastasen und primärem Lebertumor mit öligem Kontrastmittel. ROFO 13:456

Nakamura H, Tanaka T, Hori S, Yoshioka H, Kuroda H, Okamura J, Sakurai M (1983) Transcatheter embolization of hepatocellular carcinoma: assessment of efficacy in cases of resection following embolization. Radiology 147:401

Nakamura H, Hashimoto T, Oi H, Sawada S (1989) Transcatheter oily chemoembolization of hepatocellular carcinoma. Radiology 170:783

Nakao N, Miura K, Takahashi H, Ohnishi M, Miura T, Okamoto E, Ishikawa Y (1986) Hepatocellular carcinoma: combined hepatic, arterial, and portal venous embolization. Radiology 161:303

Reuter SR, Redman HC, Cho KJ (1986) Gastrointestinal angiography. 3rd edn. Saunders, Philadelphia

Richter GM, Nöldge G, Palmaz JC et al. (1990) Transjugular intrahepatic portocaval stent shunt: preliminary clinical results. Radiology 174:1027

Rossi P, Simonetti G, Pasariello R, Tempesta P, Pesce B, Pavone P, Castrucci M (1985) Digital celiac arteriography. Radiology 154:229

Scholz A, Langer M, Langer R, Felix R, Neuhaus P (1991) Intraarterielle Chemotherapie nicht-resektabler hepatozellulärer Karzinome. ROFO 154:258

Takayasu K, Shima Y, Muramatsu Y (1986) Angiography of small hepatocellular carcinomas: analysis of 105 resected tumors. AJR 147:525

Takayasu K, Muramatsu Y, Moriyama N, Hasegawa H (1989) Clinical and radiologic assessment of the results of hepatectomy for small hepatocellular carcinoma and therapeutic arterial embolization for postoperative recurrence. Cancer 64:1848

2.6 PTC und PTCD

Die PTC (percutane transhepatische Cholangiographie) zur Abklärung eines Verschlußikterus wird bei gestauten Gallengängen durch die perkutane Drainage (PTCD) ergänzt. Die PTCD kann für folgende therapeutische Verfahren verwandt werden:
– kombinierte externe und interne Gallengangsdrainage,
– Gallenwegsendoprothese,
– perkutane Dilatation von Gallengangsstenosen,
– perkutane Chemolyse von Konkrementen/Instillation von Antibiotika, Zytostatika/intraluminale Radiatio,
– perkutane Steinextraktion,
– perkutane antegrade Papillotomie (Günther et al. 1980, 1983),
– Cholangioskopie.
Die überwiegende Mehrzahl dieser Verfahren kommt bei Erkrankungen des Gallensystems zum Einsatz; bei malignen Lebertumoren mit Cholestase infolge Leberhilstumoren werden sie seltener angewandt.

Für die PTCD kann von rechtslateral oder von ventral punktiert werden, sie wird in Lokalanästhesie in Seldinger-Technik durchgeführt (Abb. 2.12). Die Punktion von ventral ist technisch schwieriger.

Die Punktionsstelle von rechtslateral liegt in der mittleren bis hinteren Axillarlinie unterhalb des Sinus phrenicocostalis. Man kann zunächst mit einer Feinnadel (0,7mm Durchmesser) punktieren, das Gallensystem mit Kontrastmittel auffüllen und anschließend mit einer kaliberstärkeren Nadel

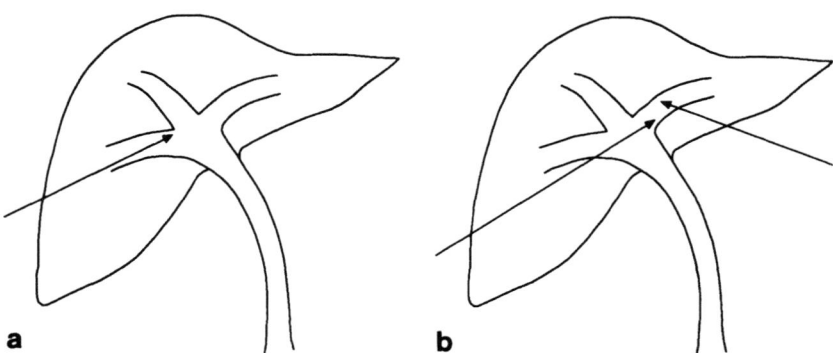

Abb. 2.12a, b. Schematische Darstellung der Punktionsmöglichkeiten bei PTCD. **a** Rechtspunktion, **b** Linkspunktion von ventral *(rechter Pfeil)* und rechts lateral *(linker Pfeil)*

(1,2 mm Durchmesser oder mehr) nachpunktieren oder sofort mit einer dikkeren Katheternadel (16 G) punktieren (Abb. 2.13) und sogleich einen Standardführungsdraht über die Punktionsnadel einführen. Es bestehen die Möglichkeiten der
– externen Drainage,
– kombinierten externen/internen Drainage und
– der Stenteinlage.
Die externe Galleableitung wird bei unüberwindbaren Gallenwegsstenosen benutzt. Sofern die Gallengangsstenose überwunden werden kann, kann eine kombinierte extern-interne Ableitung oder eine Endoprothese implantiert werden. Bei hochsitzenden Verschlüssen sollte die Katheterspitze suprapapillar plaziert werden, um eine akute Pankreatitis als Folge einer transpapillaren Katheterlage (Luska et al. 1983) zu vermeiden.
Probleme der externen Gallenwegsdrainage:
– Galleleck (insbesondere nach außen, entlang des Katheters). Es kann durch Auswechseln eines kaliberstärkeren Katheters behoben werden.
– Cholangitis; sie entsteht auch bei guter Pflege nach ca. 6–8 Wochen, ggf. muß nach Antibiogramm behandelt werden.
– Katheterobstruktion,
– Galleverlustsyndrom.
Aufgrund dieser möglichen Probleme muß die PTCD durch den Radiologen in der ersten Woche täglich, später etwa vierwöchentlich kontrolliert werden. Die Indikationen zur PTCD sind:
– präoperative temporäre Drainage;
– palliative Drainage bei inoperablen Patienten oder nichtresektablen Tumorverschlüssen;
– postoperative Drainage, ggf. bei Anastomoseninsuffizienz oder Obstruktion durch Anastomosenödem, insgesamt relativ selten durchgeführt (Günther u. Thelen 1988);
– Zugangswege für endoluminale Manipulationen, wie Brachytherapie, Chemotherapie, Antibiotokatherapie, Steinextraktion, Dilatation von Stenosen.

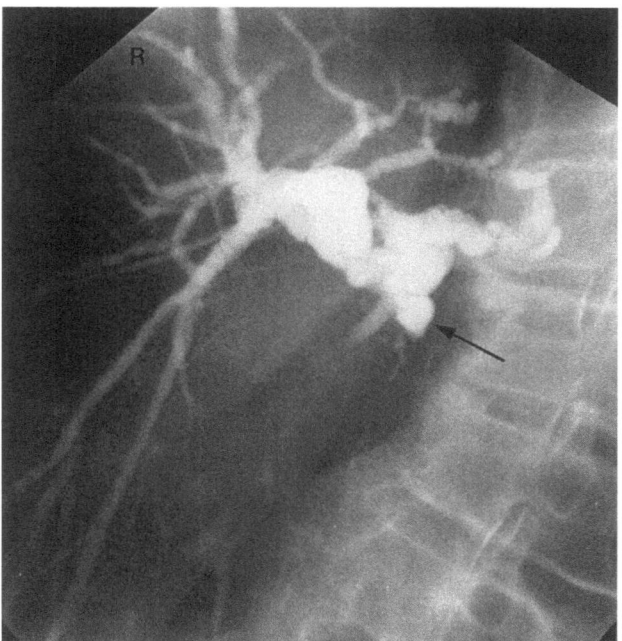

Abb. 2.13. PTC (45° aufgerichtete Position) bei zentralem Gallengangskarzinom vor der Hepatikusgabel: deutlich erweiterte intrahepatische Gallengänge, keine Kontrastierung des Ductus choledochus

Am häufigsten wird die PTCD präoperativ durchgeführt mit dem Ziel, die perioperative Letalität und Morbidität zu senken. Allerdings sind die Literaturangaben hierzu kontrovers, so daß das Verfahren *nicht routinemäßig* angewandt wird. Perioperative Letalität und Morbidität treten danach mit und ohne präoperative PTCD sowohl in gleicher Häufigkeit als auch in geringerem oder höherem Prozentsatz nach vorausgegangener PTCD auf (Hatfield et al. 1982; McPherson et al. 1984; Pitt et al. 1984; Trede u. Schwall 1985; Triller u. Schweizer 1989). Unbestritten ist der Wert der präoperativen PTCD bei Gallenwegsobstruktionen, die mit hohem Fieber und Sepsis einhergehen (Günther u. Thelen 1988).

Die wichtigen Akutkomplikationen der PTCD sind die gallige Peritonitis und die Blutung, die häufigste Spätkomplikation ist die Cholangitis. Bei fehlerhafter Punktion werden Pneumo- und Hämatothoraces beobachtet (Abb. 2.14). Von Riemann (1984) wurden in einer Zusammenstellung von 2471 Patienten bei 7,4% schwere und bei 15,2% leichtere Komplikationen angegeben (insgesamt 22,6%). Die Mortalität betrug immerhin 1,4%.

Kontraindikationen sind insbesondere verminderte Gerinnungswerte; eine relative Kontraindikation ist ausgeprägter Aszites, da es entlang der Drainage oft zu einer sich schleichend entwickelnden galligen Peritonitis kommt (Günther u. Thelen 1988).

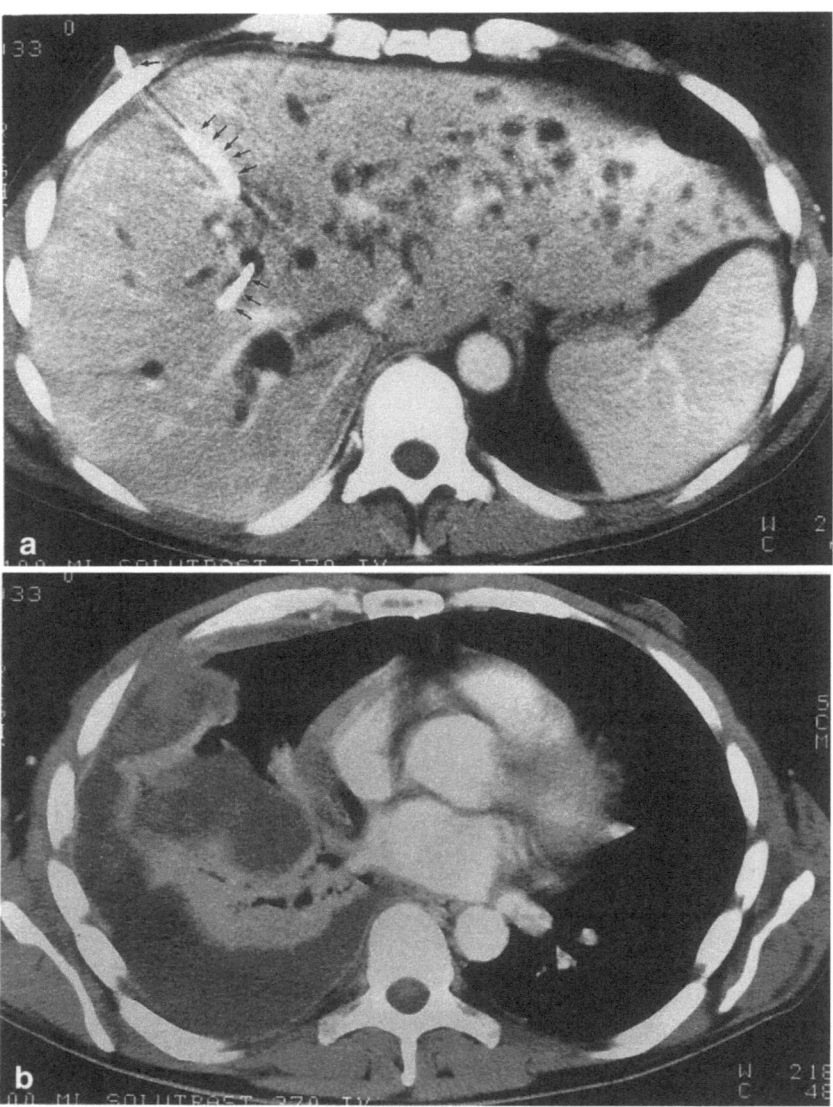

Abb. 2.14a, b. Komplikationen der PTCD bei fehlerhafter Punktion, CT mit KM **a** Atypisch eingelegte PTCD bei zentralem Gallengangskarzinom; nur Gallengänge des Segments 4 sind drainiert, keine Drainage der übrigen erweiterten Gallengänge, insbesondere der linkslateralen Segmente. **b** Als Komplikation der falschen Punktion Hämatothorax rechts mit Unterlappenatelektase (Punktion durch den Sinus)

Literatur

Günther RW, Klose KJ, Schmidt HD (1983) Work in progress: percutaneous transhepatic electrocutting of stenoses after hepaticojejunostomy. Radiology 146:355

Günther R, Klose KJ, Störkel S (1980) Perkutane antegrade Papillotomie. Vorläufige tierexperimentelle Ergebnisse und potentielle klinische Anwendung. ROFO 129:308

Günther RW, Thelen M (1988) Interventionelle Radiologie. Thieme, Stuttgart

Hatfield ARW, Terblanche J, Fataar S et al. (1982) Preoperative external biliary drainage in obstructive jaundice. Lancet II:896

Luska G, Elgeti H; Graen J (1983) Suprapapilläre anstelle transpapillärer Gallenwegsdrainage bei hochsitzenden Gallenwegsobstruktionen. ROFO 138:536

McPherson GAD, Benjamin IS, Hodgson HJF, Bowley NB, Allison DJ, Blumgart LH (1984) Pre-operative percutaneous transhepatic biliary drainage: the results of a controlled trial. Br J Surg 71:371

Pitt HA, Gomes AS, Lois JF, Mann LL, Deutsch LS, Longmire WP jr (1984) Does preoperative percutaneous biliary drainage reduce operative risk or increase hospital cost? Ann Surg 201:545

Riemann JF (1984) Complications of percutaneous bile drainage. In: Classen M, Geenen J, Kawai U (eds) Nonsurgical biliary drainage. Springer, Berlin Heidelberg New York, pp 29–35

Trede M, Schwall G (1985) Nutzen und Risiko präoperativer Gallendrainage aus chirurgischer Sicht. Dtsch Med 110:556

Triller J, Schweizer W (1989) Angiographie und Intervention bei Tumoren des Pankreas, der Leber und der Gallenwege. Röntgenblätter 42:392

2.7 ERC

Methodik

Die endoskopisch-retrograde Cholangiographie (ERC) ist ein Verfahren zur Darstellung der ableitenden Gallenwege mittels direkter retrograder Kontrastmittelinstillation. Häufig wird es kombiniert mit der endoskopisch-retrograden Pankreatographie (ERP) angewandt (ERCP).

Methodisch wird mit Hilfe eines Duodenoskops, das über eine seitliche Optik verfügt, die Papilla Vateri mit einem Katheter intubiert. Anschließend wird ein wasserlösliches, ca. 60%iges Kontrastmittel instilliert. Da das Seitblickendoskop während des Vorschiebens in den Magen keinen Einblick in Pharynx bzw. Ösophagus ermöglicht und somit ohne Sicht eingeführt werden muß, sollen Divertikel oder Stenosen des oberen Verdauungstrakts vorher bekannt sein (Pott u. Schrameyer 1989). Die Kontrastmittelapplikation sollte grundsätzlich nur unter Durchleuchtung erfolgen, um Paravasate und auch eine Parenchymanfärbung des Pankreas zu vermeiden (Ossenberg u. Classen 1979).

Vor dem Einführen des Endoskops wird nach orientierender Durchleuchtung eine Übersichtsaufnahme angefertigt; es ist hier auf Konkremente, Verkalkungen und ein Pneumcholangiogramm zu achten. Weitere Aufnahmen folgen nach der Kontrastmittelinstillation. Nach Entfernen des Endoskops werden Aufnahmen zur Kontrolle der Entleerung des Gallengangssystems angefertigt.

Die Darstellung des ableitenden Gallenwegsystems gelingt erfahrenen Untersuchern in mehr als 90%. Ursachen für Mißerfolge sind insbesondere die sehr zahlreichen Mündungsvarianten der Gänge im Papillenbereich.

Bei vorangegangener Billroth-II-Magenresektion sinkt die Erfolgsquote auf 50—80% (Pott u. Schrameyer 1989; Staritz 1989). Sofern eine Magenresektion mit Roux-Y-Anastomose, eine Gastrektomie mit Duodenojejunostomie oder eine Choledochojejunostomie durchgeführt worden ist, gelingt es in der Regel nicht, die Papilla Vateri zu sondieren. Schwierigkeiten können auch bei B-II-Resektion mit Braun-Fußpunktanastomose auftreten. Insgesamt gelingt eine Beantwortung der zugrundeliegenden klinischen Fragestellung (Choledocho-/Cholezystolithiasis, Cholangitis, posthepatischer Ikterus) in 80—93% (Schulz 1989).

Die ERC kann mit einer endoskopischen Papillotomie (EPT) kombiniert werden. Hierzu wird die Papilla Vateri mit einem Papillotom sondiert. Es besteht aus einem Kunststoffkatheter, der eine Seele aus einem dünnen Stahldraht hat. Dieser verläßt 2—3 cm vor der Spitze den Katheter und verläuft dann an der Katheteroberfläche bis zur Spitze, wo er fixiert ist. Durch Zug kann die Spitze wie ein Bogen angespannt werden. Mittels Hochfrequenzdiathermie kann die Papille so auf einer Länge von 1,5—2,5 cm gespalten werden (Pott u. Schrameyer 1989; Neuhaus u. Högemann 1990). Ferner ist im Rahmen der ERC die transpapilläre Einlage einer Gallengangsendoprothese oder auch einer nasobiliären Sonde möglich.

Indikationen

Als invasive Untersuchungsmethode unterliegt die ERC einer strengen Indikationsstellung und sollte in der Regel erst am Ende des Untersuchungsgangs eingesetzt werden.

Hauptindikation für die ERC stellen obstruktive Gallenwegserkrankungen dar. Hierbei ermöglicht die ERC eine zuverlässige Differenzierung zwischen benignen Prozessen wie Gallenwegskonkrementen, benignen Papillenstenosen, Fisteln, postoperativen Strikturen und malignen Prozessen wie Tumoren des Gallengangs, der Gallenblase, der Papille oder des Pankreaskopfes und Klatskin-Tumoren (Hepatikusgabelkarzinom). Spezifische Befunde liegen ferner bei verschiedenen Formen der Cholangitis (z.B. primärsklerosierende Cholangitis) und dem Caroli-Syndrom vor. Insgesamt ermöglicht die ERC eine sichere Differentialdiagnose zwischen hepatozellulärem und mechanischem Ikterus.

Kontraindikationen

Absolute Kontraindikationen bestehen nicht. Wichtig ist insbesondere, daß im Gegensatz zur i.v.-Cholezystographie die Kontrastmittelallergie keine Kontraindikation darstellt (Pott u. Schrameyer 1989). Jedoch sollten vorsorglich Medikamente zur Schockbekämpfung bereitgestellt werden (Neuhaus et al. 1990).

Komplikationen

Ansteigende Amylasseaktivitäten in Serum und Urin bzw. ansteigende Lipaseaktivitäten werden bei ca. 50% der Patienten beobachtet und bleiben zumeist folgenlos. 10% der Patienten klagen über deutliche Abdominalbeschwerden. Ernsthafte Komplikationen sind bei 1−2% der Patienten nach ERCP zu beobachten (Pott u. Schrameyer 1989). Hier handelt es sich insbesondere um die akute hämorrhagisch nekrotisierende Pankreatitis (0,1−0,6%) und die Cholangitis (0,3−0,8%) (Staritz 1989). In diesem Zusammenhang sei erwähnt, daß die Komplikationsrate beim Gallenwegsverschluß nur dann niedrig gehalten werden kann, wenn eine sofortige Entlastung der Gänge erfolgt (z.B. durch Prothesen- oder Sondeneinlage) (Ossenberg u. Classen 1979; Staritz 1989). Die Mortalität wird mit 0,5−1 Promille angegeben (Pott u. Schrameyer 1989).

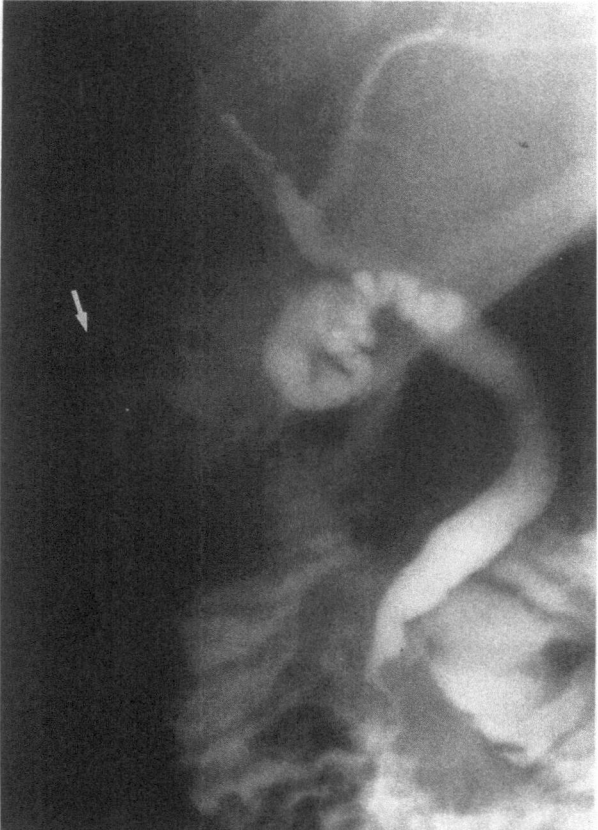

Abb. 2.15. Normale Darstellung des ableitenden Gallenwegssystems. Schlanke intrahepatische Gallengänge, regelrechte Weite des Ductus hepatocholedochus. Multiple Konkremente in der nur flau kontrastierten Gallenblase *(Pfeil)*, regelrechte Abbildung der Valvula spiralis. Kontrastierung des Duodenums

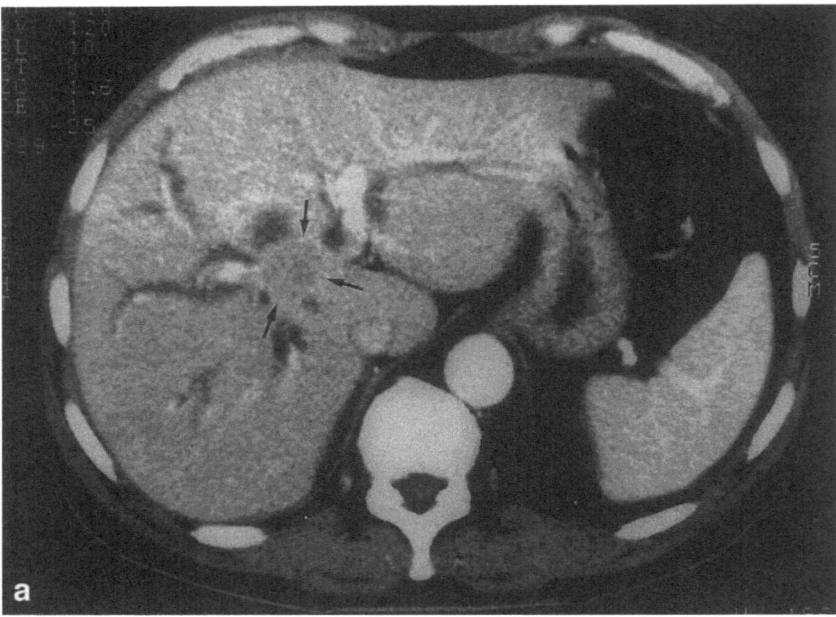

Abb. 2.16a–c. Klatskin-Tumor. **a** In der CT deutlich erweiterte Gallengänge, welche im Hilusbereich durch einen hypoperfundierten Tumor komprimiert sind *(Pfeil),* Hypoperfusion des rechten Leberlappens infolge von stenosierten Portalvenenästen. **b** Sonographisch scharfer Abbruch der erweiterten intrahepatischen Gallengänge bei Nachweis eines echoreichen Tumors *(Pfeile).* **c** In der ERC erweiterte intrahepatische Gallengänge bei subtotaler Tumorstenose der zentralen Gallengänge, Ductus hepatocholedochus normalweit

Kontrastmittelzwischenfälle sind eine extreme Seltenheit. So fanden Bilbao et al. (1976) bei einer Auswertung von 10000 endoskopisch-retrograden Cholangiopankreatikogrammen in nur 3 Fällen eine leichte Kontrastmittelreaktion in Form eines Hauterythems. Schwere anaphylaktoide Kontrastmittelreaktionen sind extrem selten (Gmelin et al. 1977).

Die Komplikationsrate der ERCP konnte in den letzten Jahren zunehmend verringert werden. Verantwortlich hierfür waren insbesondere optimierte Sterilisierungsverfahren und die Verwendung niedrigvisköser, z.T. nichtionischer Kontrastmittel (Staritz 1989).

Nachsorge

Eine stationäre Überwachung des Patienten für 24h nach der ERC sollte die Regel sein. Am Nachmittag der Untersuchung sowie am Folgetag sollten Laborparameter wie alkalische Phosphatase, Leukozyten, Lipase, Bilirubin sowie Gamma-GT bestimmt werden. Ein vorübergehender Anstieg der Lipase oder Amylase ist häufig und bei unauffälliger Klinik nicht als Pankreatitis zu werten. Ein geringer und vorübergehender Anstieg der Cholestaseparameter ist nicht als Cholangitis einzustufen. Die ambulante Durchführung der ERCP sollte eine Ausnahme darstellen (Neuhaus u. Högemann 1990).

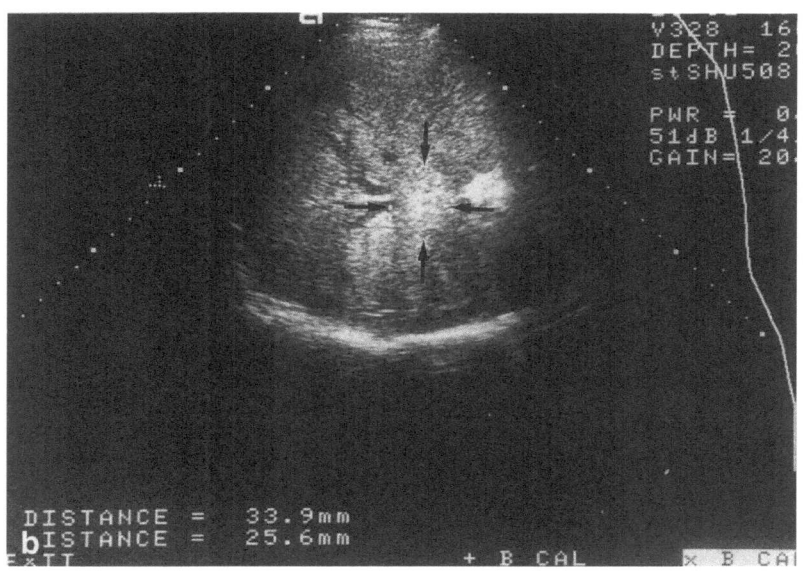

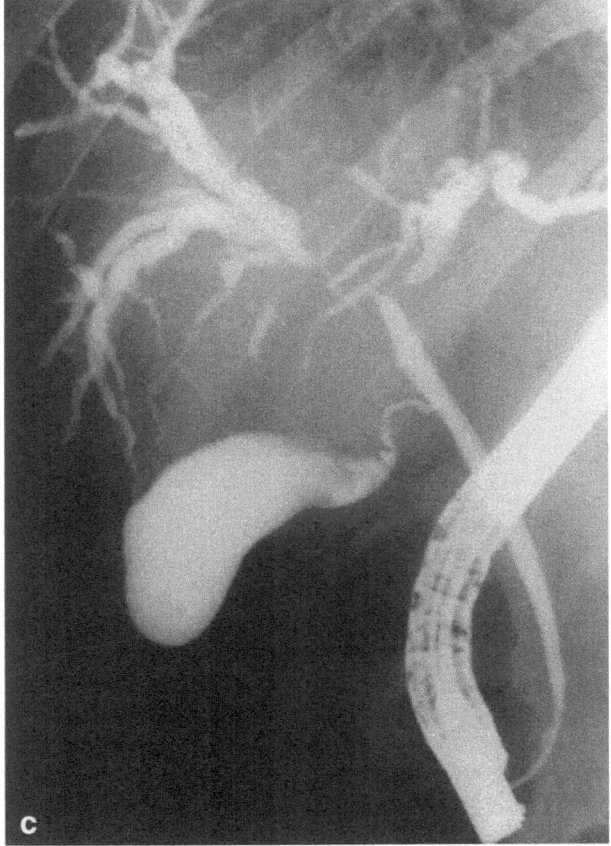

Röntgenologische Befunde

Normales retrogrades Cholangiogramm (Abb. 2.15)

Ductus choledochus und Ductus hepaticus stellen sich schlank und glattwandig dar und zeigen einen flachbogigen Verlauf. Dabei nimmt die Weite der Gänge mit dem Alter zu und beträgt 6,0 ± 1,6mm (Ductus choledochus) bzw. 5,0 ± 1,6mm (Ductus hepaticus) für den 20- bis 29jährigen, 8,3 ± 1,5mm bzw. 7,4 ± 1,2mm für den 60- bis 69jährigen. Der Ductus cysticus weist einen zarten, geschlängelten Verlauf (Valvula spiralis) auf, die Gallenblase füllt sich rasch. Die intrahepatischen Gänge zeigen eine regelmäßige, zarte Verzweigung. Ihre Weite ist altersunabhängig und beträgt links 4,6−5,1mm, rechts 3,3−4,5mm (Takemoto u. Kasugai 1979).

Akutes Leberversagen

Beim akuten Leberversagen, beispielsweise im Rahmen einer fulminanten Hepatitis, sind filigran ausgebildete intrahepatische Gallenwege zu beobachten. Dieses Erscheinungsbild wird hervorgerufen durch den erhöhten Volumendruck der akut entstandenen Hepatomegalie (Pott u. Schrameyer 1989).

Leberzirrhose

Bei der Leberzirrhose können in der intrahepatischen Aufzweigung der Gallengänge diskrete Kaliberschwankungen und Pelotteneffekte zu beobachten sein. Im Gegensatz zur primär biliären Zirrhose sind dabei in der Peripherie keine wesentlichen Kalibererweiterungen zu erkennen (Pott u. Schrameyer 1989).

Lebermetastasen

Wenngleich Lebermetastasen keine Indikation zur ERC darstellen, so werden doch häufig Patienten mit schmerzlosem Ikterus, bei denen eine Lebermetastasierung vorliegt, der ERC zugeführt. Der Beitrag der ERC liegt hier vorwiegend im Ausschluß einer Obstruktion der ableitenden Gallenwege. Gelegentlich gelingt in diesem Rahmen auch die Sicherung des Primärtumors, beispielsweise eines Karzinoms im Bereich von Pankreas, Gallenblase oder Gallengängen.

Zu beobachten sind Pelotteneffekte, Kaliberschwankungen und gelegentlich auch Aussparungen der intrahepatischen Gallengänge, z.T. auch Pelottierungen des Ductus hepatocholedochus (Pott u. Schrameyer 1989). Das Vorliegen einer Abflußbehinderung ist demgegenüber viel seltener und wird meist durch Lymphome oder auch extrahepatische Tumormanifestationen im Bereich des Leberhilus verursacht (Abb. 2.16).

Konkremente

Intrahepatische Gallengangskonkremente, oberhalb des Ductus hepaticus in den zentralen und peripheren Gallengängen gelegen, haben in ostasiatischen und südamerikanischen Ländern eine sehr hohe Inzidenz, sind jedoch hierzulande selten. Sie treten im Gefolge von Cholestase und bakteriellen Infektionen auf und befinden sich meist in dilatierten oder zystisch erweiterten Gallengängen bzw. bei posttraumatischen Strikturen oder dilatativen Gallengangsanomalien. Weitere Risikofaktoren stellen die rezidivierende pyogene Cholangitis und die sklerosierende Cholangitis dar. Folgeerscheinung der Konkremente sind chronisch-rezidivierende Cholangitiden sowie die intermittierende Cholestase (Schulz 1989).

Zur Diagnostik und Therapie von Konkrementen im Ductus hepatocholedochus und im Ductus cysticus ist die ERC heute das Verfahren der Wahl.

Caroli-Syndrom

Die Auftreibung des Ductus choledochus wie auch der intrahepatischen Gallengänge oder auch lediglich Kaliberschwankungen der intrahepatischen Gänge werden mittels ERC dargestellt. Für die Operationsplanung kommt der ERC eine hohe Bedeutung zu. Begleitende Konkremente sind keine Seltenheit und stellen häufig eine Indikation zur Papillotomie und Konkrementextraktion dar (Pott u. Schrameyer 1989).

Bei der fibroadenomatösen Form können ferner Stenosierungen auftreten. Gelegentlich kann hier eine Bougierung therapeutisch hilfreich sein (Pott u. Schrameyer 1989).

Literatur

Bilbao MK, Dotten CT, Lee TG, Katon RH (1976) Complications of endoscopic retrograde cholangiopancreaticography. A study of 10000 cases. Gastroenterology 70:314
Gmelin E, Kramann B, Weiss HD (1977) Kontrastmittelzwischenfall bei einer endoskopischen retrograden Cholangio-Pankreatikographie. MMW 119:44
Neuhaus B, Högemann B (1990) Diagnostische und therapeutische ERCP. Biermann, Zülpich
Ossenberg FW, Classen M (1979) Endoscopic-radiological examination and therapy in biliary tract disease. In: Wright R, Alberti KGMM, Karran S, Millward-Salder GH (eds) Liver and biliary disease. Saunders, Sussex, S 589–616
Pott G, Schrameyer B (1989) ERCP-Atlas. Schattauer, Stuttgart
Schulz HJ (1989) Endoskopisch retrograde Cholangiopankreatikographie. In: Lüning M, Felix R (Hrsg) Komplexe bildgebende Diagnostik – Abdomen. Thieme, Leipzig
Staritz M (1989) Endoskopisch-retrograde Cholangiopankreatikographie (ERCP). In: Meyer zum Büschenfelde KH (Hrsg) Hepatologie in Klinik und Praxis. Thieme, Stuttgart, S 196–199
Takemoto T, Kasugai T (1979) Endoscopic retrograde Cholangiopancreatography. Igaku-Shoin, Tokyo
Weiss HD, Kagel KO (1990) Endoskopisch-retrograde Cholangio-(Pankreatiko-)graphie – ERC(P). In: Frommhold W (Hrsg) Schinz. Radiologische Diagnostik in Klinik und Praxis, Bd III, Gastrointestinaltrakt 1, 7. Aufl. Thieme, Stuttgart, S 280–284

2.8 Interventionelle Verfahren

Radiologische Interventionen können zum einen *diagnostisch,* zum anderen *therapeutisch* sein. Ihr Erfolg wird von einer guten präinterventionellen Diagnostik mitbestimmt (Gerzof u. Johnson 1984; Klose 1988). Zu den diagnostischen Interventionen gehören die Ultraschall-(US-) und CT-gesteuerten Punktionen fokaler Leberläsionen oder perihepatischer Raumforderungen zur Gewinnung von zytologischem, histologischem oder bakteriologischem Material (Otto 1984, 1988; Klose u. Günther 1988). Zur Flüssigkeitsaspiration und zur zytologischen Untersuchung reichen Feinnadelpunktionen mit Nadelkalibern <1 mm Durchmesser.

Zur Histologiegewinnung sind größere Nadelkaliber (>1 mm Durchmesser) notwendig. Anhand von so gewonnenen Biopsien kann in vielen Fällen eine Diagnose gestellt werden, zumindest kann zumeist eine benigne fokale Läsion von einer malignen differenziert werden. Insbesondere bei Metastasen eines unbekannten Primärtumors können so oft Hinweise auf den Primärtumor gewonnen werden.

Bei Hämangiomen läßt sich z.T. nur viel Blut aspirieren (vgl. 5.1.1, „Hämangiom"), was jedoch typisch ist. Bei *intrahepatischen* oder *subkapsulären Abszessen* kann perkutan Material für die Bakteriologie gewonnen werden. In diesen Fällen empfiehlt sich jedoch zusätzlich die *perkutane Drainage* (Haaga u. Weinstein 1980). So kann in vielen Fällen dem Patienten eine Operation erspart werden.

Unter US-Kontrolle oder — bei problematischen Lokalisaitonen — nach Markierungs-CT wird der Abszeß perkutan mit einer kaliberstarken Nadel punktiert. Nach Materialgewinnung wird in Seldinger-Technik ein Führungsdraht vorgeschoben und über den Draht eine perkutane Drainage eingelegt oder in Trokartechnik (v. Sonnenberg et al. 1984) punktiert und drainiert.

Je nach Beschaffenheit des Inhalts wird die Drainage ausgewählt (Klose 1988). Die Lage der Drainage sollte unter Anspritzen von Kontrastmittel unter Durchleuchtung, möglichst in 2 Ebenen, kontrolliert werden (Dähnert et al. 1983, 1985; Klose 1988). Über doppellumige Drainagen (v. Sonnenberg et al. 1982) kann die Höhle gespült werden, ggf. kann eine Redon-Flasche angeschlossen werden. Die Drainage wird belassen, bis der Abszeß mit US und CT nicht mehr nachweisbar ist.

Nach Leberteilresektion oder -transplantation kann, sofern sich abgekapselte Flüssigkeitsansammlungen entwickeln, in gleicher Weise vorgegangen werden (Abb. 2.17). Auf diese Weise können Abszesse, Gallenleckagen und abgekapselte Hämatome ohne eine erneute Operation therapiert und saniert werden (Langer et al. 1990). Die Drainagen sollten erst entfernt werden, wenn — nach Abklemmen — keine Flüssigkeit mehr nachläuft.

Intrahepatische Zysten können bei klinischen Beschwerden entleert und mit einer Sklerosierungssubstanz (Äthoxysklerol) verödet werden; allerdings kommt es oft zu Rezidiven (Bean u. Rodan 1983; Saini et al. 1983). Bei

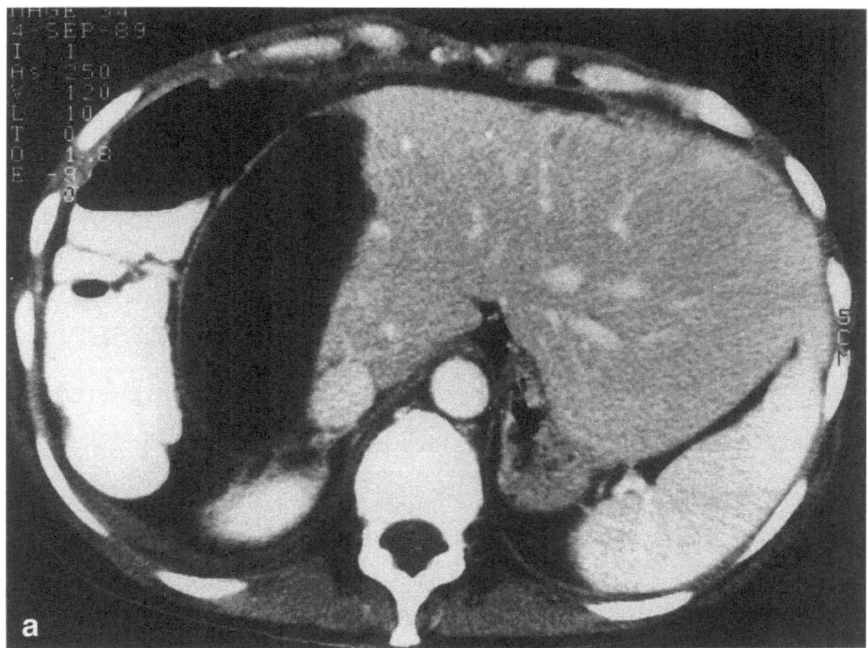

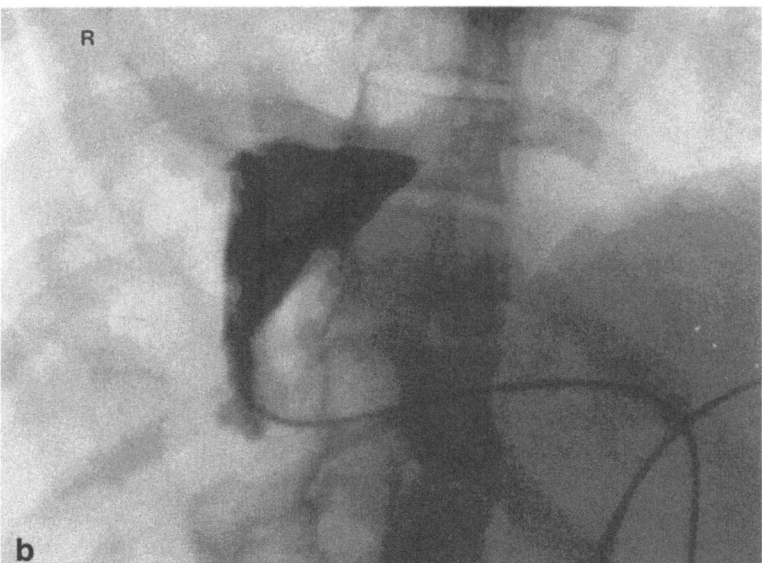

Abb. 2.17a, b. Zustand nach Leberteilresektion rechts; altes, verflüssigtes Hämatom am Resektionsrand. **a** CT + KM: abgekapselte liquide Raumforderung am Resektionsrand; **b** Drainage mit einem Pigtailkatheter, Flüssigkeitshöhle mit KM markiert

nicht operablen Patienten kann transjugular über die V. jugularis ein portokavaler Shunt implantiert werden (transjugularer intrahepatischer portosystemischer Shunt ≙ TIPS) (Richter et al. 1990).

Chemoembolisation und PTCD werden gesondert abgehandelt (s. 2.5
und 2.6).

Literatur

Bean WJ, Rodan BA (1983) Hepatic cysts: treatment with alcohol. AJR 147:237
Dähnert W, Günther R, Klose K, Gamstätter G (1983) Ergebnisse der perkutanen Abszeß-
    drainagetherapie. ROFO 139:400−407
Dähnert W, Günther R, Börner N, Braun B, Gamstätter G, Rothmund M (1985) Die per-
    kutane Drainage abdominaler Abszesse I. Chirurg 56:579−583
Dähnert W, Günther R, Börner N, Braun B, Gamstätter G, Rothmund M (1985) Die per-
    kutane Drainage abdominaler Abszesse II. Chirurg 56:584−588
Gerzof SG, Johnson WC (1984) Radiologic aspects of diagnosis and treatment of abdominal
    abscesses. Surg Clin North Amer 64:53−65
Haaga JR, Weinstein AJ (1980) CT-guided percutaneous aspiration and drainage of absces-
    ses. AJR 135:1187
Klose K-J (1988) Perkutane Abszeßdrainage. In: Günther RW, Thelen M (Hrsg) Interven-
    tionelle Radiologie. Thieme, Stuttgart, S 303−322
Klose KC, Günther RW (1988) CT gesteuerte Punktion. In: Günter RW, Thelen M (Hrsg)
    Interventionelle Radiologie. Thieme, Stuttgart, S 459−484
Langer R, Langer M, Scholz A, Neuhaus P, Ferstl FJ, Felix R (1990) Angiographie und
    interventionell-radiologische Verfahren bei Lebertransplantation. Teil III: Radiologi-
    sche Interventionen nach Transplantation. Digit Bilddiagn 10:97
Otto RC (1984) Sonographische Feinnadelpunktion: Indikation und Ergebnisse. Dtsch
    Ärztebl 81:3576−3585
Otto RC (1988) Ultraschallgesteuerte Punktionen. In: Günther RW, Thelen M (Hrsg)
    Interventionelle Radiologie. Thieme, Stuttgart, S 485−497
Richter GM, Nöldge G, Palmaz JC et al. (1990) Transjugular intrahepatic portocaval stent
    shunt: preliminary clinical results. Radiology 174:1027
Saini S, Mueller PR, Ferrucci JT jr, Simeone JF, Wittenberg J, Butch RJ (1983) Percutane-
    ous aspiration of hepatic cysts does not provide definitive therapy. AJR 141:559
Sonnenberg E v, Mueller PR, Ferrucci JT, Neff CC, Simeone JF, Wittenberg J (1982) Sump
    catheter for percutaneous abscess and fluid drainage by trocar or Seldinger technique.
    AJR 139:613
Sonnenberg E v, Mueller PR, Ferrucci JT (1984) Percutaneous drainage of 250 abdominal
    abscesses and fluid collection. Part I: Results, failures, and complications. Radiology
    151:337

2.9 Isotopendiagnostik

Gerätetechnik

Die von Anger u. Rosenthall (1959) entwickelte Gammakamera ist zum
Standardgerät der Nuklearmedizin geworden. Sie gestattet es, sowohl dyna-
mische wie statische Untersuchungen durchzuführen, wobei die gewonnenen
Informationen in einem Rechnersystem weiterverarbeitet werden können.

Kernstück der Gammakamera ist ein Natriumjodidszintillationskristall von 25—42 mm Durchmesser. Aufgrund des Photoeffekts wandelt er die vom jeweiligen Radiodiagnostikum emittierte Gammastrahlung in sichtbare Lichtblitze um. Diese werden sodann von Sekundärelektronenvervielfachern geortet und in elektrische Signale umgewandelt. Dabei hängt die Höhe des Ausgangsimpulses von der registrierten Lichtintensität ab. Eine Ortungselektronik wandelt die Impulse in ein zweidimensionales Bild um, wobei in modernen Systemen nach der Digitalisierung eventuelle Inhomogenitäten bereits korrigiert werden.

Zur Reduzierung des Streustrahlenanteiles befindet sich vor dem Natriumjodidkristall ein Kollimator, welcher nur senkrecht zur Kristalloberfläche einfallende Quanten durchläßt. Er besteht aus einer Bleischeibe mit zahlreichen senkrecht zur Kristalloberfläche stehenden Bohrungen. Die Beschaffenheit des Kollimators bestimmt das Auflösungsvermögen sowie die Empfindlichkeit der Kamera. Mit Zunahme des Bohrungsdurchmessers nimmt die Meßempfindlichkeit zu, gleichzeitig verringert sich jedoch die Ortsauflösung durch schräg einfallende Quanten. Durch entsprechende Variation des Bohrungsdurchmessers und der Septendicke können hochauflösende oder hochempfindliche Kollimatoren hergestellt werden.

Untersuchungsmethoden

In der statischen Szintigraphie wird eine zweidimensionale Abbildung der räumlichen Aktivitätsverteilung in einem bestimmten Abschnitt gewonnen, indem die Kamera fest über einem Abschnitt des Körpers positioniert wird. Wenn ohne Veränderung der Kameraposition mehrere aufeinanderfolgende Aufnahmen angefertigt werden, kann die zeitliche Änderung der Aktivitätsverteilung dargestellt werden (Sequenzszintigraphie). Mittels „regions of interest" können so von Organen oder Organteilen Zeit-Aktivitäts-Kurven erstellt werden (Funktionsszintigraphie).

Mit der „single photon emission computed tomography" (SPECT) können Schnittbilder der Radionuklidverteilung im Körper erzeugt werden. Der Patient wird hierzu auf einer Liege positioniert, und die Kamera rotiert in einem Winkel von mindestens 180°, zumeist über 360° um den Körper. Üblicherweise wird alle 6 Winkelgrade ein Projektionsbild mit einer Matrix von 64 × 64 Bildpunkten erstellt, von welchem dann zumeist mittels gefilterter Rückprojektion transversale Schnittbilder rekonstruiert werden. Anschließend können Rekonstruktionen in jeder beliebigen Ebene angefertigt werden.

Radiopharmazeutika

Das meistverwandte Radionuklid in der nuklearmedizinischen Diagnostik ist heute das ^{99m}Technetium. Es zerfällt mit einer Halbwertszeit von 6h unter Emittierung von Gammastrahlen mit einer mittleren Energie von 140 keV. Das Nuklid wird aus handelsüblichen Molybdän-Spaltgeneratoren eluiert, so daß es für nuklearmedizinische Anwendungen ständig zur Verfügung steht.

Es hat das ^{123}J sowie das ^{131}J, ein Nuklid mit einer für die bildgebende Diagnostik ungünstig hohen Gammaenergie von 360 keV sowie einem relativ hohen β-Strahlenanteil, nahezu vollständig verdrängt.

Für die bildgebende Diagnostik müssen Verbindungen mit einem Radionuklid markiert werden. Entsprechend den pharmakokinetischen Eigenschaften der Verbindungen wird das Isotop dann an das oder die Zielorgane gebracht. Für die Leberdiagnostik sind dabei 3 Substanzgruppen relevant (Grabbe u. Bücheler 1988; Hundeshagen 1990; Oppenheim et al. 1988):

− Makroalbuminpartikel für die Kolloidszintigraphie,
− Lidocainderivate für die hepatobiliäre Sequenzszintigraphie sowie
− Pyrophosphat und Zinnchlorid für die Bloodpoolszintigraphie mit in vitro oder in vivo markierten Erythrozyten.

Spezielle Untersuchungsverfahren

Kolloidszintigraphie der Leber

Verwendet werden Kolloidpartikel der Größe <50 nm, welche vom retikuloendothelialen System der Leber (Kupffer-Sternzellen) phagozytiert werden. Etwa 90% werden nach i.v.-Applikation in der Leber gespeichert, 5% in der Milz und 5% im RES des Knochenmarks (zum Winkel 1990). Raumfordernde Prozesse (Tumoren, Zysten, Abszesse) verdrängen oder destruieren das Leberparenchym der Kupffer-Sternzellen, so daß Speicherdefekte entstehen. Sie machen sich demzufolge im Kolloidszintigramm als Aktivitätsaussparung bemerkbar. Das Verfahren war früher weit verbreitet als Screeningverfahren bei der Suche nach Lebermetastasen, ist hier jedoch abgelöst worden von der Sonographie und vorwiegend der Computertomographie. Heute kommt es bei der Abklärung von bekannten fokalen Leberläsionen zum Einsatz, beispielsweise bei der Differenzierung von fokal-nodulärer Hyperplasie (FNH) und Leberzelladenom. Die FNH kann Kupffer-Sternzellen enthalten und somit eine nur geringfügig niedrigere, gleich hohe oder sogar höhere Tracerakkumulation zeigen als die umgebende Leber (Hundeshagen 1990, Biersack 1987, zum Winkel 1990). Charakteristische Befunde finden sich ferner bei der Leberzirrhose (Biersack 1987, zum Winkel 1990).

Injiziert werden 70 MBq ^{99m}Tc-Kolloid, die Szintigraphie wird 20 min p.i. durchgeführt. Angefertigt werden statische Aufnahmen in anteriorer, posteriorer und rechtslateraler Projektion, ggf. kann der Rippenbogen mit einem Bleistreifen markiert werden (Oppenheim et al. 1988). Anschließend sollte eine SPECT-Untersuchung durchgeführt werden, dies erhöht die Nachweisbarkeit von kleinen oder zentralen Läsionen. Dabei beträgt die untere Nachweisbarkeitsgrenze 12−15 mm (Biersack 1983, 1987). Die Treffsicherheit soll mit SPECT 90% betragen. Die Untersuchungszeit beträgt 15−20 min, mit SPECT 35−40 min. Die Strahlenexposition für die Leber beträgt 57 µGy/MBq (Biersack 1987).

Hepatobiliäre Sequenzszintigraphie

Verwendet werden radioaktiv markierte Derivate des Lidocains, welche zumeist über einen Ionentransportmechanismus rasch hepatobiliär sezerniert werden (zum Winkel 1990; Chervu et al. 1982). Als Beispiel sei das ^{99m}Tc-markierbare IODIDA genannt [N-(2,6-Diäthyl-3-Iodo-Phenylcarbamoyl-methyl)-Imidoazetat, Fa. Solco]. Alternative Präparate sind Diäthyl-IDA [HIDA, N, α-(2,6-Diäthyl-acetanilid)-Iminodiacetylsäure], Paraisopropyl-IDA (PIPIDA, Paraisopropyl-Iminodiacetylsäure). Untersuchungen bei denen Bromsulfan oder Bengalrosa mittels Konjugation eliminiert werden, sind bis auf wenige Ausnahmen nicht mehr üblich (Chervu et al. 1982).

Nach Injektion des Tracers lassen sich 3 Phasen unterscheiden (Hundeshagen 1990). In der Anflutungsphase (bis zu 1. Min. p.i.) kann die Leberperfusion beurteilt werden. In der anschließenden Parenchymphase erfolgt die Leberspeicherung in den Hepatozyten. Die maximale Leberaufnahme wird nach ca. 8−11min erreicht (IODIDA). Es folgt eine rasche hepatobiliäre Exkretion des Tracers (sog. Exkretionsphase) mit Kontrastierung der intrahepatischen Gallengänge, des Ductus hepatocholedochus sowie der Gallenblase (Abb. 2.18) (nach 15−30min) und des Darms (ab 10min, deutlich ab 30min). Die Eliminationshalbwertszeit sollte unter 35min liegen (IODIDA), der Aktivitätsabfall im Blut sollte mit einer Halbwertszeit von

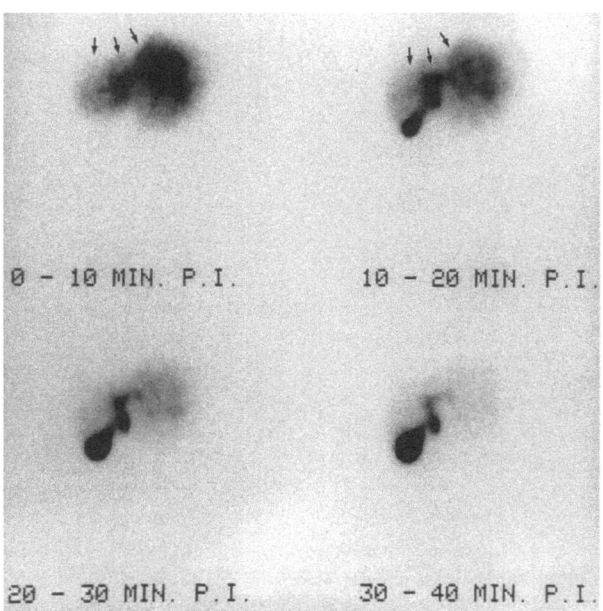

Abb. 2.18. HBSS bei computertomographisch gesichertem, 6cm messendem Lebertumor subdiaphragmal rechts *(Pfeile)*. In der Parenchymphase Aktivitätsaussparung im Bereich des Tumors, zeitgerechte Kontrastierung von Ductus hepatocholedochus und Gallenblase. Aktivitätstransport in den Darm noch zeitgerecht (nicht abgebildet)

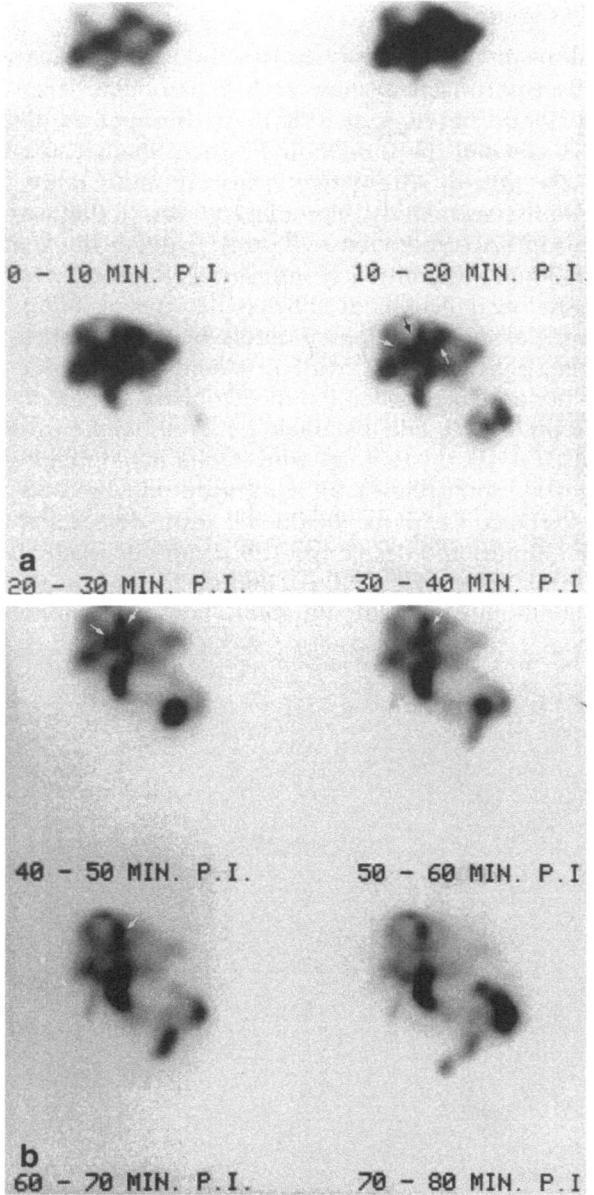

Abb. 2.19a–c. Hämobilie mit Blutkoageln im intrahepatischen Gallengangssystem nach Leberblindpunktion bei Z.n. Lebertransplantation. **a, b** In der HBSS deutlich inhomogene Leberkontrastierung bei Aktivitätsretention in den erweiterten zentralen Gallengängen *(Pfeile),* Darmkontrastierung noch zeitgerecht. **c** In der ERC Darstellung der Blutkoagel in den deutlich erweiterten zentralen Gallengängen *(Pfeile),* periphere Gallengänge größtenteils normalweit. Unauffällige Darstellung der Gallengangsanastomose *(Pfeilspitze)*

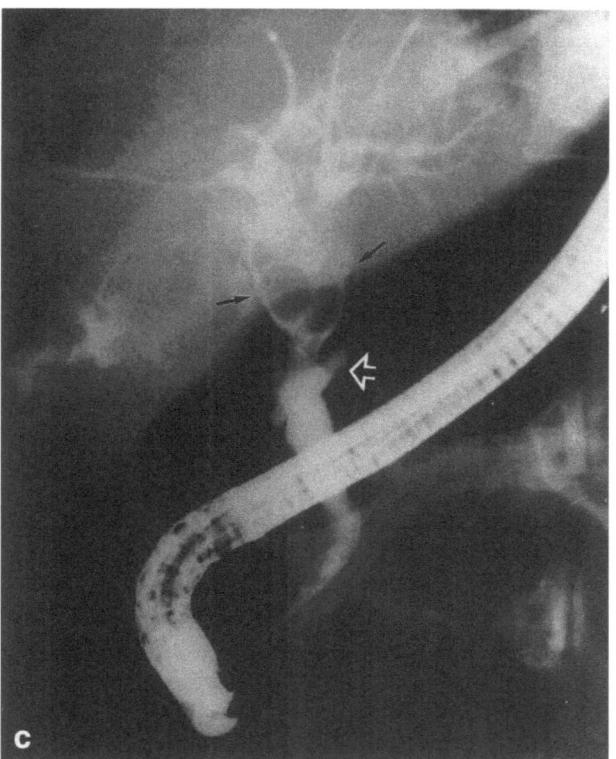

2−4 min erfolgen. Nach 2−3 h sollte die Substanz praktisch vollständig aus der Leber ausgeschieden sein, die Gallenblase sollte nach 24 h keine Speicherung des Tracers mehr aufweisen (zum Winkel 1990).

Die hepatobiliäre Sequenzszintigraphie wird zur artdiagnostischen Einordnung von Lebertumoren eingesetzt. Die fokal-noduläre Hyperplasie und das Leberzelladenom zeigen eine geringe oder normale Traceranreicherung in der Parenchymphase sowie insbesondere eine Tracerretention in der Exkretionsphase. Dabei ist die Retention beim Adenom häufig stärker ausgeprägt als bei der FNH. Das szintigraphische Bild wird auf das Vorhandensein von funktionsfähigen Leberzellen sowie auf pathologisch veränderte Gallengänge zurückgeführt. Letztere sind beim Adenom nur spärlich vorhanden und zumeist unterentwickelt, die FNH weist dagegen Gallengangsproliferationen auf. Die FNH zeigt zudem in der Durchblutungsphase infolge des Gefäßreichtums eine Hyperperfusion.

Ferner kann die Methode zur Differentialdiagnose des Ikterus eingesetzt werden (Abb. 2.19). Der Verschlußikterus ist durch fehlenden Aktivitätsübertritt in den Darm gekennzeichnet. Die Parenchymkontrastierung ist gut, sofern die Stauung erst seit kurzer Zeit (einige Tage) besteht. Häufig kommen die Gallengänge erweitert zur Darstellung, gewöhnlich kontrastiert sich die Gallenblase nicht. Beim Parenchymikterus ist das Bild variabel. Es findet sich ein verringerter Leberuptake mit zumeist verringerter oder fehlender, selten normaler Darmkontrastierung. Es kann zu einer kompensatorischen Ausscheidung der Substanz über die Nieren kommen. Erweiterte Gallengänge fehlen beim Parenchymikterus. Auch bei hohen Bilirubinwerten kann sich die Gallenblase noch darstellen. Mischbilder können bei der intrahepatischen Cholestase (beispielsweise medikamenteninduziert) auftreten. Beim prähepatischen Ikterus (z.B. hämolytische Anämie) sind Leberuptake und hepatobiliäre Exkretion annähernd normal. Cholezystitis und Zystikusverschluß sind durch eine fehlende Anfärbung der Gallenblase gekennzeichnet.

Schließlich kann die Substanz zum Nachweis von Biliomen eingesetzt werden, was bei lebertraumatisierten und teilresezierten Patienten hilfreich ist (Blinder u. Sullivan 1988; Keske et al. 1990).

Es werden 70 MBq ^{99m}Tc-markiertes IODIDA oder eines der alternativen Präparate appliziert. Die Substanzen stehen als Kit zur Verfügung. Bei einer Hyperbilirubinämie muß die applizierte Aktivität höher gewählt werden (185 MBq ab einem Bilirubin von 5 mg% und 370 MBq ab 10 mg%). Hier hat ^{99m}Tc-IODIDA Vorteile, da es nicht so stark über die Nieren ausgeschieden wird (Hundeshagen 1990). Bei Kindern kann aufgrund der längeren Halbwertszeit eine Untersuchung mit Bromsulfan (zum Winkel 1990) oder ^{131}J-Bengalrosa vorteilhaft sein.

Für die Darstellung der ableitenden Gallenwege bzw. zur Differenzierung Parenchymikterus/Verschlußikterus wird eine dynamische Szinitigraphie in anteriorer Projektion über 90 min p.i. durchgeführt. Hieraus werden Funktionsaufnahmen in 10minütigen Abständen sowie Zeit-Aktivitäts-Kurven von Leber, Gallenblase, Ductus hepatocholedochus und Darm erstellt. Eine anschließend durchgeführte SPECT bzw. Spätaufnahmen bis 24 h p.i. können hilfreich sein. Bei der Abklärung von fokalen Leberläsionen wird eine dynamische Szinitigraphie über 120 s durchgeführt, anschließend wird der relevante Leberabschnitt in mehreren Projektionen dargestellt (Kotzerke et al. 1989). Nach ca. 90 min wird eine SPECT-Untersuchung durchgeführt. Die Untersuchungszeit beträgt ca. 100 min, mit SPECT 120 min. Spätaufnahmen nach 3−4 h können zur Dokumentation der Nuklidretention hilfreich sein (Kotzerke et al. 1989). Die Strahlenexposition für die Leber beträgt 24 μGy/MBq, kritisches Organ ist der obere Gastrointestinaltrakt mit 150 μGy/MBq (Biersack 1987).

Bloodpoolszintigraphie

Der Bloodpoolszintigraphie kommt beim Nachweis von Leberhämangiomen eine hohe Bedeutung zu (zum Winkel 1990; Oppenheim et al. 1988; Grabbe u. Bücheler 1988).

Die Erythrozyten werden in vivo oder in vitro mit ^{99m}Tc markiert. Für die In-vivo-Markierung werden nach Schilddrüsenblockade mit Perchlorat 1,0−1,5 ml Pyrophosphat oder 14 μg/kg Zinnchlorid i.v. appliziert. nach 20−30 min werden 90−370 MBq ^{99m}Tc-Pertechnetat möglichst im Bolus injiziert, welche sich sodann rasch an die Erythrozyten binden. Für die In-vitro-Markierung wird aus einem Lyophilisat eine Zinn-Humanalbumin-Lösung hergestellt (Kit-Präparat). Zu dieser wird 5 ml heparinisiertes Patientenblut hinzugegeben. Nach 5minütigem Inkubieren und anschließendem Zentrifugieren (500 g) werden ca. 0,4−0,6 ml dieses Erythrozytensediments mit ca. 20−180 MBq ^{99m}Tc-Eluat gemischt, mindestens 10 min bei Raumtemperatur inkubiert und anschließend injiziert (zum Winkel 1990).

Die Datenakquisition ist für die In-vivo- oder In-vitro-Markierung identisch. Es wird eine dynamische Szintigraphie über 60 s p.i. durchgeführt, anschließend werden innerhalb von 60−120 min statische Aufnahmen in verschiedenen Projektionen angefertigt. Ca. 60 min p.i. sollte eine SPECT-Untersuchung der Leber erfolgen. Die Untersuchungszeit beträgt ca. 90−120 min. Sowohl bei In-vivo- als auch bei In-vitro-Markierung beträgt die Strahlenexposition für die Leber 19 µGy/MBq, kritisches Organ ist das Herz mit 21 µGy/MBq (Brandhorst u. Hör 1987) (Abb. 2.20).

Weitere Untersuchungsverfahren

Die portalsystemische Shuntfraktion kann nuklearmedizinisch nach transrektaler Applikation von ^{123}J-Amphetamin bestimmt werden. Die Untersuchung beruht auf dem Prinzip, daß Amphetamin sowohl von der Leber als auch von den Lungen im First path nahezu vollständig extrahiert wird. Wird die Substanz transrektal appliziert, so spiegelt das Verteilungsverhältnis Leber/Lunge die portosystemische Shuntfraktion wieder (Yen et al. 1989). Für die Untersuchung werden 1−2 MBq ^{123}J-Amphetamin mittels Katheter transrektal appliziert. Anschließend wird eine dynamische Szintigraphie von Lungen und Leber in anteriorer Projektion durchgeführt. Mittels „regions of interest" wird das Verhältnis der Traceraufnahme in den Lungen zur Traceraufnahme in der Leber ermittelt, welches der portalsystemischen Shuntfraktion entspricht.

Die Leberperfusionsszintigraphie ist ein Verfahren zur nichtinvasiven Bestimmung der arterioportalen Durchblutungsrelation. Nach intravenöser Injektion eines Tracers zeigt eine über der Leber registrierte Zeit-Aktivitäts-Kurve einen biphasischen Verlauf, der durch die doppelte Blutversorgung der Leber aus der A. hepatica und der V. portae hervorgerufen wird. Als Tracer wird ^{99m}Tc-Pertechnetat verwandt. Unmittelbar nach der Injektion wird eine Funktionsszintigraphie über 60 s durchgeführt. Für die Bestimmung der Durchblutungsverteilung werden mittels „regions of interest" Zeit-Aktivitäts-Kurven von Leber, Aorta und Milz erstellt (Biersack 1987).

Die Anwendung tumoraffiner Substanzen hat für die Leber nur einen untergeordneten Stellenwert. Es handelt sich um radioaktiv markierte Antikörper oder Antikörperfragmente, welche gegen Oberflächenprodukte der Tumorzellen gerichtet sind. Als Beispiel sei hier der mit ^{99m}Tc-markierte CEA-Antikörper BW 431/26 (Behringwerke) genannt, der beim Kolon-Karzinom zur Anwendung kommt. Barzen et al. (1991) analysierten die Darstellung von Lebermetastasen mit diesem Antikörper und verglichen die Resul-

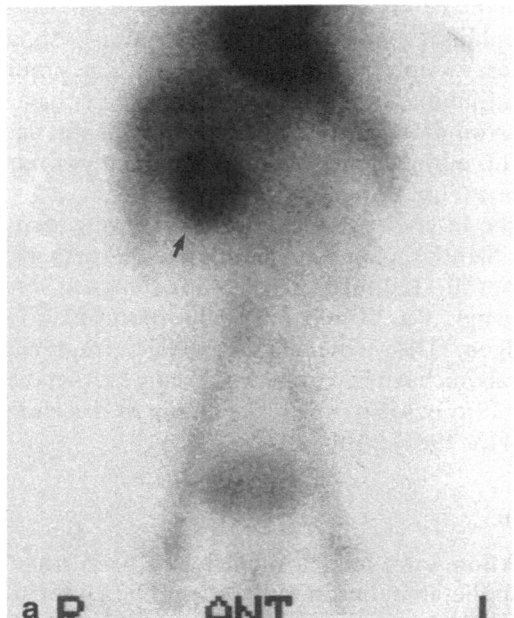

Abb. 2.20a, b. Hämangiom im linken Leberlappen. **a** Im planaren Bloodpoolszintigramm kommt 40 min p.i. eine 5 cm messende Mehranreicherung zur Darstellung *(Pfeil)*, welche sich mit Hilfe der 60 min p.i. durchgeführten SPECT **b** eindeutig in den linken Leberlappen lokalisieren läßt *(Pfeile)*

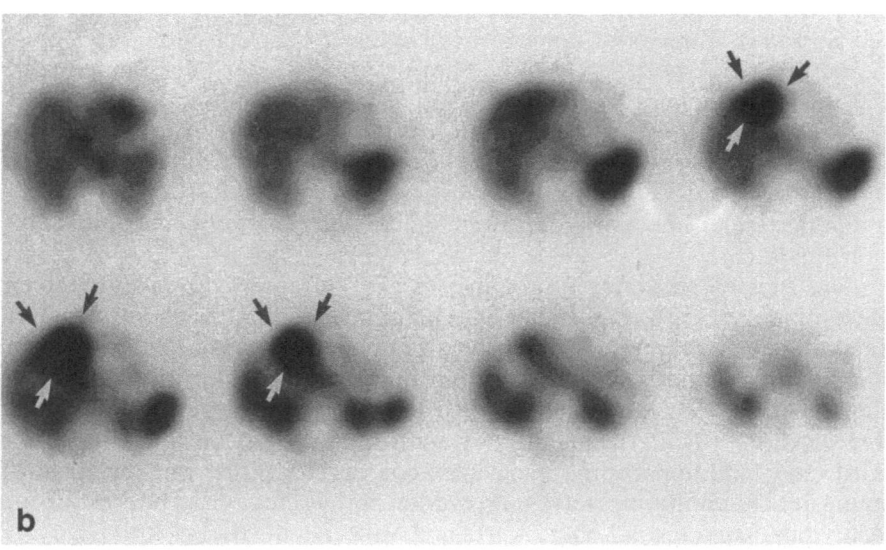

tate mit der Computertomographie. Dabei ermittelten sie für die Immun-szintigraphie eine mit 36% deutlich niedrigere Sensitivität als für die Compu-tertomographie mit 83%.

Literatur

Anger HO, Rosenthall DJ (1959) Scintillation camera and positron camera. In: Medical Radioisotope Scanning. International Atomic Energy Agency, Vienna, p 59

Barzen G, Thies P, Calder D, Richter W, Raakow R, Eichstädt H, Felix R (1990) Portalsy-stemic shunt fraction quantification using transrectal administration of Iodine-123 in patients with liver cirrhosis. Eur J Nucl Med 16/7:434

Barzen G, Langer M, Zwicker C, Richter W, Raakow W, Eichstädt H, Felix R (1991) Wer-tigkeit der Radioimmunszintigraphie (RIS) in der Diagnostik von Lebermetastasen im Vergleich zur CT. Zentralbl Radiol 143:177

Biersack HJ (1987) Leber. In: Büll U, Hör G (Hrsg) Klinische Nuklearmedizin. VCH Weinheim. S 155−164

Biersack HJ, Reichmann K, Reske SN, Knopp R, Windler C (1983) Improvement of scinti-graphic liver imaging by SPECT − a review of 797 cases. J Nucl Med 24:29

Blinder RA, Sullivan DC (1988) Correlation of radionuclide colloid imaging with other hepatic imaging modalities. In: Gottschalk A, Hoffer PB, Potchen EH (eds) Diagnostic nuclear medicine. Williams & Wilkins, Baltimore, pp 566−574

Brandhorst I, Hör G (1987) Blutungsquellen. In: Büll U, Hör G (Hrsg) Klinische Nuklear-medizin. VCH Weinheim, S 216−219

Budiger TF (1988) Single photon emission computed tomography. In: Gottschalk A, Hof-fer PB, Potchen EH (eds) Diagnostic nuclear medicine. Williams & Wilkins, Baltimore, pp 108−127

Chervu LR, Nunn AD, Loberg MD (1982) Radiopharmaceuticals for Hepatobiliary Ima-ging. Semin Nuc Med 12/1:4−17

Eckelmann WC (1988) Radiopharmaceuticals. In: Gottschalk A, Hoffer PB, Potchen EH (eds) Diagnostic nuclear medicine, vol 1. Williams & Wilkins, Baltimore, pp 150−163

Feine U, zum Winkel K (1980) Radiopharmakologie und Radiopharmazeutik. In: Feine U, zum Winkel K (Hrsg) Nuklearmedizin − Szintigraphische Diagnostik, 2. Aufl. Thieme, Stuttgart, S 85−111

Grabbe E, Bücheler E (1988) Diagnostik von Lebererkrankungen. In: Frommhold W (Hrsg) Schinz. Radiologische Diagnostik in Klinik und Praxis, Bd III. Gastrointestinal-rakt II, 7. Aufl. Thieme, Stuttgart, S 1−99

Hundeshagen H (1990) Nuklearmedizinische Diagnostik in der Gastroenterologie. In: Frommhold W, Dihlmann W, Stender HS, Thurn P (Hrsg) Schinz. Radiologische Dia-gnostik in Klinik und Praxis, Bd III. Gastrointestinaltrakt I, 7. Aufl. Thieme, Stuttgart, S 285−294

Jahns E, Lange D (1980) Physikalische Grundlagen und Technik. In: Feine U, zum Winkel K (Hrsg) Nuklearmedizin − Szintigraphische Diagnostik, 2. Aufl. Thieme, Stuttgart, S 1−70

Keske U, Langer M, Cordes M, Steffen R, Neuhaus P, Felix R (1990) Verlaufskontrolle der operierten Leber mit CT und hepatobiliärer Sequenzszintigraphie. Zentralbl Radiol 141:205

Kotzerke J, Schwarzrock R, Krischek O, Wiese H, Hundeshagen H (1989) Technetium-99m DISIDA hepatobiliary agent in diagnosis of hepatocellular carcinoma, adenoma and focal nodular hyperplasia. J Nucl Med 30/7:1278

Muehllehner G (1988) The Anger scintillation camera. In: Gottschalk A, Hoffer PB, Potchen EH (eds). Diagnostic nuclear medicine, vol 1. Williams & Wilkins, Baltimore, pp 71−81

Oppenheim BE, Wellmann HN, Hoffer PB (1988) Liver imaging. In: Gottschalk A, Hoffer
    PB, Potchen EH (eds). Diagnostic Nuclear Medicine, vol 2. Williams & Wilkins, Balti-
    more, pp 538–565
Tsui BMW, Gunther DL, Beck RN (1988) Physics of collimator design. In: Gottschalk A,
    Hoffer PB, Potchen EH (eds) Diagnostic nuclear medicine, vol 1. Williams & Wilkins,
    Baltimore, pp 42–54
zum Winkel K (1990) Nuklearmedizin, 2. Aufl. Springer, Berlin Heidelberg New York
    Tokyo
Yen CK, Pollycove M, Crass R, Lin TH, Baldwin R, Lamb J (1986) Portasystemic shunt
    fraction quantification with colonic iodine-123 iodoamphetamine. J Nucl Med
    27:1321–1326

2.10 Radioimmunszintigraphie

Das Prinzip der Darstellung von Lebermetastasen in der Radioimmunszintigraphie (RIS) beruht auf der spezifischen Anreicherung radioaktiv markier-
ter Antikörper, die sich mittels einer Antigen-Antikörperreaktion an ihr
Antigen – das von Lebermetastasen exprimierte tumorassoziierte Antigen –
binden. Über die Radioaktivität kann nachfolgend die Anreicherung szinti-
graphisch als „hot spot" nachgewiesen werden.

Vor allem folgende Faktoren beeinflussen die „spezifische" Antikörper-
anreicherung und die Detektierbarkeit von Lebermetastasen:

1. Expression des tumorassoziierten Antigens durch die Lebermetastasen:
Nicht alle kolorektalen Tumoren, die das karzinoembryonale Antigen
(CEA) am Primärtumor exprimieren, exprimieren dieses Antigen auch in
ihren Metastasen („Antigenswitching"). Falls das Antigen nicht exprimiert
wird, werden *falsch-negative* Befunde erhoben.

2. Metabolische Aktivität der Leber: Die markierten Antikörper zur RIS
werden in der Leber metabolisiert und kumuliert, so daß die Hintergrund-
aktivität in der Leber höher ist als im übrigen Abdomen. Im Verlauf der
Metabolisierung des Antikörpers wird das Markierungsnuklid frei und im
Falle einer Technetium-99m-Markierung biliär ausgeschieden, so daß sich
die Gallenblase variabel darstellt. Im Falle einer biliären Stauung ist mit
einer erhöhten Aktivität im gestauten Gallengangssystem zu rechnen, die zu
falsch-positiven Befunden führen kann.

Bei Verwendung von Indium-111, das in das retikuloendotheliale System
(RES) von Leber, Milz und Knochenmark aufgenommen wird, erfolgt eine
sehr hohe unspezifische Aktivitätsaufnahme der Leber, so daß eine spezifische Anreicherung meist nicht zu erkennen ist.

Durch die obengenannten Effekte ist es bedingt, daß sich Lebermetastasen sowohl als *Mehranreicherung* als auch als *Aktivitätsaussparung* darstellen
können, wobei Aktivitätsaussparungen durch alle bekanten fokalen Leberläsionen verursacht werden können, die mit einer verminderten Funktion
oder Zerstörung der Hepatozyten oder des RES einhergehen.

Für Hot-spot-Metastasen beträgt die Sensitivität 50–92%, die Spezifität
84–98%.

2.11 Tumormarker

Bei aller gebotenen Zurückhaltung in Hinsicht auf den Einsatz von Tumor-
markern beim Tumorscreening lassen sich maligne Neoplasien der Leber je
nach Ursprungsgewebe der transformierten Zellen mit Hilfe dreier Marker
recht gut voneinander differenzieren. Es sind dies:
1. das *AFP (Alphafetoprotein)* als Marker für das *primäre Leberzellkarzinom,*
2. das *CA 50* bzw. das *CA 19−9* als potente Marker für das *Cholangiokarzinom* und
3. das *CEA (karzinoembryonales Antigen)* für die *Metastasen des Kolonkarzinoms* mit jeweils hohen Spezifitäten für die genannten Malignome.
Mit weiteren eingesetzten Markern, wie dem β_2-Mikroglobulin, lassen sich
u.U. Lymphome im Bereich des Leberhilus von den obengenannten Tumoren differenzieren.

Mit Sicherheit eignen sich diese Marker hervorragend zur Beurteilung
von Therapiemaßnahmen und für die Nachsorge von Tumorpatienten,
sofern bei den entsprechenden Malignomen von der Norm abweichende
Werte beobachtet werden. So sind z.B. Rezidivtumoren u.U. schon bis zu
Monaten vor klinischen Manifestationen am Anstieg dieser Marker zu verifi-
zieren. Bei klinischem Verdacht auf einen Lebertumor sollten Tumormarker
primär eingesetzt werden.

3 Fehlbildungen

Außerhalb der großen Variationsbreite der normalen Anatomie mit zahlreichen Form- und Segmentationsvarianten der Leber sind Anomalien und Fehlbildungen insgesamt selten. Anomalien resultieren aus einer gestörten Entwicklung der Leber. Man unterscheidet 2 grundsätzliche Kategorien, die Unterentwicklung und die überschießende Entwicklung eines Leberanteils oder des gesamten Organs (Champetier et al. 1985). Zu den Leberfehlbildungen können auch noch die symmetrische Leber bei Asplenie- und Polyspleniesyndrom gezählt werden. Hier findet man besonders häufig assoziierte Fehlbildungen.

Während Leberanomalien früher nur intraoperativ oder erst bei Autopsien gefunden wurden, werden sie heute auch häufig mit Hilfe der modernen bildgebenden Diagnostik, zum Teil als Zufallsbefunde, erkannt. Zur Diagnostik stehen heute als Untersuchungsverfahren zur Verfügung: Sonographie, Computertomographie, Kernspintomographie, Röntgennativaufnahme, arterielle und portal-venöse Angiographie, hepatobiliäre Sequenzszintigraphie, statische Leber-Milz-Szintigraphie.

Unterentwicklung

Die Agenesie entspricht dem Fehlen eines Lappens, der manchmal durch spärliches fibröses Gewebe ersetzt ist. Bei der Aplasie ist einer der Lappen klein und weist eine abnormale Struktur auf (wenige hepatische Trabeculae, zahlreiche Gallenwege und vermehrt abnorme Blutgefäße). Hypoplastische Lappen sind deutlich verkleinert, weisen aber eine weitgehend normale Struktur auf.

Vor der Diagnosestellung einer angeborenen Fehlbildung muß eine sekundäre Atrophie nach Gefäß- oder Gallenwegserkrankungen ausgeschlossen werden.

Die Atrophie eines Lappens führt zumeist zur Hypertrophie des anderen Lappens (Champetier et al. 1985).

Unterentwicklung des linken Lappens kann bei normal großem rechten Lappen oder auch bei vergrößertem rechten Lappen beobachtet werden. Die Leber ist weitgehend vertikal orientiert und liegt weit rechts. Ein vermindertes Volumen des linken Lappens – gleich welcher Genese – kann zum Volvulus des Magens führen (Ahmed et al. 1988). Erklärung: Der dadurch freie subdiaphragmale Raum wird vom Magen in Besitz genommen, dieser nimmt

dadurch eine horizontale Lage ein, was zu einem ständigen oder intermittie-
renden Volvulus führen kann (Marchal u. Bertrand 1966). Auch die Position
von Colon ascendens und Gallenblase ist dabei häufig verändert.
Unterentwicklung des rechten Lappens muß nicht alle Segmente in gleicher Weise betreffen. Der rechte Lappen kann allerdings auch vollständig
fehlen. Der linke Lappen ist üblicherweise größer als normal, vereinzelt aber
auch kleiner und liegt zumeist in normaler Position. Der subdiaphragmal
freigelassene Raum wird zumeist vom Colon ascendens ausgefüllt. Die Gallenblase liegt charakteristisch rechts von der hepatischen Masse und in Richtung auf das Zwerchfell vertikal orientiert. Als assoziierte Fehlbildung kann
eine Anomalie der rechten Zwerchfellkuppel mit pulmonaler Malformation
und intestinaler Malrotation vorliegen, außerdem wird über ein gehäuftes
Auftreten von Gallenwegserkrankungen berichtet (Radin et al. 1987).
    Bei fehlender kompensatorischer Hypertrophie des linken Lappens kann
die Unterentwicklung des normalerweise größeren rechten Lappens über
eine Verminderung der portalen Strombahn zur portalen Hypertension führen. Während die meisten Patienten mit Unterentwicklung des rechten Lappens klinisch weitgehend unauffällig sind, fallen solche Patienten meistens
durch gastrointestinale Hämorrhagien auf.

Überschießende Entwicklung (akzessorische Lappen)

Akzessorische Lappen befinden sich in der Regel in infrahepatischer Position. Sie weisen eine normale Leberstruktur auf und enthalten ihre eigenen
Blutgefäße und Gallenwege, die mit der übrigen Leber verbunden sind,
manchmal aber nur rudimentär angelegt sind. Sie können gestielt sein oder
breitbasig vom übrigen Lebergewebe ausgehen. Am besten bekannt ist der
Riedel-Lappen, der häufigste akzessorische Leberlappen, eine zungenartige
Ausziehung des anterior-inferioren Segments rechts (5 nach Couinaud-Bis-
muth) (Riedel 1888). Der Riedel-Lappen wird meist bei Frauen mit schma-
lem Thorax gefunden (Reitemeier et al. 1958) und ist zumeist durch eine
querverlaufende Verschmälerung des Parenchyms von der übrigen Leber
getrennt.
    Hier noch einige weitere mögliche Lokalisationen: intrathorakal mit
(Trakhtenberg et al. 1979) oder ohne (Vercelli-Retta 1978) begleitende
Zwerchfellanomalien, aus der vorderen Bauchwand herausragend (Johnstone 1965), im Lig. gastrolienale (Gaber 1980), im Nabel (D'Agostino et al.
1989) sowie in einer Omphalozele (Charbonnel et al. 1988).
    Akzessorische Lappen werden in den meisten Fällen zunächst als tumo-
röse Massen fehlgedeutet, die Klärung erfolgt dann häufig durch eine Operation, obwohl moderne bildgebende Verfahren, insbesondere die Sonographie (Chaulieu et al. 1982), durch das Erkennen von homogenem Lebergewebe und regelmäßiger Gefäßstruktur in diesem Bereich die wahre Natur
des „raumfordernden Prozesses" aufzeigen können.
    Die bei gestielten Lappen auftretende Komplikation ist die akute oder
intermittierende Torsion. Die akute Torsion des Lappenstiels ist eine

schwere Komplikation und hat zumeist die Nekrose des Lappens zur Folge
(Vykouril 1989; Tomooka et al. 1988). Bei intermittierender Torsion können
abdominelle Beschwerden und fluktuierend pathologische Leberwerte die
einzigen Zeichen sein (Fogh et al. 1989).

In akzessorischen Lappen können Veränderungen wie in einer normalen
Leber auftreten, z.B.: Bronchial-Ca.-Metastase (Gaber 1980), Mamma-Ca.-
Metastase (Soo u. Adatepe 1990). Bei Leberzirrhose können akzessorische
Lappen, ähnlich dem Lobus caudatus, als Regeneratknoten bestehenbleiben
oder hypertrophieren.

Symmetrische Leber

Das Asplenie- und Polyspleniesyndrom tritt nur selten als isolierter Defekt
auf. Meist liegt eine Symmetriefehlbildung mit spiegelbildlicher Ausprägung
der viszeralen Organe und einer weitgehend symmetrischen Leber mit etwa
gleicher Größe von rechtem und linkem Lappen und horizontal verlaufen-
dem Unterrand vor (Ivemark 1955). An weiteren Fehlbildungen findet man
symmetrische Trachealbifurkation, Pulmonal- und Systemvenenanomalien,
Herzmißbildungen, Lage des Magens links- oder rechtsseitig, Rotationsfehl-
bildungen des Intestinums.

Das Asplenie-(Ivemark-)Syndrom zeigt eine rechtsseitige Isomerie der
viszeralen Organe mit beidseits je 3 Lungenlappen, beidseits morphologisch
rechtem Vorhof und Agenesie der Milz (Abb. 3.1). Beim Polyspleniesyn-

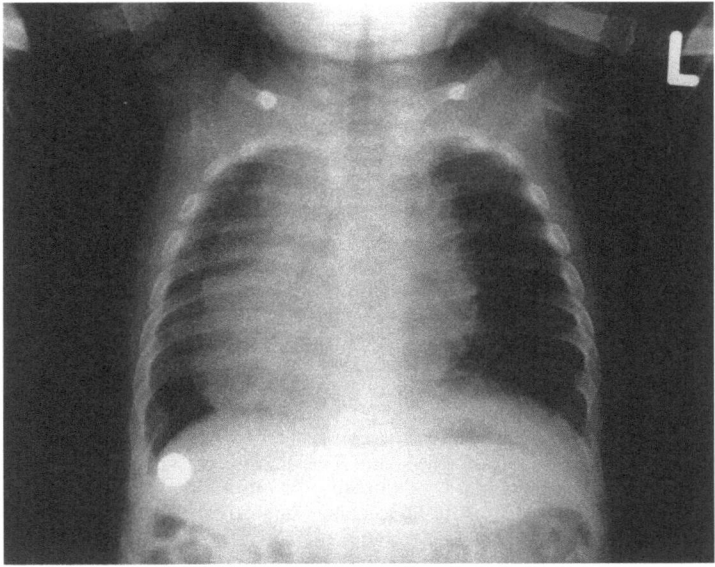

Abb. 3.1. Symmetrische Leber im Thoraxübersichtsbild (p.-a.) bei 4 Monate altem Jungen
mit Ivemark-(Asplenie-)Syndrom. Dextrokardie, symmetrische Bronchien, Rechtsiso-
merie

drom findet man eine linksseitige Isomerie der viszeralen Organe mit beidseits nur 2 Lungenlappen, beidseits morphologisch linker Aorta und doppelte oder vielfache Anlage der Milz (Nora 1990).

Literatur

Ahmed AF, Bediako AK, Rai D (1988) Agenesis of the left hepatic lobe with gastric volvulus. NY State J Med 88/6:327−328

Champetier J, Yver R, Létoublon C, Vigneau B (1985) A general review of anomalies of hepatic morphology and their clinical implications. Anat Clin 7:285−299

Charbonnel E, Van-Kote G, Godeffroy Y, Dreux-Boucard H, Menguy M, Leconte D (1988) Foie surnumeraire. Un cas de localisation particuliere dans l'omphalocele. (Supernumerary liver. A case with a particular location in an omphalocele.) Chir Pediatr 29/6:330−335

Chaulieu C, Claudon M, Regent D, Treheux A (1982) Le lobe de Riedel. Aspect echotomographique. (Riedel's lobe. Echotomographic aspects.) J Radiol 63/11:637−641

D'Agostino S, Musi L, Dante S, Belloli G (1989) Fegato sovrannumerario in sede ombelicale. Descrizione di un caso. (Supernumerary liver localized in the navel. Description of a case.) Pediatr Med Chir 11/4:451−453

Fogh J, Tromholt N, Jorgensen F (1989) Persistent impairment of liver function caused by a pendulated accessory liver lobe. Eur J Nucl Med 15/6:326−327

Gaber M (1980) Accessory liver containing metastatic tumour. Virchows Arch Pathol Anat 385/3:361−364

Ivemark BI (1955) Implications of agenesis of the spleen on the pathogenesis of cono-truncus anomalies in childhood; analysis of heart malformations in splenic agenesis syndrome with 14 new cases. Acta Paediatr 44 [Suppl 104]:1−110

Johnstone G (1965) Accessory lobe of liver presenting through a congenital deficiency of anterior abdominal wall. Arch Dis Child 40:541−544

Marchal G, Bertrand L (1966) Volvulus intermittent de l'estomac et absence de lobe gauche du foie. J Chir (Paris) 92:461−472

Nora JJ (1990) Asplenia syndrome. In: Buyse ML (ed) Birth defects encyclopedia. Blackwell, Cambridge/MA, pp 201−202

Radin DR, Colletti PM, Ralls PW, Boswell WD Jr, Halls JM (1987) Agenesis of the right lobe of the liver. Radiology 164/3:639−642

Reitemeier RJ, Butt HR, Baggenstoss AH (1958) Riedel's lobe of the liver. Gastroenterology 34:1090−1095

Riedel B (1888) Über den zungenförmigen Fortsatz des rechten Leberlappens und seine pathognostische Bedeutung für die Erkrankung der Gallenblase nebst Bemerkungen über Gallensteinoperationen. Berl Klin Wochenschr 29:577−581

Soo MS, Adatepe MH (1990) Metastatic lesions arising in a Riedel's lobe. Findings from a sulfur colloid liverspleen scan. Clin Nucl Med 15/11:814−815

Tomooka Y, Torisu M, Fujimura T, Sakaguchi N, Taira A (1988) Symptomatic accessory lobe of the liver associated with hyperthyroidism. J Pediatr Surg 23/11:1055−1056

Trakhtenberg AKh, Kuz'min IV, Malygin EN (1979) Vnutigrudnye dobavochnye doli pecheni [Intrathoracic accessory lobes of the liver]. Grudn Khir (USSR) 1:87−89

Vercelli-Retta J (1978) Fetal supradiaphragmatic accessory liver lobe. Report of a case and review of the literature. Virchows Arch Pathol Anat 378/3:259−263

Vykouril L (1989) Nezvykla pricina nahle prihody brisni − krvaceni do akcesorniho jaterniho laloku (An uncommon cause of acute abdomen − hemorrhage into an accessory hepatic lobe.) Rozhl Chir 68/4:253−257

4 Diffuse Leberparenchymerkrankungen

4.1 Fettleber (Steatosis hepatis)

4.1.1 Pathologie

Die Leberzellverfettung ist die häufigste diffuse Leberparenchymerkrankung. Der wichtigste ätiologische Faktor ist der Alkoholabusus, da Alkohol fast ausschließlich in der Leber abgebaut wird. Daneben sind andere toxische Einflüsse, wie z.B. Pilzgifte, Tetrachlorkohlenstoff und Zytostatika, sowie Stoffwechselerkrankungen und Virushepatitiden in der Genese zu berücksichtigen. Ferner können proteinarme Unter- oder Fehlernährung und hypoxische Schäden zu Leberverfettung führen. In der Regel ist das gesamte Organ von der Verfettung betroffen. In einigen Fällen kommt es zu regional unterschiedlichen Fettanreicherungen (Kawashima et al. 1986; Scott et al. 1980). Die Ursache dieser fokalen Mehr- oder Minderverfettungen ist unbekannt.

Bei Verfettung bzw. fettiger Degeneration des Leberparenchyms kommt es zu tropfenförmigen Triglyceridablagerungen im Zytoplasma der Hepatozyten.

4.1.2 Bildgebende Diagnostik

Diffuse Verfettung: Mit der Sonographie ist die Leberverfettung einfach und mit einer Treffsicherheit von ca. 90% zu diagnostizieren (Foster et al. 1980). Durch erhöhte Schallreflexion und -absorption kommt es zu einer diffusen Anhebung der Echogenität des Leberparenchyms gegenüber dem Parenchym der rechten Niere als Referenzgewebe (Abb. 4.1), häufig verbunden mit einer Schallabschwächung in den distalen, schallkopffernen Organanteilen (Börner et al. 1989). Die erhöhte Schallstreuung bedingt ein vergröbertes Echomuster.

Hepatomegalie mit Abrundung des kaudalen Randes und Vergrößerung des Lobus caudatus sind fakultative Befunde, die gemeinsam mit den oben genannten sonographischen Kriterien der Steatosis im Rahmen einer Leberparenchymschädigung auftreten können (Harbin et al. 1980). Keines dieser Merkmale ist spezifisch für eine Steatosis; so ist eine Zunahme der Parenchymechogenität auch bei anderen Erkrankungen, wie z.B. kleinknotiger

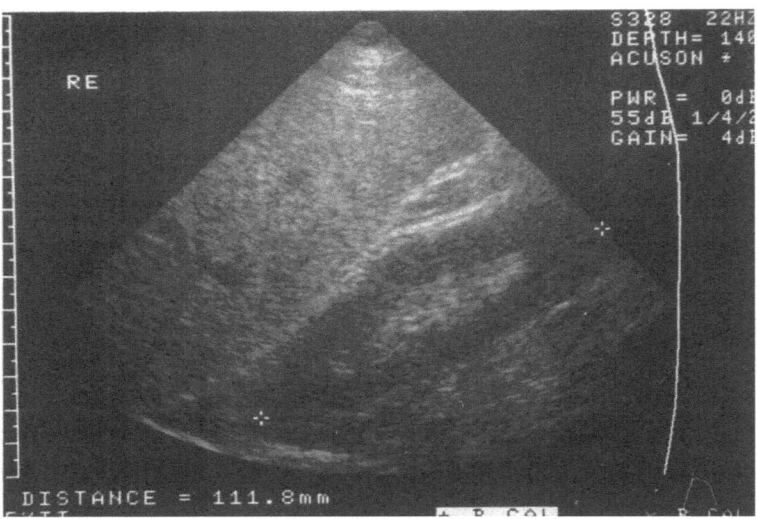

Abb. 4.1. Sonographischer Längsschnitt der Leber bei Steatosis hepatis. Diffuse Anhebung der Echogenität des Leberparenchyms gegenüber dem Nierenparenchym als Referenzgewebe

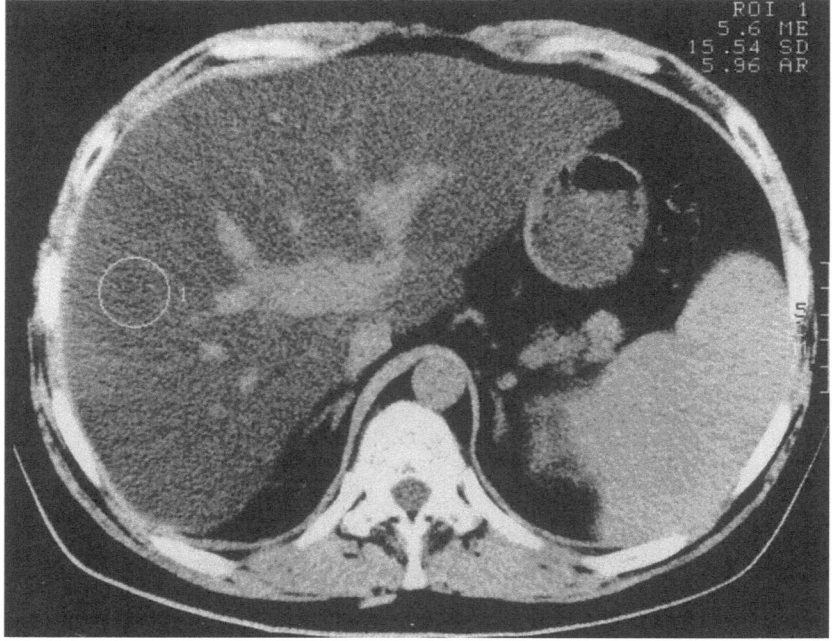

Abb. 4.2. Native Computertomographie bei Steatosis hepatis. „Nativkontrastierung" der Lebergefäße. Die Densitometrie in der *region of interest 1* ergab einen deutlich erniedrigten Dichtewert von 6 HE

Leberzirrhose oder hämatologischen Systemerkrankungen mit diffuser Leberinfiltration, zu beobachten (Börner et al. 1989).

Im Gegensatz zur Sonographie erlaubt die native Computertomographie eine Quantifizierung des Fettgehaltes der Leber. Nach Schmitt u. Hübener (1978) besteht ein linearer Zusammenhang zwischen Absorptionszahl, gemessen in Hounsfield-Einheiten, und relativem Fettgehalt: ein Anstieg des relativen Fettgehalts um 10% führt zu einer Dichtereduktion um rund 17 HE. Bei extremen Fettspeicherungen heben sich die Gefäßstrukturen durch ihre relative Hyperdensität ab („Nativkontrastierung der Gefäße", Abb. 4.2).

Die Kernspintomographie spielt wegen ihrer geringen Sensitivität in der Diagnostik der generalisierten Fettleber keine wesentliche Rolle (Vogl et al. 1990).

Fokale Verfettung/Minderverfettung: Differentialdiagnostische Schwierigkeiten können die oben genannten fokalen Mehr- und Minderverfettungen bereiten (Kawashima et al. 1986; Scott et al. 1980). Insbesondere fokale Minderverfettungen, die sonographisch als echoarme Areale bevorzugt im Leberhilusbereich zur Darstellung kommen, sind nicht sicher von neoplastischen Läsionen abzugrenzen (Abb. 4.3). Gegen eine Neoplasie spricht der

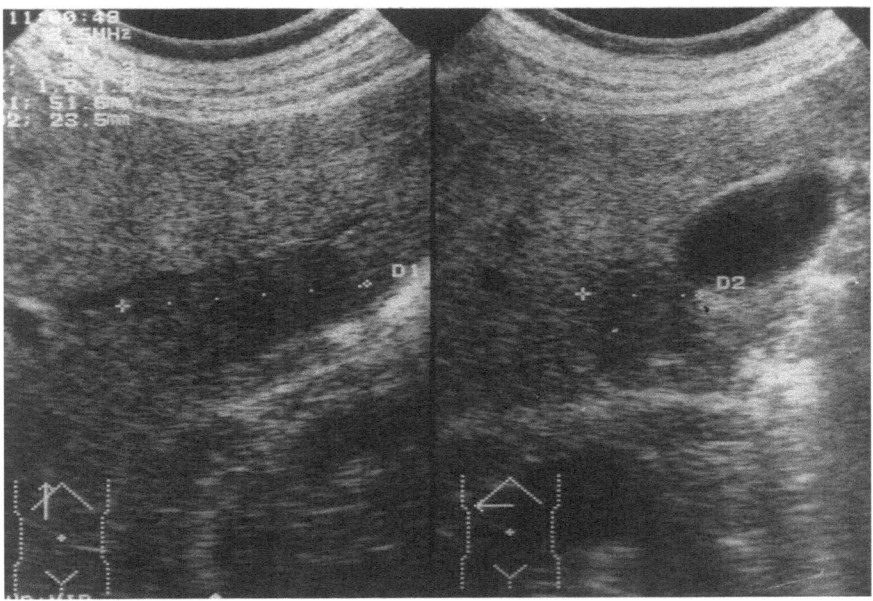

Abb. 4.3. Sonographischer Längs- *(links)* und Querschnitt *(rechts)* der Leber im Bereich der Gallenblase mit Darstellung einer fokalen Minderverfettung als unscharf konturierte, an die Gallenblase angrenzende, echoarme Läsion. Das übrige Leberparenchym ist inhomogen-echoreich infolge Steatosis

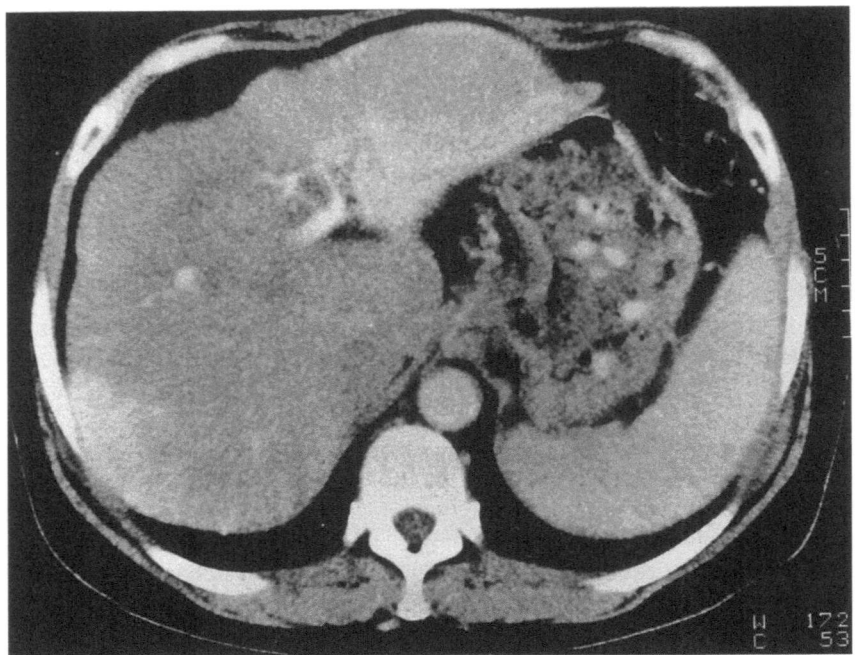

Abb. 4.4. Kontrastmittelunterstützte Computertomographie der Leber. Nachweis fokaler Verfettungen als hypodense, irregulär konfigurierte Zonen, insbesondere im rechten Leberlappen

fehlende raumfordernde Effekt: in Fällen fokaler Minderverfettungen ist bei subkapsulärer Lokalisation die Organkontur erhalten, es kommt zu keiner Verlagerung von Gefäßstrukturen. Die bevorzugt im Lobus caudatus und den zentralen Anteilen des linken Leberlappens gelegenen fokalen Mehrverfettungen sind sonographisch echoreich.

Fokale Minderverfettungen sind gegenüber dem übrigen Leberparenchym in der nativen CT hyperdens, fokale Mehrverfettungen hypodens. Wie aus Perfusionsstudien mit bolusförmiger i.v.-Kontrastmittelapplikation hervorgeht, zeigen fokale Verfettungen bzw. Minderverfettungen im Gegensatz zu hypervaskularisierten Tumoren, wie z.B. dem hepatozellulären Karzinom, kein stärkeres Enhancement als das umgebende Leberparenchym (Kurtz 1989; Abb. 4.4).

Die Kernspintomographie erlaubt nach Stark u. Bradley (1988) eine eindeutige Differenzierung fokaler Verfettungen und Neoplasien, da letztere im T1-betonten Bild hypointens (Fett: hyperintens) und im T2-betonten Bild hyperintens (Fett: isointens bzw. mäßig hyperintens) erscheinen.

Der Einsatz der ^{99m}Tc-Kolloidszintigraphie ist bei der Differenzierung fokaler Leberverfettungen von raumfordernden Prozessen, wie z.B. Tumoren oder Abszessen, hilfreich. Bei fokalen Verfettungen zeigt sich eine normale Kolloideinlagerung (Blinder u. Shullivan 1988), im Gegensatz zu Tumoren, die als Aktivitätsaussparungen infolge der Verdrängung oder Destruktion der Kupffer-Sternzellen diagnostiziert werden.

4.2 Hepatitis

4.2.1 Pathologie

Die entzündlichen Lebererkrankungen teilt man in akute und chronische Hepatitiden ein.

Die häufigsten Ursachen der akuten Hepatitis sind die Hepatitisviren A, B und Non A/Non B (NANB). Der Erreger der NANB wurde vor kurzem isoliert; es handelt sich um ein RNA-Virus, das auch als Hepatitis-C-Virus (HCV) bezeichnet wird (Choo et al. 1989; Hopf et al. 1990). Die übrigen möglichen ätiologischen Faktoren sind in Tabelle 4.1 aufgeführt.

In den meisten Fällen erfolgt eine vollständige Ausheilung. Eine seltene, besonders schwere Verlaufsform der akuten Hepatitis ist die fulminante, nekrotisierende Hepatitis (akute gelbe Leberdystrophie), die nicht selten innerhalb weniger Tage durch Leberausfallskoma zum Tode führen kann. Die Hepatitis A, auch als epidemische Hepatitis bekannt, wird in der Regel auf oralem Wege durch fäkale Verschmutzung übertragen. Die Prognose ist günstig.

Dagegen ist bei der Hepatitis B und C (NANB), die meist parenteral, z.B. durch Bluttranfusionen und verunreinigte Spritzen, übertragen werden, in ca. 10% der Fälle mit dem Übergang in eine chronische Verlaufsform zu rechnen (Hoofnagle et al. 1987).

Die akute Hepatitis ist histologisch gekennzeichnet durch eine Degeneration und Nekrose von Leberzellen sowie in den Lobuli und Portalfeldern lokalisierte Infiltrate.

Tabelle 4.1. Ursachen der akuten Hepatitis

Viren	Bakterien	Parasiten
Virushepatitis	Tuberkulose	Amöben
Infektiöse Mononukleose	Brucellose	Malaria
Gelbfieber	Lepra	Kala-Azar
Zytomegalie	Tularämie	Nematoden
Poliomyelitis	Salmonellen	Zestoden
Herpes simplex	Streptokokken	
	Gonokokken	
	Pneumokokken	
	E. coli	

Mechanismus unbekannt: M. Boeck, Lymphogranulomatose.
Toxisch: Alkohol, Halothan, Iproniazid, Muskelrelaxanzien etc.

Die chronische Hepatitis wird unabhängig von ihrer Ätiologie als eine „mindestens 6 Monate andauernde Leberentzündung ohne Rückbildungstendenz" definiert (Korb 1979). Potentiell ist sie ein Vorstadium der Leberzirrhose. In Bezug auf die Ätiologie sind außer den Hepatitisviren B und C toxische Faktoren bekannt, wie z.b. Alkohol, Halothan, vermehrte Kupferspeicherung bei M. Wilson etc. Ferner können Autoimmunprozesse bei der Entstehung einer chronischen Hepatitis eine Rolle spielen.

Histologisch zeigt die chronische Hepatitis lymphozytäre, z.T. plasmazelluläre Infiltrate und Vermehrung der Bindegewebsfasern in den verbreiterten portalen Feldern bei fehlendem oder nur geringgradig ausgeprägtem Zellschaden im Zentrum der Lobuli. Unter histopathologischen Gesichtspunkten wurde von der Europäischen Assoziation für Studien der Leber (EASL) bereits 1968 eine morphologisch geprägte, bis heute gültige Klassifikation der chronischen Hepatitis erarbeitet (De Groote 1968). Danach unterscheidet man:

a) die chronisch-persistierende Hepatitis (CPH),

b) die chronisch-aggressive Hepatitis (CAH).

Bei der CPH bleiben die entzündlichen Infiltrate auf die Portalfelder beschränkt. Hinsichtlich der Ausheilung besteht eine gute Prognose.

Bei der CAH greifen die entzündlichen Infiltrate auf die Läppchenperipherie über: es kommt zur periportalen Hepatitis mit Zerstörung der Läppchenarchitektur („Mottenfraßnekrosen"). Die CAH hat eine ungünstige Prognose; häufig erfolgt der Übergang in eine Zirrhose.

4.2.2 Bildgebende Diagnostik

Die Sonographie zeigt bei akuter Hepatitis eine diffus erniedrigte Echogenität des Leberparenchyms mit einer verbesserten Darstellung der Portalvenenäste (Vogl et al. 1991; Giorgio et al. 1986; Kurtz et al. 1980). Kurtz et al. (1980) erklärten dieses Reflexverhalten mit dem infolge der ödematösen Schwellung der Hepatozyten erhöhten Wassergehalt der Leber. Ein unauffälliges Sonogramm der Leber schließt jedoch eine akute Hepatitis nicht aus (Giorgio et al. 1986). Bei der oben genannten seltenen akuten Lebernekrose zeigt die Sonographie eine fleckig-inhomogene Echostruktur, verbunden mit indirekten Zeichen der portalen Hypertension, wie z.B. Splenomegalie und Aszites (Börner et al. 1989).

Bei chronischer Hepatitis lassen sich eine diffus erhöhte Parenchymechogenität, verbunden mit inhomogener Echostruktur, sowie in fortgeschrittenen Stadien Zeichen der Leberzirrhose nachweisen (Kurtz et al. 1980).

Die Computertomographie ergibt bei der akuten wie auch chronischen Hepatitis in der Regel einen Normalbefund (Vogl et al. 1991).

Die Kernspintomographie ist nach Vogl in Fällen chronischer Hepatitis hilfreich für die Wahl der Biopsiestelle, da sich betroffenes Lebergewebe durch Hyperintensität im T2-betonten Bild von nichtbetroffenem Parenchym abgrenzen läßt (Vogl et al. 1991).

Das ^{99m}Tc-Kolloidszintigramm ergibt bei der unkomplizierten akuten Hepatitis zumeist einen Normalbefund. In manchen Fällen, insbesondere bei der chronischen Hepatitis, zeigt sich ein reduziertes und inhomogenes Kolloiduptake mit vermehrter Einlagerung in die oft vergrößerte Milz und das Knochenmark (Rosenthall 1988).

Die hepatobiliäre Sequenzszintigraphie ist zur differentialdiagnostischen Abklärung des Ikterus geeignet. Bei cholestatischer Verlaufsform der akuten Hepatitis mit konsekutiver intrahepatischer Ausscheidungsstörung (parenchymatöser Ikterus) findet sich eine herabgesetzte hepatozelluläre Konzentration des Tracers mit verspätetem Maximum von ca. 20−50 min p.i. Eine Kontrastierung des Darms zeigt sich erst nach 2−3 h (zum Winkel 1990), im Gegensatz zum Verschlußikterus, der durch fehlenden Aktivitätsübertritt in den Darm charakterisiert ist.

4.3 Leberzirrhose

4.3.1 Pathologie

Die Leberzirrhose ist eine diffuse chronische Lebererkrankung, bei der Entzündungen und Gewebsnekrosen zu einem Parenchymuntergang mit konsekutivem Umbau der gesamten Leber führen. Dabei kommt es zu

a) einer fortschreitenden läppchenzerstörenden Fibrose,
b) einer Regeneratknotenbildung des Parenchyms und
c) Störungen der intrahepatischen Zirkulation.

Die Ätiologie ist vielfältig. Fünf Gruppen von Schädigungen können eine Leberzirrhose verursachen:

a) Alkoholabusus,
b) virale Hepatitiden,
c) biliäre Erkrankungen,
d) immunologische Prozesse und
e) toxische und stoffwechselbedingte Schäden.

Dabei ist der Alkoholabusus die häufigste Ursache, gefolgt von Virushepatitiden.

Bei der Genese der alkoholischen Leberzirrhose ist weniger die Leberzellverfettung von Bedeutung als vielmehr die durch toxische Schädigung der Hepatozyten verursachten Parenchymnekrosen. Diese treten im Rahmen von als „Alkoholhepatitis" bezeichneten schubweisen Leberentzündungen auf, die klinisch wie eine Virushepatitis verlaufen.

Die posthepatitische Zirrhose entwickelt sich meist aus einer chronisch-aggressiven Hepatitis infolge einer Hepatitis-B- oder -C-Infektion. Nur selten erfolgt ein unmittelbarer Übergang von einer akuten Hepatitis in eine Zirrhose.

Eine biliäre Zirrhose kann sich im Verlauf einer chronischen Cholangitis infolge eines lange bestehenden Abflußhindernisses im Bereich des Ductus

choledochus entwickeln. Eine Sonderform der biliären Zirrhose ist eine pri-
märbiliäre Zirrhose, die sich meist aus einer nichteitrigen chronisch-destru-
ierenden Cholangitis entwickelt. Als Ursache dieser Erkrankung, die vorwiegend jüngere Frauen betrifft, nimmt man immunologische Faktoren an.
Autoimmunprozesse werden auch für eine Reihe kryptogener Zirrhosen als
mögliche Ursache diskutiert, da ein Teil dieser Zirrhosen mit Hypergamma-
globulinämie und Antikörpern gegen Mitochondrien und Zellkerne einher-
geht.

Die Zahl der hepatotoxischen Substanzen, die zur Leberzirrhose führen
können, ist groß, so z.B. Tetrachlorkohlenstoff, Aflatoxine, Arsen etc. Seltene Sonderformen der toxisch bedingten Leberzirrhose sind die Hämosiderose bzw. Hämochromatose (s. 4.4) und der M. Wilson (hepatolentikuläre
Degeneration, s. 4.5).

Die Leberzirrhose ist histologisch gekennzeichnet durch Parenchymuntergang, die Bildung bindegewebiger Septen sowie − meist noduläre −
Parenchymregeneration (Popper 1977).

Bindegewebige Septen bilden sich im Bereich einer größeren nekrotischen Zone nach Kollaps dieses Gebiets durch ein Zusammenrücken vorhan-
dener Bindegewebsfasern oder durch aktives Eindringen von Fibroblasten
und Granulationsgewebe in das periportale Parenchym mit Neubildung von
Bindegewebsfasern (Popper 1977).

Diese gefäßführenden Septen haben Folgen für die intrahepatische Zir-
kulation, wenn sie Portalfelder und Zentralvenen miteinander verbinden.
Dadurch kommt es zu direkten Kurzschlußverbindungen, die das Blut unter
Umgehung des Parenchyms aus intrahepatischen Pfortaderästen direkt in die
Vv. hepaticae leiten. Da im Zuge des Parenchymuntergangs und der Regeneration der Gesamtquerschnitt intrahepatischer Gefäße reduziert wird,
kommt es im weiteren Verlauf der Leberzirrhose zur portalen Hypertension.
Letztere führt bei längerem Bestehen zu in Ultraschall und CT erfaßbaren
Sekundärveränderungen, wie Splenomegalie und Aszites. Bei Zirrhose mit
portaler Hypertension verschiebt sich die physiologische Relation portalvenöser zu arterieller Leberdurchblutung von 70:30% zugunsten der arteriellen Perfusion (Biersack 1980).

Häufig kommt es im Erkrankungsverlauf zu einer Schrumpfung des rechten Leberlappens und Hypertrophie des Lobus caudatus sowie − seltener −
des linken Leberlappens (Fischer et al. 1983; Harbin et al. 1980; Köster et al.
1983). Als Ursache der Lobus-caudatus-Vergrößerung wird angenommen,
daß die diesen Bereich versorgenden, nur kurzstreckig intrahepatisch verlaufenden arteriellen und portalvenösen Äste weniger stark in den fibrotischen
Umbauprozeß einbezogen werden als die Gefäße des rechten Leberlappens
(Harbin et al. 1980). Ferner ist die im Gegensatz zum übrigen Leberparenchym direkte venöse Drainage des Lobus caudatus in die V. cava inferior zu
berücksichtigen.

Bei der Regeneration des Parenchyms kommt es zur Verbreiterung der
Leberzellplatten von einer Zellage auf mehrere Zellagen oder Knoten. Diese
Knoten führen zu charakteristischen Unregelmäßigkeiten der Leberkontur

unterschiedlicher Ausprägung. Zwischen pathologisch-anatomischen Veränderungen und Genese der Leberzirrhose besteht keine signifikante Beziehung (Köster et al. 1983). Ältere Einteilungen nach der Größe der Regeneratknoten, wie grob- und feinknotige Zirrhose, haben sich als unzweckmäßig erwiesen, da einerseits ein und dieselbe Noxe zu verschiedenen Zirrhosetypen, andererseits jedoch verschiedene Ursachen zu gleichen pathologisch-anatomischen Veränderungen führen können (Köster et al. 1983; Baert et al. 1980; Popper, 1977).

4.3.2 Bildgebende Diagnostik

Sonographie

Die sonographischen Befunde bei Leberzirrhose sind nicht einheitlich (Schwerk u. Braun 1982) und abhängig von Schweregrad und Stadium der Erkrankung. Manche Zirrhoseformen zeigen nur geringe pathologische Veränderungen im Sonogramm, so daß in 5−10% aller Fälle mit falsch-negativen Befunden gerechnet werden muß (Lutz 1982).

B-Bild: Durch die verschiedenen Komponenten des zirrhotischen Umbaus, wie z.B. Fibrose, Regeneratknoten und vor allem Verfettung mit konsekutiver Erhöhung der Schallstreuung und -absorption kommt es häufig zu einer im intraindividuellen Vergleich mit dem Parenchym der rechten Niere vermehrten Echogenität des Lebergewebes bei vergröbertem Echomuster. Diese Befunde werden jedoch auch bei Leberparenchymschädigung erhoben, so daß bei Fehlen von Zeichen portaler Hypertension, wie z.B. Splenomegalie und Aszites (Glazer et al. 1980), eine Differentialdiagnose schwierig sein kann (Braun 1982).

Die Lebergröße bei Zirrhose variiert sehr stark: so kann die Leber insgesamt vergrößert, normal groß oder verkleinert sein. In einigen Fällen, insbesondere bei Leberzirrhose mit Hepatomegalie, zeigt sich eine bikonvexe Abrundung des Leberrandes (Eckenbrecht et al. 1981). Ebenfalls sonographisch einfach zu erfassen sind die obengenannte Vergrößerung des Lobus caudatus und linken Leberlappens sowie Schrumpfung des rechten Lappens bei Zirrhose (Goyal et al. 1990).

Bei fortgeschrittener Zirrhose kommt es zu einer fein- oder grobhöckerigen Transformation der Organkontur, die bei gleichzeitig bestehendem Aszites sonographisch besonders deutlich dargestellt werden kann (Abb. 4.5).

Bei Nachweis von Regeneratknoten und inhomogener Echostruktur im Sonogramm infolge zirrhotischen Umbaus ergeben sich differentialdiagnostische Schwierigkeiten in der Abgrenzung zu Metastasen oder einem multifokalen hepatozellulären Karzinom. Ferner können bei vergröbertem Echomuster kleine Tumoren der sonographischen Diagnose entgehen. In solchen Fällen ist zur weiteren Klärung die Computertomographie nativ und mit bolusförmiger Kontrastmittelgabe indiziert.

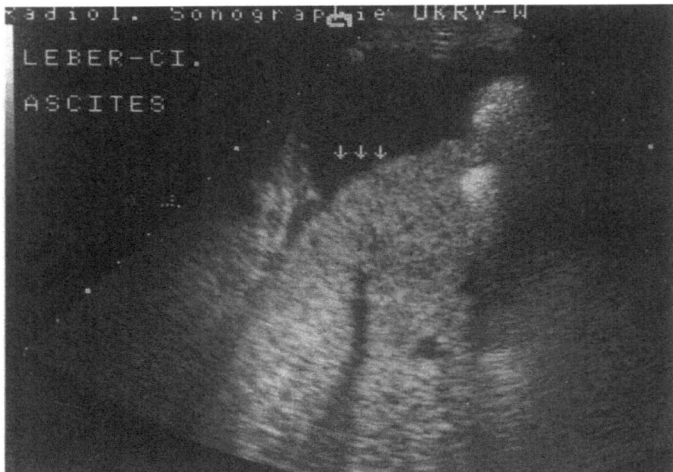

Abb. 4.5. Sonographischer Längsschnitt der Leber bei Zirrhose. Die Leber zeigt ein inhomogenes Parenchym sowie eine höckerige Oberfläche *(Pfeile)*. Perihepatisch Nachweis freier Flüssigkeit (Aszites)

Neben der B-Bild-Sonographie wird in zunehmendem Maße die *(Farb-)-Duplexsonographie* erfolgreich bei Leberzirrhose eingesetzt. Diese Methode erlaubt Aussagen über die Durchgängigkeit der zentralen A. hepatica und V. portae sowie der V. lienalis und der Lebervenen (Foley et al. 1983; Gaitini et al. 1990; Miller u. Berland 1985; Treisch et al. 1989, 1990). Durch Bestimmung der mittleren Flußgeschwindigkeit und Flußrichtung in V. portae und V. lienalis ergeben sich neben morphologischen Zeichen zusätzliche Parameter der portalen Hypertension bei Zirrhose, die im Abschn. 4.7 näher erläutert werden (Foley et al. 1983; Treisch et al. 1989, 1990). Ferner ist eine postoperative Verlaufskontrolle portosystemischer Shunts sowie nach Lebertransplantation möglich (Ackroyd et al. 1986; Barton et al. 1989; Johansen u. Paun 1990; Treisch et al. 1990).

Computertomographie

Mit der Computertomographie ist das ausgeprägte Bild der Leberzirrhose bereits nativ erkennbar. Wichtige Kriterien sind wie in der Sonographie die grob- oder feinknotige Organkontur (Abb. 4.6), der dysproportionierte Umbau mit Hypertrophie des Lobus caudatus und/oder des linken Leberlappens bei gleichzeitiger Schrumpfung des rechten Lappens sowie — bei portaler Hypertension — Splenomegalie, Aszites und venöse Kollateralen (Abb. 4.7) (Fischer et al. 1983; Harbin et al. 1980; Köster et al. 1983). Infolge von Regeneratknoten und fokaler Steatosis zeigt die native CT nach Köster et al. (1983) in 32,5% und in eigenen Untersuchungen (Rosenkranz et al. 1992) in 60% aller Zirrhosefälle ein inhomogenes Parenchymmuster mit multiplen hypodensen Arealen (s. Abb. 4.6a). Der von Kuhns et al. (1978) erstmals

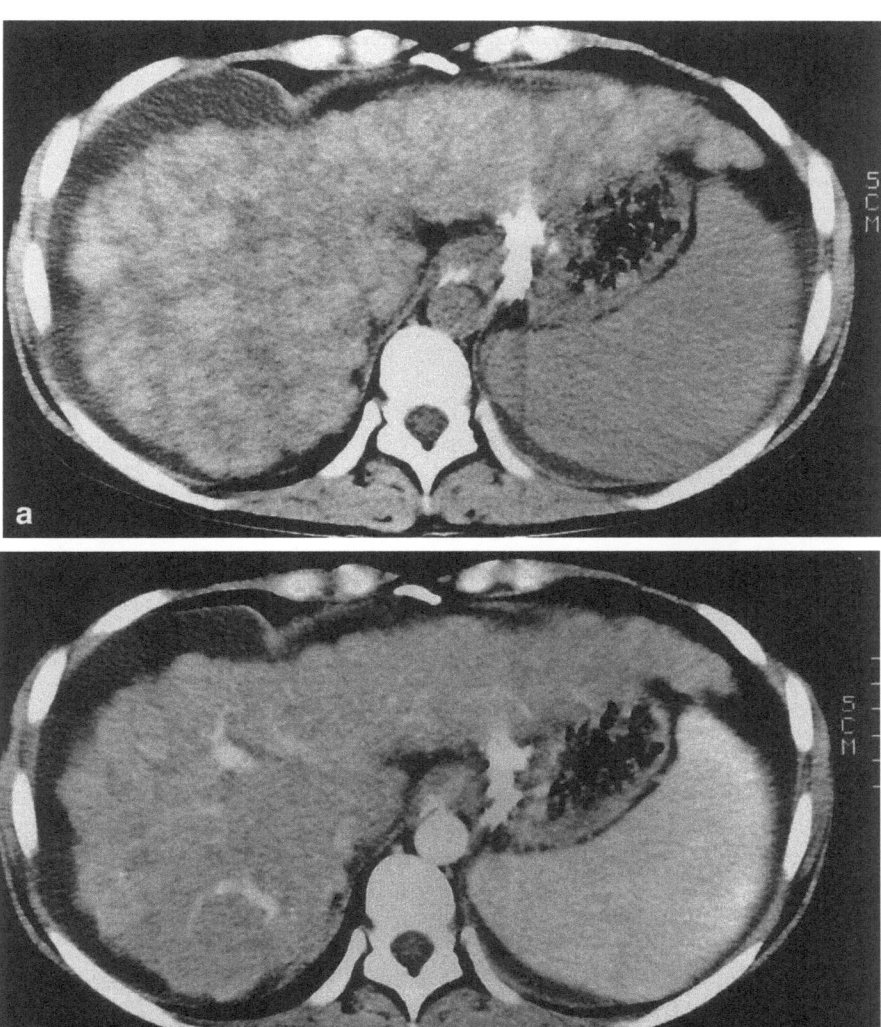

Abb. 4.6. a. Native und **b** kontrastmittelunterstützte Computertomographie bei Leberzirrhose. Grobknotige Organkontur, deutlich inhomogenes Parenchym **(a)** sowie inhomogenes
Perfusionsmuster **(b)**. Splenomegalie und Aszites. Zustand nach Sklerosierung von Ösophagusvarizen

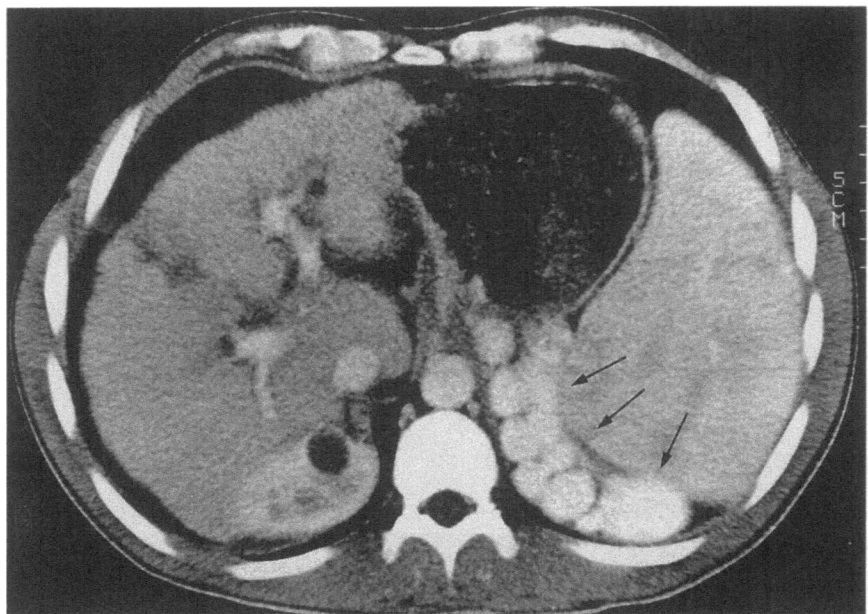

Abb. 4.7. Kontrastmittelunterstützte Computertomographie bei Leberzirrhose nach bolusförmiger Kontrastmittelapplikation. Grobknotige Organkontur sowie deutlich inhomogenes Parenchym. Splenomegalie. Nachweis splenorenaler Kollateralen *(Pfeile)*

beschriebenen ungenügenden Abgrenzbarkeit intrahepatischer Pfortaderäste kommt untergeordnete diagnostische Bedeutung zu; in eigenen Untersuchungen konnte dieses Zeichen nur in 31% aller Zirrhosefälle in nachgewiesen werden.

Die computertomographische Diagnose der Leberzirrhose im Frühsta-
dium kann schwierig sein. Während einige diffuse Leberparenchymerkran-
kungen, wie z.B. Fettleber und Hämosiderose, charakteristische Dichteänderungen in der CT aufweisen, ist eine Diagnose der Leberzirrhose mit
Hilfe der Parenchymdichte nicht möglich, diese liegt in der Regel im Normbereich (Baert et al. 1980; Fischer et al. 1983; Köster et al. 1983; Mulhern
et al. 1979; Partanen 1984; Rosenkranz et al. 1992).

Der Stellenwert der dynamischen CT mit bolusförmigen intravenöser
KM-Gabe bei Leberzirrhose liegt zum einen im Nachweis bzw. Ausschluß
eines hepatozellulären Karzinoms (Grabbe u. Heller 1982; Kurtz 1989;
Zwicker et al. 1990). Zum anderen können arterielle und portalvenöse Per-
fusionsstörungen des Leberparenchyms nachgewiesen werden (Zwicker
et al. 1990). So findet sich als Korrelat von Störungen der intrahepatischen
Zirkulation bei Zirrhose eine inhomogene Leberparenchymperfusion
(s. Abb. 4.6b) nach eigenen Ergebnissen in 77% aller Zirrhosefälle in der
dynamischen CT ohne Tischvorschub (Rosenkranz et al. 1992). Ferner
erlaubt die dynamische CT Aussagen über die Durchgängigkeit von zentraler

A. hepatica und V. portae sowie der Lebervenen (Rosenkranz et al. 1992; Zwicker et al. 1990). Die computertomographische Bestimmung der Fluß- richtung ist im Gegensatz zur Duplexsonographie methodisch bedingt nicht möglich.

In der KM-unterstützten CT mit Tischvorschub können bei Leberzirrhose mit portaler Hypertension venöse Kollateralen sowie deren Ausdehnung erfaßt werden (Abb. 4.7; s. auch Abschn. 4.7). Die Auswirkungen hämody- namischer Veränderungen bei Leberzirrhose auf die KM-Kinetik in der CT sowie der diagnostische Aussagewert von Zeit-Dichte-Differenzkurven über definierten „regions of interrest" nach bolusförmiger KM-Gabe wurden in einigen Studien untersucht (Köster et al. 1984; Kurtz 1985; Kurtz et al. 1986; Rosenkranz et al. 1992; Partanen 1984). Danach zeigen Zirrhosepatienten mit portaler Hypertension in der dynamischen CT ohne Tischvorschub einen im Vergleich zu Normalkollektiven im Mittel verminderten und verspäteten Dichteanstieg über Leberparenchym und V. portae bei portaler Hyperten- sion. Eine Früherkennung des zirrhotischen Umbaus ist mit dieser Methode jedoch *nicht möglich*, da Patienten mit Zirrhose diskreter Ausprägung und bei fehlenden Zeichen der portalen Hypertension normale Zeit-Dichte-Dif- ferenzkurven aufweisen können. Eine Separation des Blutanteils aus der A. hepatica und der V. portae während der initialen Phase des KM-Enhance- ments anhand der Zeit-Dichte-Differenzkurven und somit der Nachweis einer Erhöhung der arteriellen gegenüber der portalvenösen Leberdurchblu- tung bei Zirrhose ist derzeit trotz kurzer Scanintervalle nicht möglich.

Differenzen in der KM-Kinetik über hypertrophiertem Lobus caudatus bzw. linkem Leberlappen und geschrumpftem rechten Leberlappen bei Zirr- hose zeigen sich nicht (Grabbe u. Heller 1982; Rosenkranz et al. 1992).

Kernspintomographie

Die Kernspintomographie bei Leberzirrhose bietet keine zusätzlichen Infor- mationen zur CT und Sonographie. Die oben genannten morphologischen Veränderungen, wie z.B. Lobus-caudatus-Hypertrophie und höckerige Leberkontur, können nachgewiesen werden (Stark et al. 1986; Vogl et al. 1991). Ferner zeigt sich als Korrelat des zirrhotischen Umbaus im Kernspin- tomogramm eine inhomogene KM-Aufnahme (Vogl et al. 1991; Elizondo et al. 1990).

Isotopendiagnostik

In der ^{99m}Tc-Kolloidszintigraphie findet sich bei Leberzirrhose ein inhomo- genes Speichermuster mit Verschiebung des Aktivitätsmaximums in den zumeist relativ vergrößerten linken Leberlappen (zum Winkel 1990; Whang et al. 1965). Die Kolloidszintigraphie ist hervorragend geeignet, die Größen- relation des rechten und linken Leberlappens und der Milz darzustellen. Aszites zeigt sich als Aktivitätsaussparung zwischen Leber und Rippen (Rosenthall 1988). Ferner wird eine verminderte Aktivitätsaufnahme in der Leber mit vermehrter Kolloidspeicherung in der häufig vergrößerten Milz und im Knochenmark beobachtet. Dabei besteht zwischen dem Ausmaß der Milz- und Knochenmarkaufnahme einerseits und dem Schweregrad der Leberfunktionsstörung andererseits eine Korrelation (Christie et al. 1967; Whang et al. 1965; Prakash et al. 1977; Wasnich et al. 1979). Der Befund ist nicht spezifisch für Leberzirrhose; ähnliche Beobachtungen können auch bei Hepatitis, Anämie und unter Chemotherapie gemacht werden (Rosenthall 1988).

Differentialdiagnostische Probleme können sich bei der Abgrenzung von Regeneratknoten gegenüber dem hepatozellulären Karzinom ergeben (Rosenthall 1988). In der Kolloidszintigraphie zeigen sich Regeneratknoten ebenso wie das hepatozelluläre Karzinom als Aktivitätsaussparungen („Pseudotumoren", Biersack 1987; Rosenthall 1988).

In der hepatobiliären Sequenzszintigraphie findet sich bei der primär biliären Zirrhose eine bis zu 10fach verlängerte Halbwertszeit der Leberausscheidung (zum Winkel 1990), geringere Veränderungen finden sich bei allen anderen Zirrhoseformen.

4.4 Hämosiderose, Hämochromatose

4.4.1 Pathologie

Bei der Hämochromatose liegt eine pathologische Ablagerung von eiweißhaltigen Eisenverbindungen in Herzmuskel sowie parenchymatösen Organen, wie z.B. Leber, Milz, Pankreas, vor. Pathogenetisch werden die Eisenspeicherkrankheiten in 2 Formen eingeteilt. Die primäre idiopathische Hämochromatose ist eine autosomal-rezessiv vererbte Stoffwechselerkrankung. Den sekundären Hämochromatosen (Hämosiderosen) liegt eine vermehrte Eisenspeicherung infolge eines Eisenüberangebots ohne funktionelle Störung vor. Im Gegensatz zur primären Hämochromatose sind die Hämosiderosen reversibel. Die gespeicherten Eisenmengen erreichen hier selten das Ausmaß der idiopathischen Form. Sekundäre Hämochromatosen können nach multiplen Bluttransfusionen, bei sideroachrestischen Anämien sowie als Folge eisenreicher Nahrung entstehen.

Histologisch finden sich bei beiden Formen Hämosiderinablagerungen in Hepatozyten, Sternzellen, Gallengangsepithelien und im retikuloendothelialen System. Im Spätstadium kann sich eine Leberzirrhose entwickeln.

4.4.2 Bildgebende Diagnostik

Die Sonographie der Leber zeigt keine pathologischen Veränderungen der Echogenität und Echostruktur bei Hämochromatosen (Vogl et al. 1991).

Die native Computertomographie zeigt bei der Hämochromatose (Hämosiderose) eine generalisierte Dichteanhebung des Leberparenchyms infolge der massiven Eisenablagerungen (Baert et al. 1980). Die Gefäße

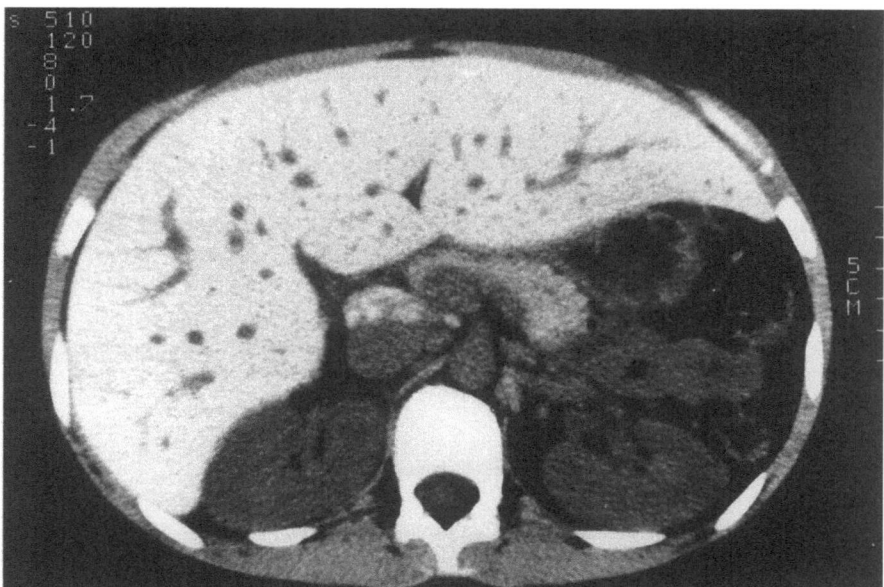

Abb. 4.8. Native Computertomographie eines 19jährigen Patienten nach multiplen Transfusionen bei Thalassämie und konsekutiver Hämosiderose. Die Leber zeigt eine deutlich erhöhte Dichte

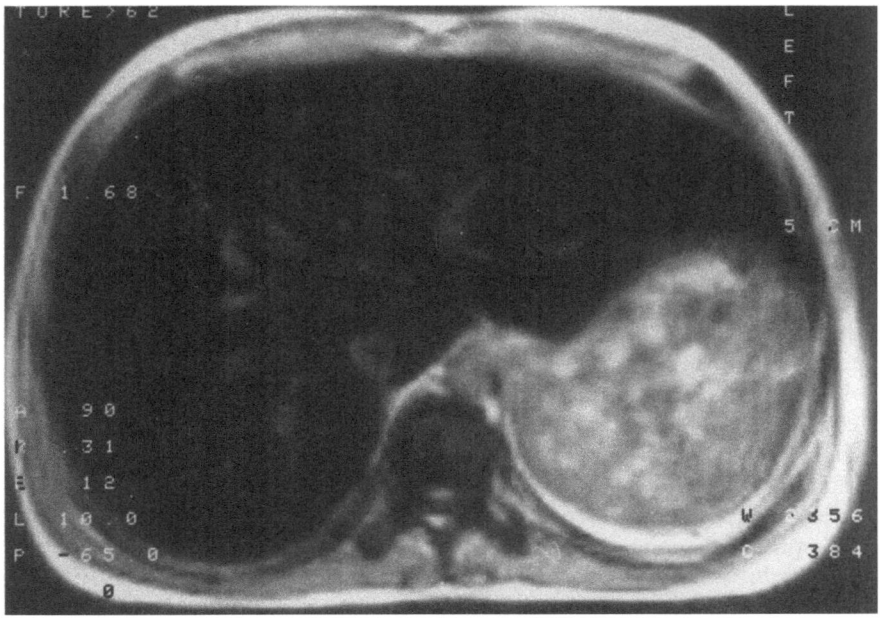

Abb. 4.9. Kernspintomographie (Patient von Abb. 4.8). T2-betontes Bild mit Reduktion der Signalintensität des Leberparenchyms

heben sich dabei hypodens ab (Abb. 4.8). Die Kontrastmittelanwendung
bringt keine zusätzlichen diagnostischen Vorteile. Bei einer generalisierten
Erhöhung der Leberparenchymdichte ist der M. Wilson differentialdiagnostisch abzugrenzen (Vogel et al. 1988). Bei lange bestehender Eisenablage-
rung finden sich Zeichen der Leberzirrhose und portaler Hypertension.

Die Kernspintomographie bei Hämochromatose ist charakterisiert durch
eine Reduktion der Signalintensität in T1- und in T2-betonten Spinnecho-
sequenzen sowie in der T1-betonten Gradientenechosequenz (Murphy u.
Bernadino 1986; Stark u. Bradley 1988; Vogel et al. 1991) (Abb. 4.9).
Dadurch ist eine Abgrenzung von anderen Zirrhoseformen möglich. Eine
lineare Beziehung zwischen Signalintensität und Eisenspeicherung konnte
bisher nicht nachgewiesen werden, so daß eine Quantifizierung des Eisenge-
halts nur eingeschränkt möglich ist.

4.5 Glykogenosen, Amyloidosen, M. Wilson

4.5.1 Pathologie

Unter *Glykogenosen* (Glykogenspeicherkrankheiten) faßt man eine Gruppe
von Krankheitsbildern zusammen, bei denen es zur intrazellulären Ablagerung von atypisch strukturiertem oder einer vermehrten Menge von normalem Glykogen kommt. Speicherorte sind in Abhängigkeit vom Glykogenose-
typ Leber, Niere, Herz- oder Skelettmuskulatur sowie das ZNS (Löhr 1965).
Die Ursache besteht in autosomal rezessiv vererbten Enzymdefekten mit
konsekutiven Störungen des Glykogenabbaus. Der häufigste Glykogenose-
typ ist die hepatorenale Glykogenose Typ I (von Gierke 1929) mit Speicherung von normalem Glykogen vorwiegend in Leber- und Nierenparenchym.

Amyloidosen sind Speicherkrankheiten mit extrazellulärer Ablagerung
von fibrillären Proteinen an einer begrenzten Stelle, z.B. einem Organ, oder
generalisiert in mehreren Organen. Der genaue Bildungsmechanismus ist
bislang unklar. Eine Assoziation mit chronisch-entzündlichen Erkrankungen
sowie mit lange anhaltender Antigenstimulation ist gegeben (sekundäre
Amyloidosen). Die Amyloidosen ohne nachweisbare Begleiterkrankungen
werden als primäre Amyloidosen bezeichnet. Die in beiden Fällen resultie-
renden inerten Proteinfibrillen führen in Abhängigkeit vom Ausmaß ihrer
Ablagerung zur Schädigung der betroffenen Organe infolge Druckatrophie.
Die bei Amyloidosen am häufigsten befallenen, in der Regel vergrößerten
Organe sind Leber, Milz, Nieren, Lymphknoten und Herz sowie das Gefäßsystem.

Die Ursache des *M. Wilson* ist eine autosomal-rezessiv vererbte Störung
des Kupferstoffwechsels mit konsekutiver Kupferakkumulation in Leber,
Niere, Gehirn, Augen und anderen Geweben (Bearn u. Kunkel 1955). Die
Leberbeteiligung kann sich in Abhängigkeit vom Erkrankungsstadium als
Parenchymschädigung oder chronische Hepatitis bis hin zur Zirrhose mani-
festieren (Sternlieb 1984).

4.5.2 Bildgebende Diagnostik

In der Sonographie finden sich bei den 3 obengenannten Erkrankungen bzw. Erkrankungsgruppen unspezifische Zeichen einer Leberparenchymschädigung in Form einer diffusen Echogenitätserhöhung, meist in Verbindung mit einer Hepatomegalie (Shawker et al. 1981; Vogel et al. 1988). Patienten mit Amyloidosen zeigen in der Regel zusätzlich eine Vergrößerung anderer Organe, wie Nieren und Milz.

Bei M. Wilson können in Abhängigkeit vom Erkrankungsstadium Zeichen der Leberzirrhose nachgewiesen werden (Vogel et al. 1988).

Die Computertomographie ergibt keine pathologischen Dichteänderungen bei Glykogenosen und Amyloidosen. Bei M. Wilson kommt es zu einer Erhöhung der Leberparenchymdichte in der nativen CT (Hübener 1985). Hier ist die Hämochromatose (Hämosiderose) differentialdiagnostisch abzugrenzen. In der Kernspintomographie bei M. Wilson kann das Leberparenchym in T1-betonten Spinecho- und Gradientenechosequenzen eine unregelmäßige Binnenstruktur aufweisen (Vogl et al. 1991). Vogl et al. fanden zudem bei 3 von 4 Patienten mit M. Wilson eine Erhöhung der Signalintensität im T2-gewichtigen Bild, verbunden mit rundlichen Arealen niedriger Signalintensität. Bei Glykogenosen und Amyloidosen ergibt die Kernspintomographie keine diagnostisch verwertbaren Befunde.

4.6 Portale Hypertension

4.6.1 Pathologie

Die portale Hypertension ist Folge eines erhöhten Widerstands im Bereich des afferenten, portalvenösen und/oder des efferenten, venösen Stromgebiets der Leber. Eine pathologische Erhöhung des venösen Mitteldrucks im Pfortadersystem liegt bei Drücken von über 12 mmHg vor. Man unterscheidet zwischen einem Volumenhochdruck und einem Widerstandshochdruck.

Die wichtigste Ursache des Volumenhochdrucks stellen Kurzschlußverbindungen zwischen arteriellem und portalvenösem System dar. Diese arterioportalen Fisteln können durch Traumen, Tumoren, vor allem Karzinome, rupturierte Aneurysmen sowie iatrogen nach Leberbiopsie und operativen Interventionen auftreten.

Der Widerstandshochdruck wird differenziert in einen prä-, intra- und posthepatischen Block. Die wichtigsten Ursachen gibt Tabelle 4.2 wieder.

Die Behinderung des Pfortaderblutstroms führt zur Ausbildung eines portokavalen Umgehungskreislaufs. Klinisch bedeutsam wegen der Gefahr einer Blutung ist der obere portokavale Kollatoralkreislauf mit der Entstehung von Ösophagusvarizen infolge des vermehrten Abflusses portalen Bluts von den Vv. gastricae in die Vv. oesophageae und von dort über Vv. azygos

Tabelle 4.2. Ursachen der portalen Hypertension

Prähepatisch
Verschluß der V. portae (thrombotisch, posttraumatisch, postoperativ oder tumorös
  bedingt)
Verschluß der V. lienalis (z.B. nach Pankreatitis)
Kongenitale Fehlbildungen

Intrahepatisch
Leberzirrhose
M. Hodgkin
Osteomyelosklerose
Primäre portale Hypertension
Budd-Chiari (Typ III)

Posthepatisch
Rechtsherzinsuffizienz
Pericarditis constrictiva
Budd-Chiari (Typ I/II)
Verschluß der V. cava inferior oberhalb der Lebervenen

und hemiazygos in die V. cava superior. Ferner können Venen der vorderen
Bauchwand infolge einer Rekanalisation der V. umbilicalis (Caput medusae)
sowie mesenteriale, rektale und retroperitoneale Venen (Vv. azygos und
hemiazygos) mit einbezogen werden. Letztere drei Umgehungskreisläufe
werden als untere portokavale Kollateralkreisläufe bezeichnet. Zusätzlich
können spontane portokavale Anastomosen entstehen.

4.6.2 Bildgebende Diagnostik

Die bildgebende Diagnostik stützt sich vor allem auf den direkten und indirekten Nachweis der Kollateralgefäße und die Diagnostik der Genese der
portalen Hypertension.

Konventionelle Verfahren

Zur konventionellen Diagnostik der Ösophagus- und Magenfundusvarizen
steht die Doppelkontrastdarstellung zur Verfügung, in der die Varizen als
längliche, geschlängelte Kontrastmittelaussparungen im Bereich der Speise-
röhren- bzw. Magenwand erfaßt werden können (Abb. 4.10).

Sonographie

Die sonographischen Kriterien der portalen Hypertension sind im B-Bild:
− Splenomegalie (Abb. 4.11),
− Aszites,
− Nachweis portosystemischer Kollateralen (Johansen u. Paun 1990; Itai
  et al. 1990; Miller u. Berland 1985) (s. Abb. 4.11),
− Erweiterung des Durchmessers der V. portae über 13 mm (Johansen u.
  Paun 1990; Miller u. Berland 1985) und

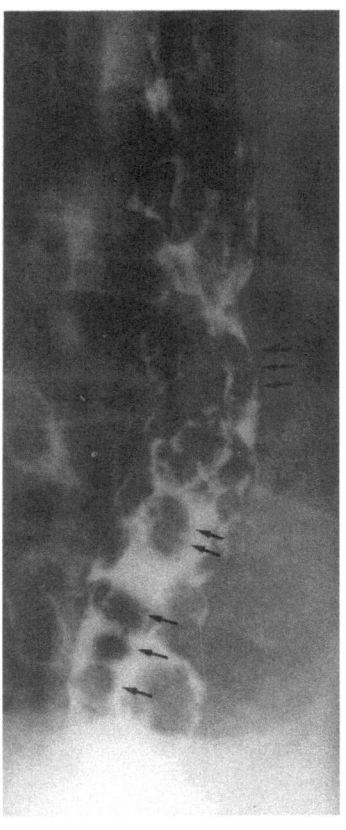

Abb. 4.10. Röntgendarstellung des Ösophagus mit oralem Kontrastmittel in Doppelkontrasttechnik bei Ösophagusvarizen. Diese stellen sich als perlschnurartige, scharf begrenzte Kontrastmittelaussparungen dar *(Pfeile)*

Abb. 4.11. Sonographischer Querschnitt der vergrößerten Milz bei Leberzirrhose mit portaler Hypertension. Nachweis portalvenöser Kollateralen als erweiterte, geschlängelte Gefäße im Hilusbereich
▼

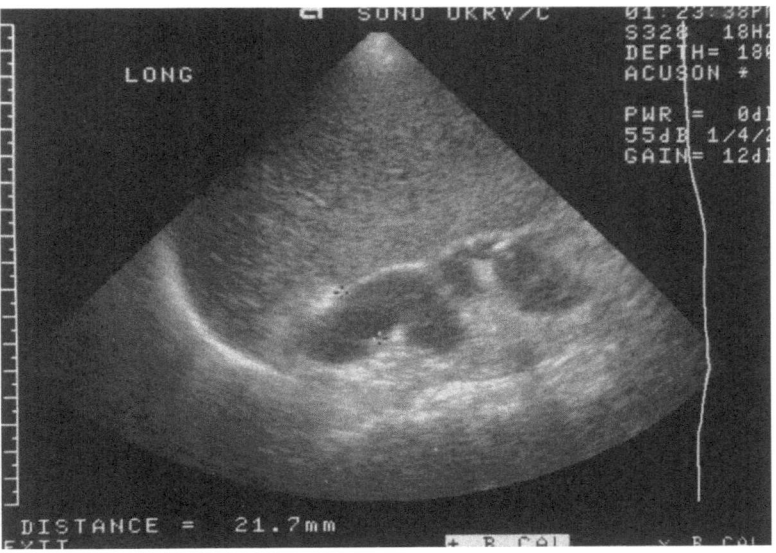

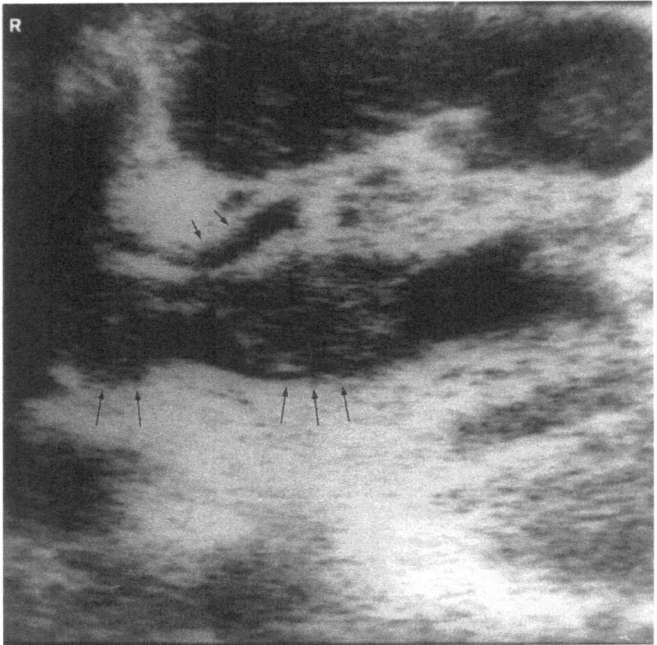

Abb. 4.12. Sonographischer Längsschnitt der V. portae. Nachweis eines echoreichen Thrombus in diesem Gefäß *(lange Pfeile)*. Ventral der V. portae Darstellung der A. hepatica *(kurze Pfeile)*

– Aufhebung der respiratorischen Kaliberschwankungen der V. mesenterica superior und V. lienalis (Johansen u. Paun 1990).

Bei portaler Hypertension infolge einer Pfortaderthrombose kann man in einigen Fällen den Thrombus als echoreiche Struktur im Pfortaderlumen direkt nachweisen (Gaitini et al. 1990; Miller u. Berland 1985, Abb. 4.12).

Jedoch schließt ein unauffälliges B-Bild der V. portae eine Thrombose nicht aus, da Thromben auch in Abhängigkeit vom Alter echoarm bis echofrei sein können.

Die Duplexsonographie der V. portae bei portaler Hypertension zeigt eine Erniedrigung der zeitgemittelten Flußgeschwindigkeit unter 14 cm/s (Treisch, 1989) oder in V. portae sowie V. lienalis einen Pendel- oder hepatofugalen (retrograden) Fluß (Abb. 4.13). In Fällen einer Pfortaderthrombose läßt sich kein Signal aus der V. portae ableiten. Die A. hepatica und die Lebervenen zeigen keine duplexsonographisch erfaßbaren pathologischen Veränderungen der Strömungsprofile bei portaler Hypertension.

Durch die Farbduplexsonographie ist der Nachweis portalsystemischer Kollateralen und der Pfortaderthrombose mit konsekutiver kavernöser Transformation gegenüber der einfachen Duplexsonographie erheblich vereinfacht (Merritt 1987; Gaitini et al. 1990).

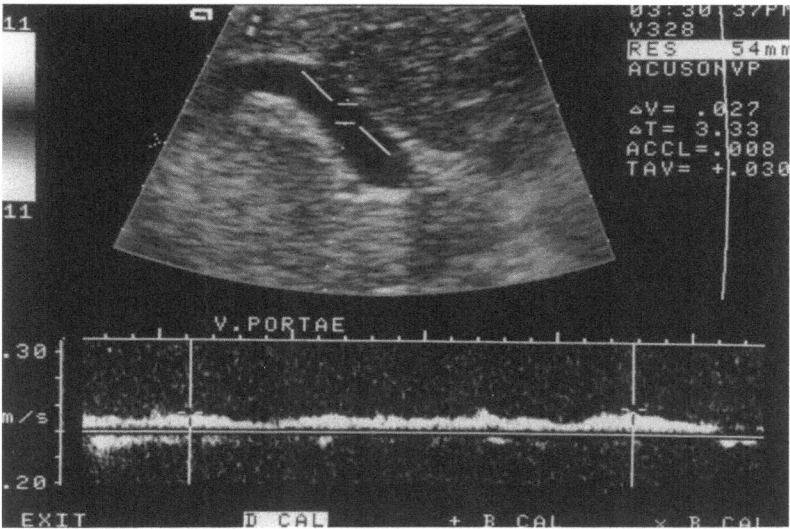

Abb. 4.13. Duplexsonographie der V. portae und Strömungsprofil orthograder Strömungs-
richtung bei einem 46jährigen Patienten mit Leberzirrhose. Die deutlich erniedrigte zeitgemittelte Flußgeschwindigkeit (TAV, time average velocity, hier 3 cm/s) ist als Zeichen
portaler Hypertension zu werten

Computertomographie

Die Computertomographie zeigt bereits nativ Zeichen der portalen Hypertension, wie Splenomegalie und Aszites (Harbin 1979; Köster 1983; Rosenkranz 1991) (Abb. 4.14–4.16). Als Folge des Blutstaus kommt es zu einer im
Vergleich zu Gesunden im Mittel reduzierten Nativdichte des Milzparenchyms (Kurtz 1985, Kurtz et al. 1986: 52,1 HE).

Mit der dynamischen CT lassen sich portalsystemische Kollateralen als
erweiterte, z.T. geschlängelte Gefäße sicher nachweisen, z.B. als rekanalisierte V. umbilicalis (Abb. 4.17).

Die Portalvenenthrombose ist durch einen fehlenden Dichteanstieg über
der V. portae nach KM-Gabe charakterisiert. Bei kavernöser Transformation zeigt sich eine Kontrastierung perlschnurartiger Gefäßstrukturen im
Leberhilus neben der thrombosierten V. portae.

Kernspintomographie

Mit Hilfe der Kernspintomographie sind Aussagen über Lokalisation und
Ausdehnung portalsystemischer Kollateralen möglich (Itai et al. 1990; Stark
et al. 1986). Ein Vorteil der Kernspintomographie gegenüber der Computertomographie ist die multiplanare Darstellung mit koronarer Schnittführung
zur Abbildung des gesamten Verlaufs der V. mesenterica superior sowie
inferior und der V. portae.

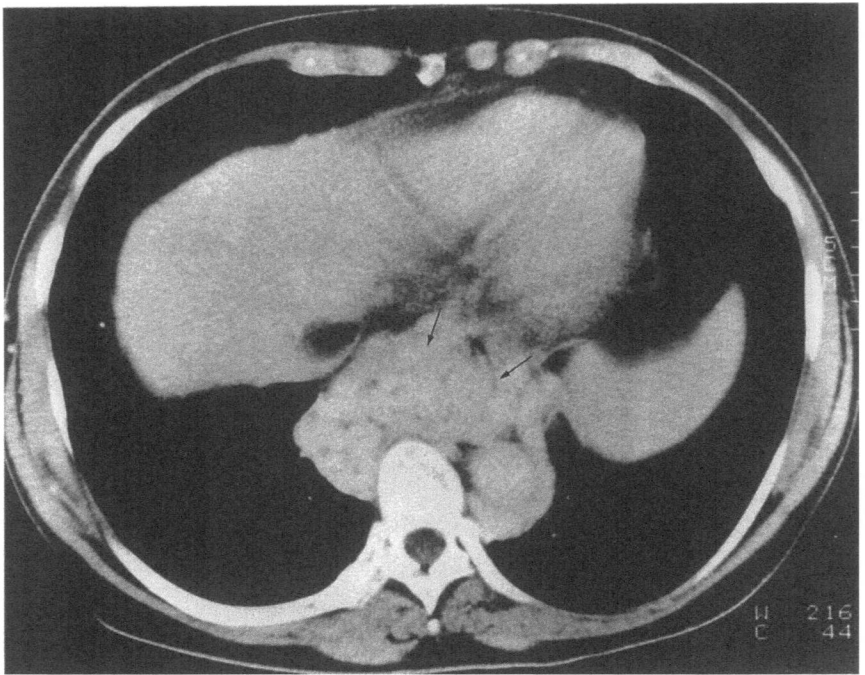

Abb. 4.14. Kontrastmittelunterstützte Computertomographie mit Darstellung von Ösophagusvarizen als Zeichen portaler Hypertension. Diese stellen sich als stark geschlängelte, mit Kontrastmittel gefüllte Gefäße dar *(Pfeile)*

Neben der zweidimensionalen Darstellung des Pfortaderstromgebiets wird in zunehmendem Maße die Magnetresonanzangiographie (MRA) zur abdominellen Gefäßdarstellung angewandt. Verschiedene MRA-Techniken wurden bisher eingesetzt, eine abschließende Beurteilung der Wertigkeit ist jedoch zur Zeit noch nicht möglich.

Die von Stark et al. (1986) beschriebene erhöhte Signalintensität des Milzparenchyms bei portaler Hypertension in T2-gewichteten Aufnahmen sowie die Verlängerung der T1- und T2-Relaxationszeiten sind als Folge des erhöhten Wassergehalts durch den Blutstau zu werten.

Angiographische Verfahren

Die indirekte Splenoportographie oder Mesenterikoportographie mit KM-Injektion in das jeweilige arterielle Gefäßsystem und sekundärer Darstellung des venösen Gefäßschenkels nach KM-Passage durch die Milz bzw. das Mesenterium ist das Verfahren der Wahl zur übersichtlichen Darstellung des gesamten Kollateralkreislaufs. In der Angiographie, die in der Regel in DSA-Technik durchgeführt wird, gelingt der direkte Nachweis der Flußrichtung im splenoportalen und mesenterikoportalen Gefäßsystem. Die Lokalisation einer Thrombose ist sicher nachzuweisen. Zur Darstellung der intra-

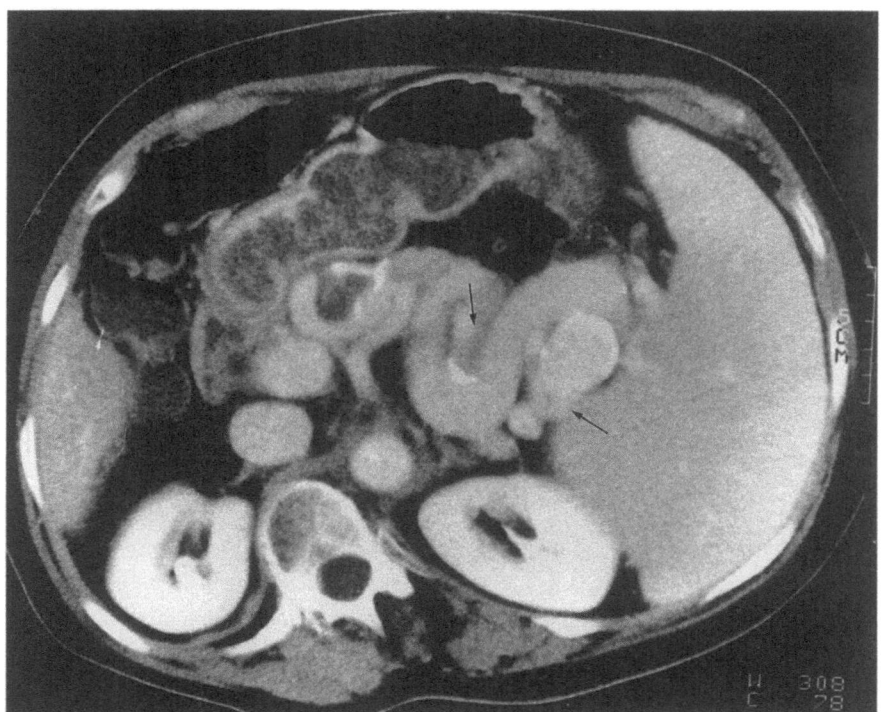

Abb. 4.15. Kontrastmittelunterstützte Computertomographie bei Leberzirrhose. Spleno-megalie mit Darstellung portalvenöser Kollateralen im Milzhilus als Zeichen portaler Hypertension *(Pfeile)*

hepatischen Pfortaderäste ist ebenfalls die Splenoportographie und die Mes-enterikoportographie geeignet.

Eine Untersuchung der Lebervenen erfolgt über eine Okklusionsphlebo-graphie, ausgehend von einer retrograden Sondierung der Lebervenen über die V. cava inferior oder superior.

Die früher häufig eingesetzte direkte Splenoportographie mit Injektion des KM in die Milz wird heute nicht mehr durchgeführt.

4.6.3 Operative Therapie

Die operative Therapie bei portaler Hypertension zielt einzig und allein auf die Behandlung bzw. Rezidivprophylaxe der lebensbedrohlichen Ösopha-gusvarizenblutung (Neuhaus u. Blumhardt 1991). Durch die Ösophagusvari-zensklerosierung ist die Frequenz der dazu notwendigen portosystemischen Shuntoperationen deutlich zurückgegangen. Vermehrt werden aber heute wieder Shuntoperationen deshalb durchgeführt, weil nach Aussklerosierung der Ösophagusvarizen schwer behandelbare Magenfundusvarizen auftreten und weil die Komplikationen einer aggressiven Sklerosierungsbehandlung

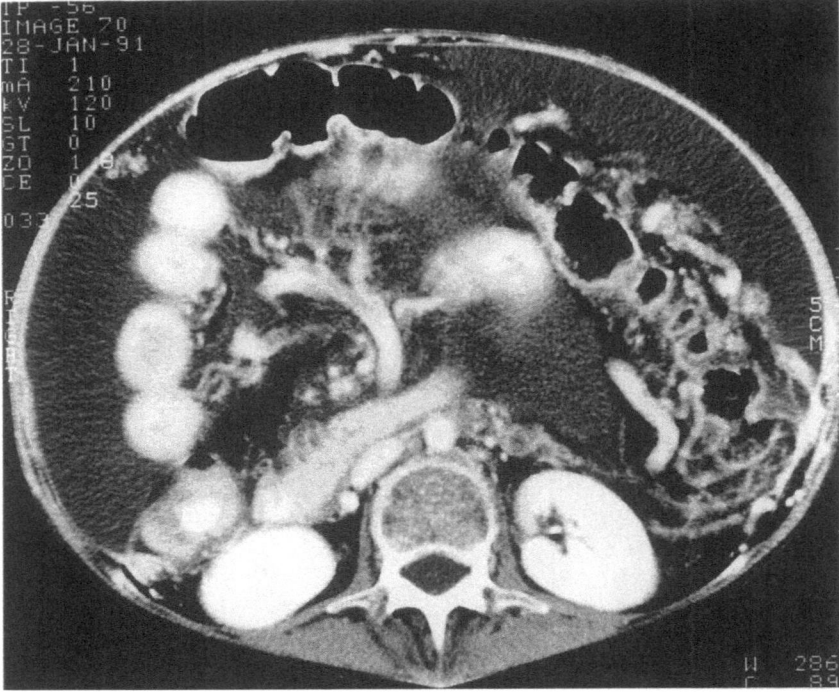

Abb. 4.16. Native Computertomographie bei Leberzirrhose mit portaler Hypertension. Massiver Aszites im gesamten Abdomen

(z.B. Schluckstörung, Stenose des unteren Ösophagus) dies in manchen Fällen angeraten erscheinen lassen.

Die Indikation zur portokavalen Shuntoperation wird nicht prophylaktisch bei Patienten gestellt, die noch nie geblutet haben, sondern nur nach bedrohlicher Ösophagusvarizenblutung, möglichst als sog. Intervallshunt nach Behandlung des Patienten mittels Sklerosierung oder Tamponade in Kombination mit medikamentösen Maßnahmen. Eine Notfall-Shuntoperation zur akuten Drucksenkung wird wegen der ungünstigen Erfahrungen nur noch in Ausnahmefällen vorgenommen.

Für die elektive Shuntoperation werden möglichst nur Patienten des Child-Stadiums A und B ausgewählt, da bei Patienten im Child-Stadium C mit einer hohen Letalität zu rechnen ist. Wesentliche Kriterien für die Auswahl von Patienten zur Shuntoperation sind das Lebervolumen (sonographisch oder computertomographisch ermittelt über 1000 ml) und der Leberblutfluß (ICG-Test).

Als Shuntoperationen werden die portokavale End-zu-Seit- oder Seit-zu-Seit-Anastomose, der mesenterikocavale Shunt, üblicherweise mit einem Venen- oder Kunststoffinterponat, und der splenorenale Shunt nach Warren, der zumindest für einen gewissen Zeitraum eine Selektivität der Druck-

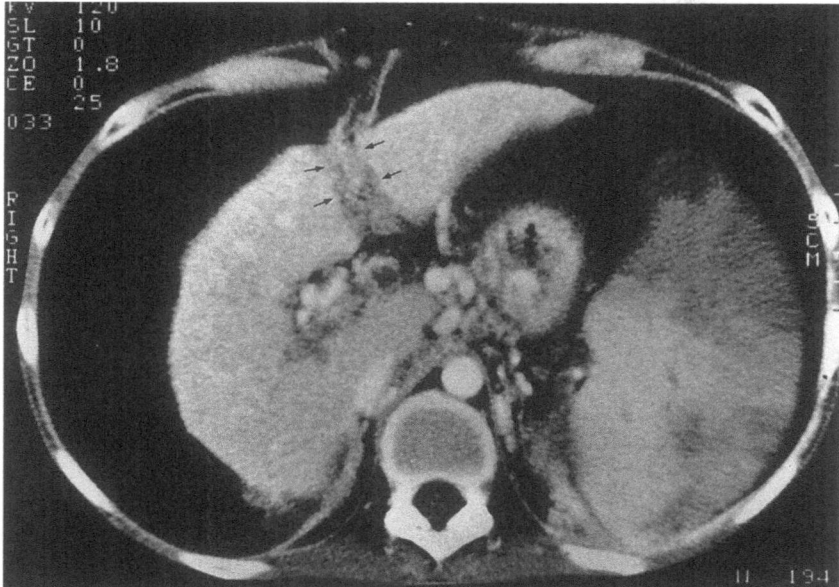

Abb. 4.17. Kontrastmittelunterstützte Computertomographie bei Leberzirrhose. Deutlich inhomogene Leberparenchymstruktur. Rekanalisierte V. umbilicalis als portalvenöse Kollaterale *(Pfeile)*. Splenomegalie mit Infarzierungen, die als hypodense Areale im Milzparenchym zur Darstellung kommen

senkung im ösophagogastralen Anteil des Pfortaderkreislaufs erlaubt, verwendet. Zahlreiche weitere Anastomosierungen (Hochschlagen der V. cava an die V. mesenterica superior, Anastomose der V. coronaria ventriculi, Arterialisierung des Pfortaderstumpfs nach End-zu-Seit-Anastomose usw.) wurden erprobt, sind aber heute weitgehend bedeutungslos.

Das Überlebensergebnis nach portosystemischen Shuntoperationen ist nicht so sehr durch die Shuntform, sondern vielmehr durch den Verlauf der Grunderkrankung bestimmt. Nur die Entwicklung einer hepatischen Enzephalopathie wird nach Warren-Shunt seltener beobachtet als nach portokavalen oder mesenterikokavalen Shuntverfahren. Deshalb wird in Elektivsituationen dieser Shuntform heute möglichst Priorität eingeräumt.

Unter ungünstigen Voraussetzungen (Child-Stadium C, Endstadium der Zirrhose) sind die Ergebnisse aller Shuntoperationen extrem schlecht. Hier wird zunächst zu klären sein, ob der Patient für eine Lebertransplantation in Frage kommt. Andernfalls kann durch sog. Devaskularisierungsoperationen (Sugiura und Futagawa 1984) eine Blutungsprophylaxe erzielt werden, ohne daß die Pfortaderdurchblutung der Leber wesentlich beeinträchtigt wird. Bei der Sugiura-Operation wird die Milz entfernt und eine extensive paraösophageale und paragastrale Devaskularisation durchgeführt, die gleichzeitig auch den Effekt einer Vagotomie hat. Der Ösophagus wird mit einem zirkulären Klammernahtapparat durchtrennt und gleichzeitig neu anastomosiert, so daß alle intramuralen Gefäße unterbrochen werden, zusätzlich wird eine Pyloroplastik angelegt. Die Erfahrungen mit diesem Vorgehen sind in Japan exzellent, im europäischen und nordamerikanischen Bereich allerdings weniger gut. Bei der Analyse der Ergebnisse wird man immer berücksichtigen müssen, um welche Grunderkrankung und welches Stadium bzw. welchen Progreß der Grunderkrankung es sich bei dem operierten Patienten handelt.

4.7 Budd-Chiari-Syndrom, vaskuläre Erkrankungen

4.7.1 Pathologie, Typen

Das Budd-Chiari-Syndrom (venous occlusive disease (VOD) wird in 3 verschiedene Typen eingeteilt (Mitchell et al. 1982; Simson 1986; Murphy et al. 1986):

Typ 1: Verschluß der V. cava inferior in Höhe oder oberhalb der Lebervenen mit oder ohne sekundärer Okklusion der einzelnen Lebervenenäste.

Typ 2: Verschluß der großen hepatischen Vene (rechter oder linker Leberlappen, z.T. beidseitig) mit oder ohne Obliteration der V. cava inferior.

Typ 3: Venenverschlußerkrankung (venous occlusive disease, VOD) mit progressivem, thrombotischem Verschluß der kleinen sublobulären oder zentrilobulären Lebervenen. Das VOD wird oft vom eigentlichen Budd-Chiari-Syndrom Typ 1 und 2 als eigene Entität differenziert.

Die häufigsten Ursachen einer Thrombose der großen Lebervenen sind eine Hyperkoagulabilität des Bluts, z.B. auf dem Boden einer Polycythaemia vera, einer Thrombozythämie, Störungen der Blutgerinnungsfaktoren Antithrombin 3, Protein S oder C sowie Medikamente, hier insbesondere Kontrazeptiva (Tisnado et al. 1983; Mitchell et al. 1982; Valla et al. 1985).

4.7.2 Bildgebende Diagnostik

Die Ultraschalluntersuchung des Budd-Chiari-Syndroms zeigt im B-Bild irreguläre Begrenzungen der Lebervenen, segmentale Stenosen und Dilatationen sowie eine vermehrte Echogenität der Venenwand.

Intraluminale Thromben mit einer Blutstase können in der Duplexsonographie bzw. Farbduplexsonographie anhand des fehlenden Dopplerflußsignals nachgewiesen werden.

Sekundäre Veränderungen bei längerbestehendem Budd-Chiari-Syndrom sind fibrotische Narbenbildungen, segmentale Schrumpfungen und fokal vermehrt echogene Areale. Zusätzlich ist eine Hypertrophie des Lobus caudatus festzustellen, da dieser über eine eigene Vene das Blut in die

V. cava drainiert und somit vom Budd-Chiari-Syndrom in der Regel nicht betroffen ist (Mitchell et al. 1982; Simson 1986; Hosoki et al. 1989; Grant et al. 1989; Menu et al. 1985).

Die Computertomographie, als dynamische CT mit Tischvorschub mit intravenöser Kontrastmittelbolusapplikation durchgeführt, zeigt zum einen ein irreguläres, fleckiges, perihiläres Kontrastmittelenhancement mit gleichzeitiger reduzierter Kontrastierung der peripheren Leberareale. Im Bereich der verschlossenen zentralen Lebervenen können hypodense Strukturen mit randförmiger Hyperdensität als Ausdruck der vermehrten Durchblutung der Vasa vasorum gesehen werden. Dieses relativ charakteristische Perfusionsmuster der Leber in der dynamischen Computertomographie beim Budd-Chiari-Syndrom ist durch Veränderungen der arteriellen und portalvenösen Hämodynamik erklärbar (Abb. 4.18). Die primär hypodensen Areale im Nativ-CT mit sekundärem geringem Kontrastmittelenhancement sind durch eine Umkehr des portalvenösen Flusses über arterioportale Anastomosen aufgrund der erhöhten postsinusoidalen Druckverhältnisse bei allen 3 Formen des Budd-Chiari-Syndroms erklärbar (Van Beers 1988, Mathieu 1987, 1990).

Die Magnetresonanztomographie kann in allen 3 Untersuchungsebenen einen segmentalen Verschluß der V. cava inferior nachweisen. In der MRT ist eine Reduktion des Kalibers der großen hepatischen Venen beim Budd-Chiari-Syndrom zu erkennen. Die morphologischen Veränderungen der Leber beim Budd-Chiari-Syndrom sind im MRT durch eine sehr inhomogene Signalintensität charakterisiert. Im Bereich des nicht betroffenen Lobus caudatus wurde von Stark et al. (1986) eine Verkürzung der T2-Relaxationszeit gegenüber dem umgebenden geschädigten Lebergewebe gesehen.

Die Angiographie als invasives Untersuchungsverfahren umfaßt sowohl die Arteriographie, insbesondere des Truncus coeliacus und der A. mesenterica superior mit angeschlossenen indirekten Spleno- bzw. Mesenterikoportogrammen als auch die Kavographie und Okklusionsphlebographie der Lebervenen. Die Angiographie ist das Verfahren der Wahl zum Nachweis oder Ausschluß vorwiegend membranös bedingter Obstruktionen sowohl im Bereich der V. cava als auch der Lebervenen. Diese membranösen Veränderungen sind mit allen anderen bildgebenden Verfahren nur eingeschränkt erfaßbar. Die indirekte Mesenteriko- und Splenoportographie zeigt in der Regel einen hepatofugalen portalen Blutfluß, so daß es zu keiner Darstellung der intrahepatischen Pfortaderäste kommt. Die Arteriographie der A. hepatica kann ausschließlich eine unspezifische Streckung der intrahepatischen Leberarterien nachweisen sowie in späten Phasen des Arteriogramms eine sehr inhomogene Parenchymkontrastierung und eine fehlende Lebervenendarstellung (Tisnado et al. 1983; Mitchell et al. 1982; Simson 1986).

An radiologisch-therapeutischen Verfahren kann vorwiegend die perkutane transluminale Angioplastie (PTA) bei fokalen Stenosen der Lebervenen oder der V. cava inferior eingesetzt werden, ebenso ist eine Rekanalisierung von segmentalen Okklusionen oder die Dilatation von Membranen

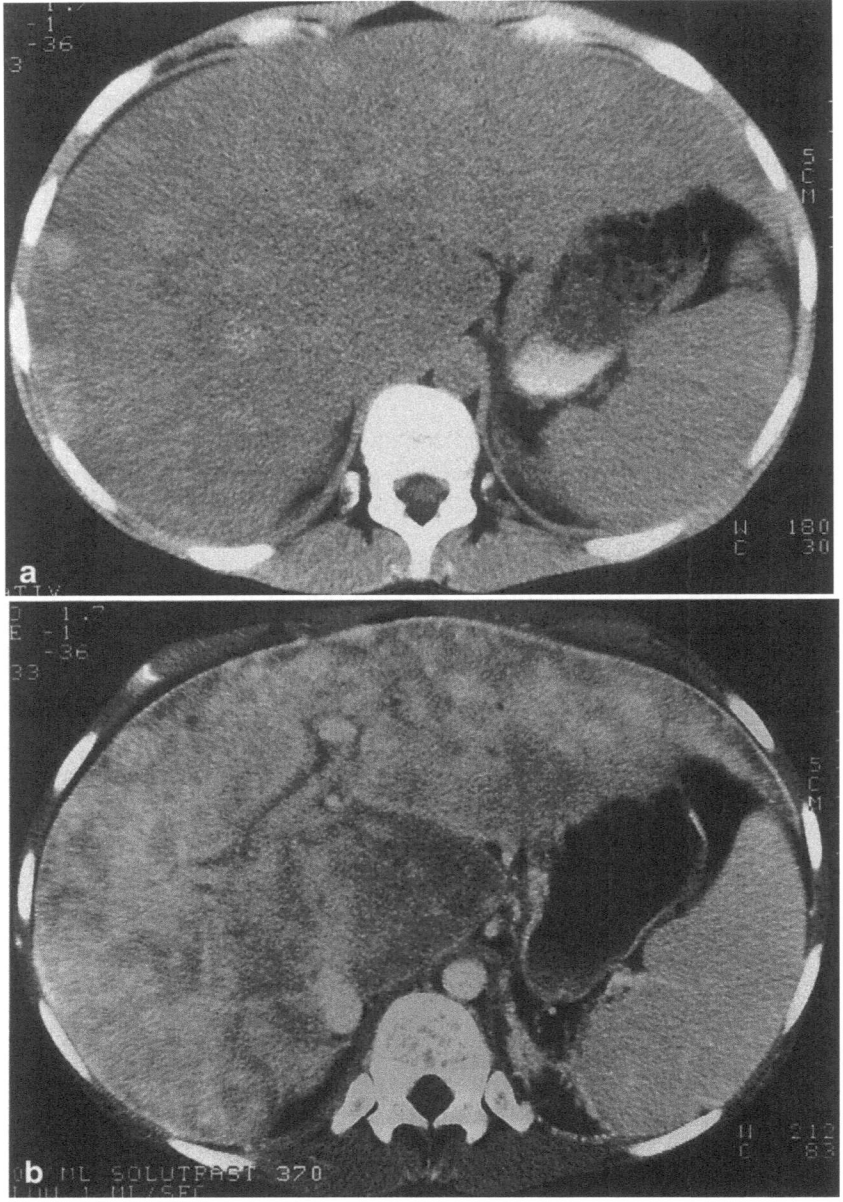

Abb. 4.18a–c. Patientin mit Budd-Chiari-Syndrom. Computertomographie der Leber. **a** Nativ-CT: Fokale irreguläre hypodense Areale im rechten Leberlappen. Multiple nativ hyperdense Leberadenome. **b** Angio-CT: Irreguläre Areale verminderter Parenchymperfusion bei durchgängigen Ästen der V. portae. **c** Parenchymphase der Kontrastmittel-CT: Persistierendes inhomogenes Organenhancement, die Leberadenome sind hypodens gegenüber dem restlichen Gewebe

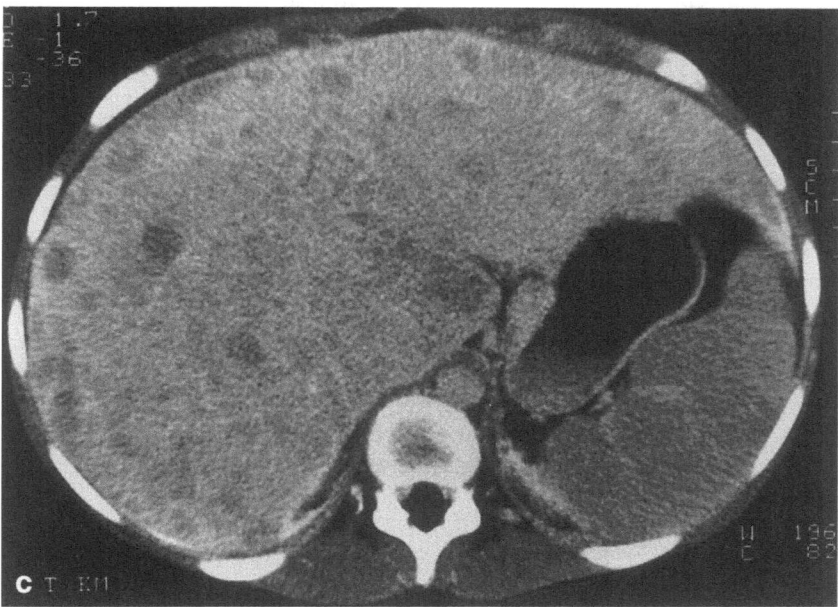

(kongenitale oder postentzündliche) möglich. Von Furui et al. wurden 1983
3 erfolgreiche Rekanalisationen von Lebervenen und der V. cava inferior
mittels laserassistierter PTA berichtet (Chezmar u. Bernadino 1987; Futai
et al. 1988; Jeans et al. 1983; Lois et al. 1989; Martin et al. 1990; Meier et al.
1981; Valla et al. 1985).

4.7.3 Operative Therapie

Das Budd-Chiari-Syndrom ist kein einheitliches Krankheitsbild, sondern ein
Syndrom aus Hepatomegalie, Aszites und Schmerzen, das zuerst als Folge
einer Lebervenenthrombose von Budd 1845 beschrieben wurde. Neben der
Lebervenenthrombose, die durch Polycythaemia vera, PNH, östrogene Ste-
roide oder durch neoplastische Erkrankungen verursacht werden kann, kann
z.B. eine Kavaobstruktion durch konstriktive Perikarditis, ein Vorhof-
myxom oder durch Sporn- oder Klappenbildung in der Kava Ursache für den
postsinusoidalen Ausflußblock sein. Dementsprechend ist die chirurgische
Therapie unterschiedlich und bei den lokalisierten, anatomisch faßbaren
Obstruktionen im Kavabereich durch transkavale Resektion zu beheben.
Handelt es sich um eine reine Thrombose der Lebervenen, so ist der portokavale Seit-zu-Seit-Shunt die Behandlungsmethode der Wahl, da auf diese
Weise die Pfortader als neuer Ausflußtrakt dient und die arterielle Durchblu-
tung der Leber ausreicht.

Häufig werden aber unter der Diagnose Budd-Chiari-Syndrom Krankheitsbilder subsumiert, bei denen auch das extrahepatische Pfortadersystem thrombosiert ist. Hier handelt es sich um das „venous occlusive disease", das sich bezüglich der Therapie deutlich vom Budd-Chiari-Syndrom unterscheidet, denn hier ist nicht nur die Prognose deutlich schlechter, sondern auch eine chirurgische Therapie in der Regel nicht möglich.

Als sehr erfolgreiches und zunehmend akzeptiertes Behandlungsverfahren ist heute die Lebertransplantation für Patienten mit Budd-Chiari-Syndrom verfügbar, je nach Grundkrankheit besteht aber Rezidivgefahr, und eine lebenslange Marcumarisierung ist empfehlenswert (Neuhaus et al. 1989).

Die Entscheidung zwischen portokavaler Seit-zu-Seit-Anastomose und Lebertransplantation ist heute sicherlich noch nicht endgültig zu treffen, da von beiden Verfahren sowohl exzellente Ergebnisse als auch Mißerfolge berichtet werden. Objektive Indikationskriterien für das eine oder andere Verfahren sowie kontrollierte Vergleichsstudien stehen wohl noch aus.

Literatur

Ackroyd N, Gill R, Griffiths K, Kossoff G, Reeve T (1986) Duplex scanning of the portal vein und portosystemic shunts. Surgery 99:591–597

Baert AL, Wilms G, Marchal G, de Somer F, de Mayer P, Ponette E (1980) Die Aussage der Computertomographie bei der Leberzirrhose. Radiologe 20:343–346

Barton P, Jantsch H, Pichler W, Schurawitzki H, Stiglbauer R, Lechner G (1987) Ultraschalldiagnostik nach Lebertransplantation. ROFO 151:145–153

Bearn AG, Kunkel HG (1955) Metabolic studies in Wilson's disease. J Lab Clin Med 45:623–626

van Beers B, Pringot J, Trigaux JP et al. (1988) Hepatic heterogenity on CT in Budd Chiari syndrome: correlation with regional disturbance in portal flow. Gastrointest Radiol 13:61–66

Biersack H-J (1980) Die quantitative Leberperfusions-Szintigraphie. Langenbecks Arch Chir 351:23–37

Biersack HJ (1987) Leber. In: Büll U, Hör G (Hrsg) Klinische Nuklearmedizin. VCH, Weinheim, S 155–164

Blinder RA, Sullivan DC (1988) Correlation of radionuclide colloid imaging with other hepatic imaging modalities. In: Gottschalk A, Hoffer PB, Potchen EH (eds) Diagnostic nuclear medicine, vol 2. Williams & Wilkins, Baltimore, pp 566–574

Börner N, Schwerk WB, Braun B (1989) Leber. In: Braun B, Günther R, Schwerk WB (Hrsg) Ultraschalldiagnostik – Lehrbuch und Atlas, 7. Aufl. Ecomed Landsberg, S 1–94

Braun B (1982) Möglichkeiten und Grenzen der Ultraschalldiagnostik in der Gastroenterologie. Z Gastroenterol 20:53–65

Budd G (1845) On diseases of the liver. Churchill, London, pp 146–147

Chezmar JL, Bernadino ME (1987) Mesoartrial shunt for the treatment of Budd Chiari syndrome: radiologic evaluation in eight patients. AJR 149:707

Choo Q-L, Kuo G, Weiner AJ, Overby LR, Bradley DW, Houghton M (1989) Isolation of a cDNA clone derived from a blood-borne Non-A, Non-B viral hepatitis genome. Science 244:359–362

Christie JH, Gomez-Cuespo G, Koch-Weser D, MacIntyre WJ (1967) The correlation of clearance and distribution of colloidal gold in the liver as an index of hepatic cirrhosis. Radiology 88:334

De Groote J (1968) A classification of chronic hepatitis. Lancet II:626–628

De Lelio A, Cestari C, Lomazzi A, Beretta L (1989) Cirrhosis: diagnosis with sonographic study of the liver surface. Radiology 172:389−392

Eckenbrecht J, Waltenberg M, Sonnenberg MV (1981) Ist die sonographische Diagnose der Leberzirrhose und Metastasenleber zuverlässig? Dtsch Med Wochenschr 106:894−897

Elizondo G, Weissleder R, Stark DD et al. (1990) Hepatic cirrhosis and hepatitis: MR imaging enhanced with supermagnetic iron oxide. Radiology 174:797−801

Fischer P, Köster O, Kunz R, Lackner K, Koischwitz D (1983) Computertomographische Befunde bei portaler Hypertension infolge Leberzirrhose. Teil 2: Diskriminanzanalytische Ergebnisse. ROFO 139:77−81

Foley WD, Varma RR, Lawson TL, Berland LL, Smith DF, Thorson K (1983) Dynamic computed tomography and duplex ultrasonography: adjuncts to arterial portography. J Comput Assist Tomogr 7:77−82

Foster KJ, Dewburry KC, Griffith AH, Wright R (1980) The accuracy of ultrasound in the detection of fatty infiltration of the liver. Br J Radiol 53:440

Furui S, Yamauchi T, Ohtomo K (1988) Hepatic inferior vena cava obstructions: clinical results of treatment with percutaneous transluminal laser-assisted angioplasty. Radiology 166:673−677

Futai S, Yamauchi T, Ohtomo K et al. (1988) Hepatic inferior vena cava obstructions: clinical results of treatment with percutaneous transluminal laserassisted angioplasty. Radiology 166:673

Gaitini D, Thaler I, Kaftori JK (1990) Duplex sonography in the diagnosis of portal vein thrombosis. ROFO 153:645−649

von Gierke E (1929) Beitr Pathol Anat 82:497

Giorgio A, Amoroso A, Fico P et al. (1986) Ultrasound evaluation of uncomplicated and complicted acute viral hepatitis. J Clin Ultrasound 14:675−679

Glazer GM, Laing FC, Brown TW, Gooding GAW (1980) Sonographic demonstration of portal hypertension: the patent umbilical vein. Radiology 136:161−163

Goyal AK, Pokharna DS, Sharma SK (1990) Ultrasonic diagnosis of cirrhosis: reference to quantitative measurements of hepatic dimensions. Gastrointest Radiol 15:32−34

Grabbe E, Heller M (1982) Serien-Computertomographie der Leber − Möglichkeiten und Grenzen der Methode. Röntgenblatter 35:181−186

Grant EG, Perrella R, Tessler FN et al. (1989) Budd Chiari syndrome: the results of duplex and color Doppler imaging. AJR 152:377

Harbin PH, Robert NJ, Ferruci JT Jr (1980) Diagnosis of cirrhosis based on regional changes in hepatic morphology. Radiology 135:273−283

Heller M, Reiser M (1988) Abdominalverletzungen. In: Hernandez RJ, Sarnaik SA, Lande I et al. (eds) MR evaluation of liver iron overload. J Comput Assist Tomogr 12:91−94

Hoofnagle JH, Shafritz DA, Popper H (1987) Chronic type B hepatitis and the „healthy" HBsAg carrier state. Hepatology 7:758−763

Hopf U, Möller B, Stemerovicz R et al. (1990) Long-termin follow-up of posttransfusion and sporadic chronic hepatitis non-A, non-B and frequency of circulating antibodies to hepatitis C cirus (HCV). J Hepatol 10:69−76

Hosoki T, Karoda C, Tokunaga K et al. (1989) Hepatic venous outflow obstruction: evaluation with pulsed duplex sonography. Radiology 170:733

Hübener K-H (1985) Computertomographie des Körperstammes, 2. Aufl. Thieme, Stuttgart

Itai Y, Ohtomo K, Kokubo T, Okada Y, Terano A (1990) Portosystemic collaterals running through the medial segment of the liver connecting with the paraumbilical vein in portal hypertension. ROFO 152:357−359

Jeans WD, Bourne JT, Read AE (1983) Treatment of hepatic vein and inferior caval obstruction by ballon dilatation. Br J Radiol 56:687−689

Johansen K, Paun M (1990) Duplex ultrasonography of the portal vein. Surg Clin North Am 70:181−190

Kawashima A, Suehiro S, Murayama S, Russel WJ (1986) Focal Fatty Infiltration of the Liver mimicking a tumor: sonographic and CT Features. J Comput Assist Tomogr 10:329−331

Köster O, Kunz R, Fischer P, Lackner K, Koischwitz D (1983) Computertomographische Befunde bei portaler Hypertension infolge Leberzirrhose. Teil 1: Morphologische Veränderungen – qualitative und quantifizierbare Parameter. ROFO 138:689–698

Köster O, Fischer P, Lindecken KD, Lackner K (1984) Computertomographische Befunde bei portaler Hypertension infolge Leberzirrhose. Teil 3: Hämodynamische Veränderungen – Angio-CT. ROFO 140:308–313

Korb G (1979) Morphologische Aspekte zur chronischen Hepatitis. Klinikarzt 8:273–278

Kuhns LR, Borlaza GS, Seigel R, Pozderac R, Simmons J (1978) Lack of visualization of the portal venous tree in cirrhosis of the liver: a computed tomography finding with possible diagnostic significance. J Comput Assist Tomogr 2:400–403

Kurtz B (1985) Schnelle sequentielle Computertomographie von diffusen und fokalen Lebererkrankungen. Habilitationsschrift

Kurtz B (1989) Computertomographie herdförmiger Lebererkrankungen. Röntgenpraxis 42:297–304

Kurtz B, Plauth M, Metzger H (1986) Bedeutung der schnellen sequentiellen Computertomographie für die Diagnostik der Leberzirrhose. ROFO 144:46–51

Kurtz M, Kubin C, Cooper H, Nisenbaum H, Cole C, Medoff J, Goldberg B (1980) Ultrasound findings in hepatitis. Radiology 136:717

Löhr GW (1965) Pathogenese und Differentialdiagnose der Glykogenosen. Dtsch Med Wochenschr 36:1549–1556

Lois JF, Harzman S, McFlade CT et al. (1989) Budd Chiari Syndrome: treatment with percutaneous transhepatic recanalization and dilatation. Radiology 170:791

Lutz H (1982) Ultraschall bei Lebererkrankungen. In: Kratochwil A, Reinhold E (Hrsg) Ultraschalldiagnostik '81. Thieme, Stuttgart, S 110

Martin LG, Henderson JM, Millikan WJ et al (1990) Angioplasty for long term treatment of patients with Budd chiari syndrome. AJR 154:1887

Mathieu D, Vasile N, Menu Y et al. (1987) Budd Chiari syndrome: dynamic CT. Radiology 165:409

Mathieu D, Kracht M, Zofrani ES, Dhumeaux D, Vasile N (1990) Budd-Chiari Syndrome. In: Ferrucci JT, Mathieu D (eds) Advances in hepatobiliary radiology. Mosby, St. Louis, pp 3–28

Meier WL, Waller BM, Sones PJ et al. (1981) Budd Chiari web treated by percutaneous transluminal angioplasty. AJR 137:1257

Menu Y, Allison D, Lorphelin JM et al. (1985) Budd Chiari syndrome: US evaluation. Radiology 157:761

Merritt CRB (1987) Doppler color flow imaging. J Clin Ultrasound 15:591–597

Miller VE, Berland LL (1985) Pulsed Doppler Duplex sonography and CT of portal vein-thrombosis. AJR 145:73–76

Mitchell MC, Biotnoit JK, Kauffman S et al. (1982) Budd Chiari syndrome: etiology diagnosis and management. Medicine 61:199

Mulhern CB, Arger PH, Coleman BG, Stein GN (1979) Nonuniform attenuation in computed tomography study of the cirrhotic liver. Radiology 132:399–402

Murphy FB, Bernadino ME (1986) MR imaging of focal hemochromatosis. J Comput Assist Tomogr 10:1044–1046

Murphy FB, Steinberg TN, Shirves GT et al. (1986) The Budd Chiari syndrome. AJR 147:9

Neuhaus P, Blumhardt G (1991) Surgery for portal hypertension. Hepatogastroenterology 38:355–359

Neuhaus P, Bechstein WO, Hopf U, Blumhardt G, Steffen R (1989) Indikation und aktuelle Entwicklung der Lebertransplantation. Leber Magen Darm 6/89:289–308

Partanan KPL (1984) Dynamic CT of liver cirrhosis. Invest Radiol 19:303–308

Peters M, Dietrich M, Bienzle U et al. (1979) Amoebic liver abscess: a retrospective clinical evaluation of 27 cases. Tropenmedizin 30:409

Popper H (1977) Pathological aspects of cirrhosis. Am J Pathol 87:229–258

Prakash V, Lin MS, Kriss JP (1977) Liver scintigraphy in alcoholic liver disease. Clin Nucl Med 2:308

Rosenkranz K, Langer R, Zwicker C, Langer M, Felix R, Neuhaus R (1992) Computertomographie bei Leberzirrhose. Röntgenpraxis 45:178−184

Rosenthall L (1988) Hepatobiliary imaging. In: Gottschalk A, Hofer PB, Potchen EH (eds) Diagnostic nuclear medicine, vol 2. Williams & Wilkins, Baltimore, pp 582−609

Schmitt WGH, Hübener K-H (1978) Dichtebestimmung normaler und pathologisch veränderter Lebergewebe als Basisuntersuchung zur computertomographischen Densitometrie von Fettlebern. ROFO 129:555−559

Schwerk WB, Braun B (1982) Ultraschalldiagnostik in der Gastroenterologie. Internist 23:36−46

Scott WV, Sander RG, Siegelman SS (1980) Irregular fatty infiltration of the liver: diagnostic dilemmas. AJR 135:67

Shawker T, Moran B, Linzer F, Parks SI, James SP, Strohmeyer F, Barranger JA (1981) B-scan echoamplitude measurement in patients with diffuse infiltrative liver disease. J Clin Ultrasound 9:293−301

Simson IW (1986) Budd Chiari syndrome and venoocclusive disease. In: Peters RL, Craig JR (eds) Liver pathology. Churchill Livingstone, New York, pp 49−56

Stark DD, Bradley WG (1988) Nuclear magnetic resonance. Mosby, St. Louis, pp 934−1059

Stark DD, Hahn PF, Trey C et al. (1986) MRI of the Budd Chiari syndrome. AJR 146:1141

Sternlieb I (1984) Wilson's disease. Indications for liver transplantation. Hepatology 4:155

Sugiura M, Futagawa S (1984) Esophageal transsection with paraesophagogastric devascularization (the Sugiura procedure) in the treatment of esophageal varices. World J Surg 8:673−679

Tisnado J, Cho SR, Carithers J e al. (1983) The Budd Chiari syndrome: angiographic pathologic correlation. Radiographics 3:155−183

Treisch J, Langer R, Felix R (1989) Duplex-Sonographie der V. portae. Ultraschall Klinik Praxis [Suppl 1]:97

Treisch J, Langer R, Rosenkranz K, Felix R (1990) Farbcodierte Duplexsonographie der V. portae. Zentralbl Radiol 141:217

Valla D, Casadeval N, Lacombe C et al. (1985) Primary myeloproliferative disorders and hepatic vein thrombosis. Ann Intern Med 103:329

Vogel W, Kathrein H, Dietze O, Judmaier G (1988) Zur Sonographie bei M. Wilson. Ultraschall 9:270−273

Vogl T, Steiner S, Hahn D, Schedel H, Lissner J (1991) Diffuse Lebereparenchymerkrankungen: Wertigkeit der KST im Vergleich mit Sonographie und CT. ROFO 154:495−503

Wasnich R, Glober G, Hayashi T, Vicher T, Yeh F (1979) Simple computer quantitation of spleen-to-liver ratios in the diagnosis of hepatocelluar disease. J Nucl Med 20:149

Whang KS, Fish MB, Pollycove M (1965) Evaluation of hepatic photoscanning with radioactive colloidal gold. J Nucl Med 6:494

zum Winkel K (1990) Nuklearmedizin, 2. Aufl. Springer, Berlin Heidelberg New York Tokyo

Zoller WG, Zentner J, Middeke M (1990) Duplexsonographische Untersuchungen zur Hämodynamik des Pfortadersystems unter Beta-Blockade bei Patienten mit Leberzirrhose. Ultraschall Klin Praxis 5:188

Zwicker C, Langer M, Astinet F, Langer R, Urich V, Felix R (1990) Differenzierung maligner Lebertumoren mit schneller dynamischer CT. ROFO 152:293−302

Zwicker C, Langer M, Langer R, Steffen R, Bradaczek M, Astinet F, Felix R (1990) Dynamische CT und Angio-CT nach Lebertransplantation. ROFO 153:362−368

5 Fokale Leberläsionen

5.1 Benigne primäre Lebertumoren

5.1.1 Hämangiom

Das kavernöse Leberhämangiom ist ein Hamartom. Die Häufigkeit in großen Sektionsstatistiken wird zwischen 0,4% und 7% (bis 20%, Karhunen
1986) angegeben (Ishak 1975). Frauen sind häufiger betroffen als Männer
(5:1), bei Kindern werden Hämangiome kaum beobachtet (Glazer et al.
1985; Itai et al. 1985).

Es handelt sich um große, blutgefüllte Hohlräume, die durch dünne, mit
Endothel überzogene Septen voneinander getrennt sind. Große Hämangiome können thrombosieren und partiell verkalken (Borchard 1989). Klinische Beschwerden bestehen meist nur bei sehr großen sog. Riesenhämangio-
men. Rupturen mit abdominellen Blutungen treten ebenfalls kaum auf. Bei
gestielten Hämangiomen kann in Einzelfällen eine Stieldrehung erfolgen
(Serwell u. Weiss 1961; Trastek et al. 1983).

Hämangiome können solitär oder in ca. 10% multipel vorkommen (Ros
1990). Aufgrund der geringen bis fehlenden Symptomatik werden sie oft als
Zufallsbefunde entdeckt.

**B-Bild-Sonographie, Duplexsonographie
und farbkodierte Duplexsonographie**

In der B-Bild-Sonographie sind typische Hämangiome echoreich und weisen
keinen Halo auf (Abb. 5.1). Es können jedoch auch rein echoarme oder
gemischtechogene Läsionen vorkommen. Eine diskrete Schallverstärkung
kann in ca. einem Viertel der Fälle beobachtet werden (Börner et al. 1988;
Itai et al. 1983; Langer u. Felix 1989; Langer et al. 1990 a).

Typische Hämangiome haben eine glatte Außenkontur, sie können etwas
gelappt sein. Oberflächliche Hämangiome buckeln die Leberoberfläche vor.

Hämangiomatosen durchsetzen größere Leberabschnitte und sind meist
gemischt echogen, sehr große Läsionen können bisweilen einen Halo aufweisen.

Schwierig wir die Abgrenzung eines echoreichen Hämangioms beim Vorliegen einer Steatosis hepatis, die durch eine erhöhte Leberechogenität charakterisiert ist. Bei progredienter Steatosis können Hämangiome zunächst
echoreich, dann im Verlauf echogleich und zuletzt echoarm imponieren.

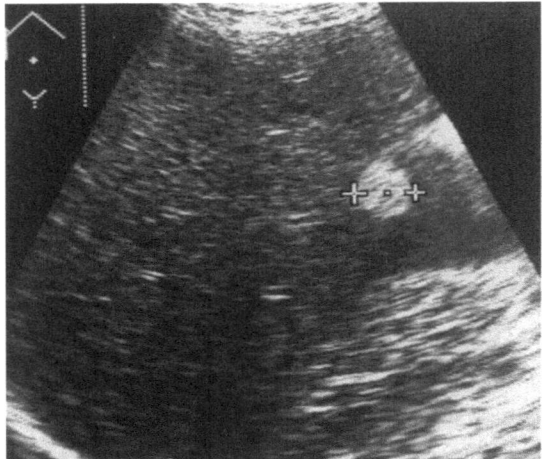

Abb. 5.1. Sonographischer Längsschnitt durch den rechten Leberlappen. 1 cm große echoreiche Raumforderung ohne Halo, typisches Hämangiom

Typische echoreiche Hämangiome bis zu 2 cm Durchmesser ohne Halo bei Patienten ohne Tumoranamnese, die zufällig bei einer Oberbauchsonographie entdeckt worden sind, bedürfen keiner weiteren Diagnostik. Sie können ggf. sonographisch kontrolliert werden. Bei größeren Hämangiomen können mit der Duplex- oder farbkodierten Duplexsonographie Flußphänomene in der drainierenden Vene nachgewiesen werden.

Mit der farbkodierten Duplexsonographie wird der Fluß zur Sonde hin – je nach gewählter Farbkodierung – rot oder blau dargestellt. Bei den z.Z. zumeist angewandten Farbduplexgeräten, mit denen Flüsse von ca. 1 cm/s farbig abgebildet werden können, werden in der Regel keine Flußphänomene innerhalb der Hämangiome dargestellt (Langer et al. 1990a). In der Peripherie von Hämangiomen sind z.T. Gefäße zu beobachten; hierbei ist jedoch nicht immer zu differenzieren, ob es sich um die zuführenden arteriellen Gefäße, verlagerte intrahepatische Arterien oder drainierende Venen handelt.

Computertomographie (CT)

Dynamische CT

Die dynamische CT ohne Tischvorschub (Angio-CT) wird eingesetzt:
- wenn eine fokale Läsion in der Sonographie nicht die typischen Befunde eines Hämangioms aufweist;
- bei Patienten mit einem malignen Primärtumor, bei denen mit einem zweiten bildgebenden Verfahren eine oder multiple Lebermetastasen ausgeschlossen oder nachgewiesen werden sollen;
- wenn eine fokale Läsion zufällig in der CT nachgewiesen wird, die differentialdiagnostisch weiter abgeklärt werden muß (Ferrucci 1988; Langer u. Felix 1989; Langer et al. 1990a).

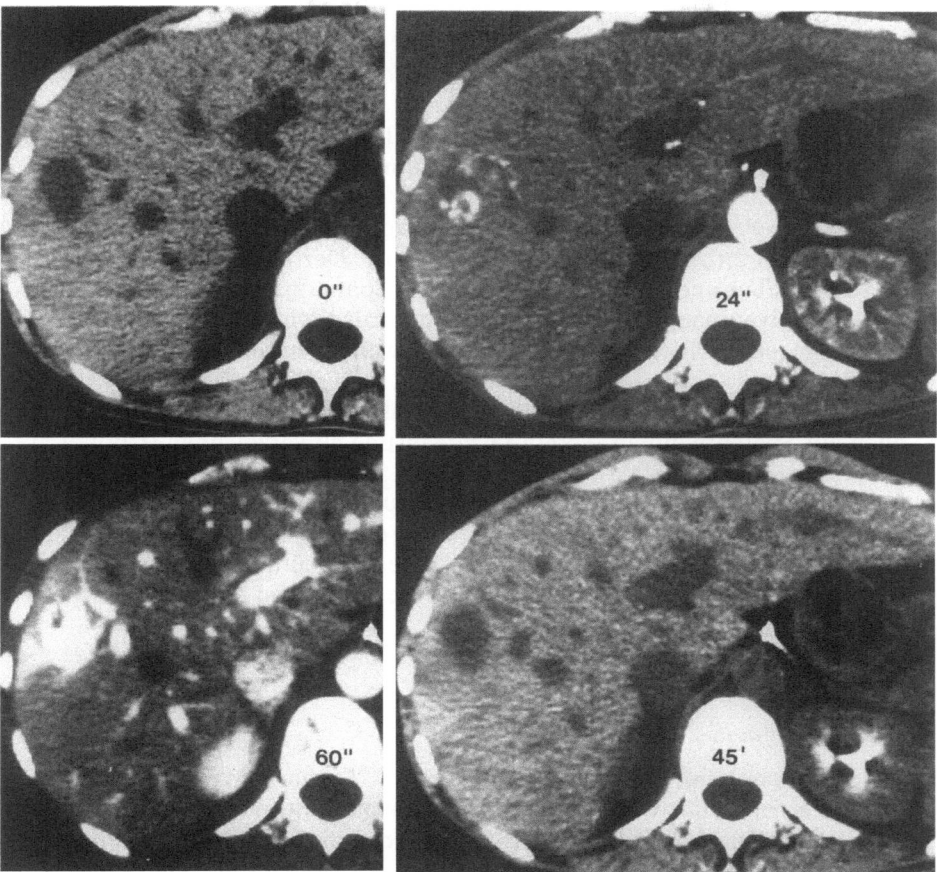

Abb. 5.2. Angio-CT eines Hämangioms mit typischem „Filling-in". *0"*: hypodense Läsion rechts; *24"*: peripheres noduläres Enhancement; *60"*: fast komplette Hyperdensität; *45'*: erneute Hypodensität bei jedoch ingesamt erhöhter Leberdichte (82 HE)

Bei der Angio-CT erfolgt die maschinelle Injektion eines KM-Bolus von ca. 80 ml mit einer Flußrate von 4 ml/s in eine periphere Armvene. Nach 10−12 s Kontrastmittelvorlauf werden Serienschnitte alle 2−3 s für 24 s, danach alle 10 s für weitere 50 s sowie anschließend jede Minute bis 5 min p.i. sowie zusätzliche Aufnahmen nach 10, 20, 30 min, nach 2 und z.T. 4 h angefertigt.

In ca. 80−85% zeigen nach neueren Arbeiten Hämangiome das typische CT-Verhalten: „Irisblendenphänomen" oder „Filling-in" (Bernadino 1988; Gaa u. Saini 1990; Langer et al. 1990a, Ros 1990) (Abb. 5.2):
− 13−20 s nach Injektionsbeginn findet sich ein peripheres Enhancement in der fokalen Läsion, das teilweise in bis zu ca. 80% (Gaa u. Saini 1990) als nodulär und scharf begrenzt beschrieben wird, sowie in ca. 10% ein zusätzlicher zentraler Dichteanstieg;

– die Kontrastmittelanreicherung dehnt sich im weiteren Verlauf zentri-
petal aus;
– eine vollständige oder in der Peripherie lokalisierte Hyperdensität bleibt
ca. 5 min bestehen;
– nach 28 s bis 5 min nach Beginn der KM-Injektion ist bis maximal 30 min
eine Isodensität des Hämangioms zum umgebenden Lebergewebe festzustellen;
– nach 15–45 min tritt wieder eine Hypodensität auf, die auf Spätaufnahmen nach 2 (bis 4) h weiterhin zu sehen ist. Der Dichteunterschied zwischen Leber und Hämangiom ist auf den Spätaufnahmen ähnlich wie auf
den Nativaufnahmen; sowohl in der Leber als auch im Hämangiom bestehen gegenüber den Nativ-CTs jedoch jeweils höhere Densitäten von ca.
15 HE.

Bei ca. 15–20% der Hämangiome ist zentral nach der i.v.-Bolusinjektion –
auch auf Spätaufnahmen – kein Dichteanstieg zu verzeichnen (Choi et al.
1989; Langer et al. 1990a); Scartarige et al. 1987), insbesondere bei großen
Hämangiomen, bedingt durch Thrombosierungen und Fibrosen.

Kleine, vollständig thrombosierte, narbig oder regressiv veränderte Hämangiome zeigen in der dynamischen CT keine KM-Aufnahme und sind so von
Lebermetastasen nicht zu differenzieren; sie sind – wie Metastasen – nativ
und nach KM-Injektion hypodens.

Isotopendiagnostik

99mTc-Bloodpoolszintigraphie

Zur Bloodpoolszintigraphie mit in vivo mit ^{99m}Tc-markierten Eigenerythro-
zyten werden zunächst (T_0) 60 mg Pyrophosphat intravenös injiziert, nach
15 min (T_{15}) 740 MBq ^{99m}TcO$_4^-$. Die Datenakquisition beginnt zum Zeitpunkt
der Injektion von ^{99m}TcO$_4^-$ (T_{15}) und erfolgt alle 4 min bis maximal 120 min.

Alternativ kann eine In-vitro-Markierung erfolgen. Hierfür werden 2 ml
Patientenblut mit Citrat gemischt, anschließend wird nach Zugabe von NaCl
das Plasma abzentrifugiert, und 1 ml–1,4 ml ^{99m}Tc-Pertechnetatlösung werden hinzugefügt; nach Inkubation wird noch 3mal zentrifugiert, um das freie
^{99m}Tc zu eliminieren. Anschließend werden die markierten Eigenerythrozy-
ten dem Patienten reinjiziert.

Läsionen ab 3 cm Durchmesser können in den planaren Projektionen
erfaßt werden. Für kleinere Hämangiome mit einer minimalen Größe von
etwa 1,5 cm Durchmesser und sofern die planaren Aufnahmen keine
Anreicherung zeigen, sollten zusätzlich SPECT-Aufnahmen (single photon
emission computed tomography) der gesamten Leber angefertigt werden.
Bei den Spätaufnahmen sollte in Betracht gezogen werden, daß die räum-
liche Auflösung der SPECT-Aufnahmen aufgrund der niedrigeren Impuls-
ausbeute geringer sein kann und kleine Hämangiome deshalb dem Nachweis
entgehen können.

Charakteristischerweise findet sich ein Speicherdefekt in der Frühphase
bis zu 3–10 min, dagegen eine Mehranreicherung auf den Spätaufnahmen

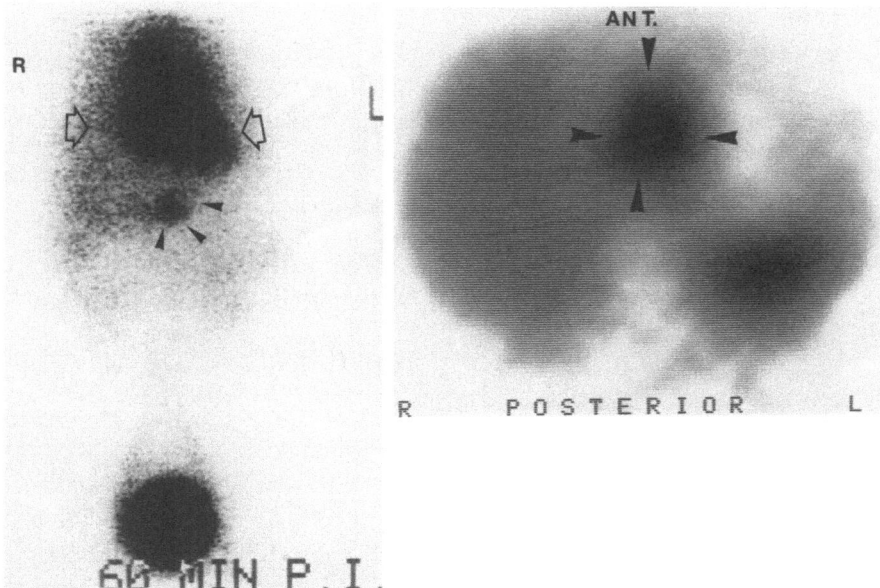

Abb. 5.3a, b. 3 cm großes Hämangiom im linken Leberlappen, Bloodpoolszintigraphie. **a** Planare Aufnahme, 60 min p.i.: stark speichernde rundliche Läsion im linken Leberlappen (▲), Herz (△). **b** SPECT, axial, 60 min p.i.: erhöhter Uptake der markierten Erythrozyten im Hämangiom links (▲)

(Filling-in), die minimal nach 3–10 min beginnt und für 1–2 h anhält (Brodsky et al. 1987; Brunetti et al. 1985; Cordes et al. 1989; Hanelin u. Lee 1985, Moinuddin et al. 1985) (Abb. 5.3). Dieses Speicherverhalten kann durch den langsamen Fluß innerhalb der kavernösen Hohlräume erklärt werden. Eine „Speicherung" ist erst dann sichtbar, wenn nach Bindung der radioaktiv markierten Substanz an die Erythrozyten in vivo genügend markierte Erythrozyten in den kavernösen Hohlräumen des Hämangioms vorhanden sind und die normale Leber bereits zu entspeichern beginnt (Langer et al. 1990a). In ca. 6% (Brodsky et al. 1987) kann in der frühen Einstromphase bei Hämangiomen eine Anreicherung gesehen werden. Die Bloodpoolszintigraphie besitzt eine hohe Spezifität von 94% (Malik 1987) bis knapp 100% (Oppenheim et al. 1988). Ein ähnliches szintigraphisches Verhalten zeigen nur die seltenen Angiosarkome der Leber (Brodsky et al. 1987), die jedoch angiographisch zu differenzieren sind.

In der Kolloidszintigraphie zeigen Hämangiome Speicherdefekte; in der HBSS kann eine normale oder leicht verminderte Perfusion vorliegen, während in der Parenchym- bzw. Exkretionsphase eine Minderbelegung beobachtet wird (Grabbe 1988).

Magnetresonanztomographie (MRT)

Die gesamte Leber wird lückenlos in axialen (transversalen) Schichten abgebildet, zumeist mit einer Schichtdicke von 10 mm. Es werden T1- und T2-gewichtete Sequenzen durchgeführt. Als T1-betonte Aufnahmen können Spinecho-(SE-)Sequenzen angewandt werden oder als Alternative stark T1-gewichtete Gradientenecho-(GE-)Sequenzen. Zur Differenzierung eines Hämangioms von anderen fokalen Leberläsionen eignen sich Multiechosequenzen mit zunehmender T2-Betonung.

Von einzelnen Autoren wird auch in der MRT die KM-Bolusgabe beschrieben (Hamm et al. 1991); es werden 0,1–0,2 mmol Gd-DTPA/kg KG injiziert.

Die Hämangiome stellen sich in T1-gewichteten Sequenzen signalarm dar, in ca. 95% der Fälle findet man eine Zunahme der Signalintensität (SI) bei Zunahme der T2-Wichtung („Glühbirnen"- oder „light-bulb"-Phänomen) (Ferrucci 1988; Glazer et al. 1985) (Abb. 5.4). Vollständig thrombosierte Hämangiome zeigen keine hohe SI in den T2-gewichteten Aufnahmen; sie sind nur gering signalintensiver als das umgebende Lebergewebe und können so nicht von Metastasen differenziert werden oder sie bleiben – bei völliger Vernarbung – in den T2-Sequenzen hypointens.

Kleine, zentral gelegene Thrombosierungen oder Narben sind bei den meist 1 cm dicken MR-Schichten in den T2-Aufnahmen nicht zu erkennen (Ferrucci 1990).

Differentialdiagnostische Schwierigkeiten ergeben sich bei stark vaskularisierten Metastasen von Hypernephromen, malignen Insulinomen, Karzinoiden und Phäochromozytomen, die sich kernspintomographisch wie Häman-

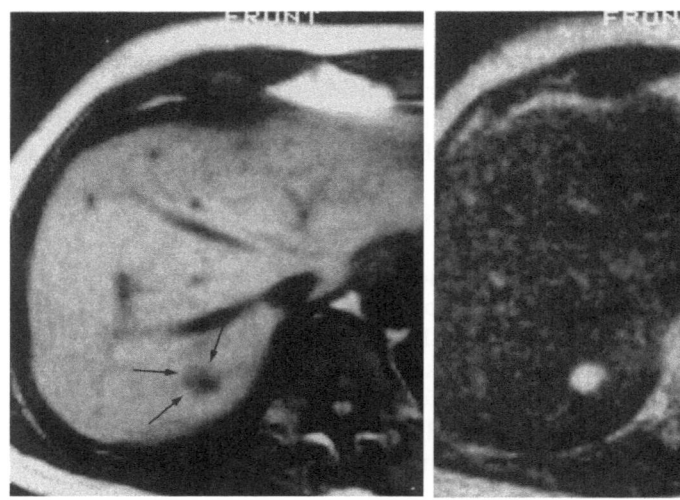
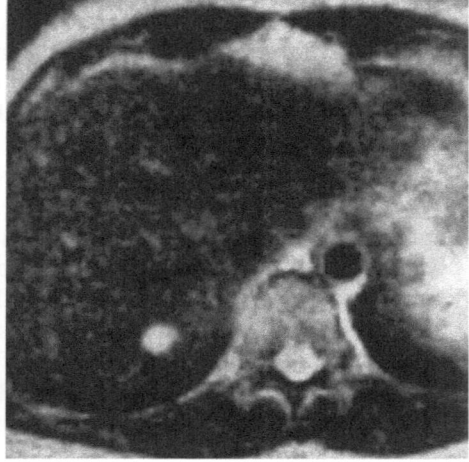

Abb. 5.4. MRT eines kleinen Hämangioms im rechten Leberlappen, „Glühbirnenphänomen". *Links:* T1-Aufnahme (TR: 31 ms, TE: 12 ms): hypointense Läsion. *Rechts:* T2-Aufnahme (TR: 1600 ms, TE: 105 ms): stark hyperintense Läsion

giome verhalten (Ferrucci 1990; Wittenberg 1990). Insgesamt wird das für Hämangiome typische Glühbirnenphänomen in 6% der Lebermetastasen beschrieben (Wittenberg 1990).

Die MRT sollte eingesetzt werden, wenn die Differenzierung Hämangiom/Metastase mit anderen bildgebenden Methoden nicht gelingt, oder – bei ausreichender Verfügbarkeit – alternativ zur Angio-CT.

Angiographie

Die konventionelle Angiographie oder intraarterielle DSA wurde noch 1979 als diagnostisches Verfahren der ersten Wahl bei Hämangiomen angesehen (Freeny et al. 1979); heute ist sie für die Diagnostik stark in den Hintergrund getreten.

Indikationen zur Angiographie sind heute die Differenzierung des seltenen Angiosarkoms und der Ausschluß oder Nachweis von oft mit einem Hämangiom kombiniert auftretenden Angiodysplasien des Darms. Sofern angiographiert wird, müssen alle die Leber versorgenden Arterien dargestellt werden.

Das Angiosarkom weist im Gegensatz zum kavernösen Hämangiom weite zuführende Gefäße, ein wirres, anarchisches Gefäßbild innerhalb der Läsion und früh abführenden Venen auf. Das typische angiographische Bild des Hämangioms zeigt eine gut abgegrenzte, hypervaskularisierte Raumforderung mit kleiner zuführender Arterie, einer „wattebauschartigen" KM-Aufnahme in der spätarteriellen bis kapillaren Phase, die bis in die venöse Phase persistiert. Völlig thrombosierte Hämangiome zeigen keine KM-Anreicherung.

US- oder CT-gesteuerte Punktion

Sofern mit den genannten diagnostischen Verfahren keine endgültige Diagnose gestellt wird, kann die US- oder CT-gestützte Feinnadelpunktion erfolgen. Es sollten keine direkt subkapsulär lokalisierten Hämangiome punktiert werden, sondern solche, die weiter intrahepatisch gelegen sind, so daß sich der Stichkanal selbst tamponieren kann (Börner et al. 1988; Gebel et al. 1986; Solbiati et al. 1985). Bei subkapsulären Hämangiomen kann es dagegen durch die Punktion zu Nachblutungen kommen; aufgrund dessen sollen Patienten nach Hämangiompunktionen sorgfältig sonographisch nachkontrolliert werden.

Die Aspiration von viel Blut ist – bei korrekter Nadellage – für nicht-thrombosierte Hämangiome typisch.

5.1.2 Infantiles Hämangioendotheliom

Der Tumor, der in der Kindheit auftritt, ist in der Regel gutartig, entartet nur sehr selten (Kirchner et al. 1990); er metastasiert nicht. Meist sind multifokale Raumforderungen in beiden Leberlappen vorhanden. Der Tumor

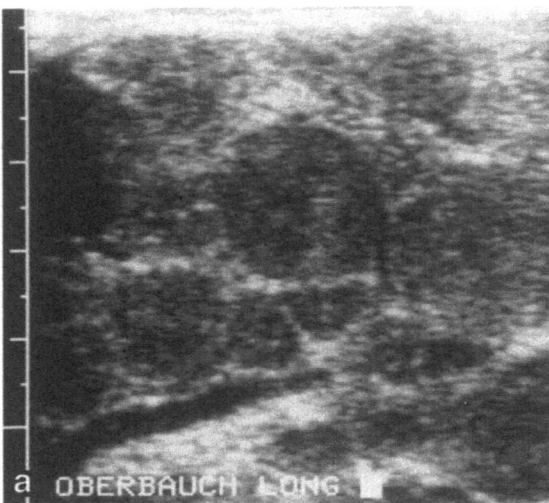

Abb. 5.5a—c. Infantiles Hämangioendotheliom bei einem 3 Monate alten Mädchen. **a** US: multiple, echoarme, rundliche Raumforderungen bei Hepatomegalie (Universitätsklinikum Rudolf Virchow, Charlottenburg, Päd. Radiologie); **b** Nativ-CT: massive Hepatomegalie mit multiplen, hypodensen, rundlichen Raumforderungen (Bild: Praxis Weiss/Kostadinow); **c** MRT, T2-Sequenz: die gesamte Leber ist von glatt konturierten, unterschiedlich großen, signalintensen Läsionen durchsetzt (Bild: Praxis Weiss/Kostadinow)

ähnelt dem Hämangiom, weist jedoch a.v.-Shunts auf und kann so zu einer kardialen Belastung führen. Er kommt kombiniert mit Hämangioendotheliomen an anderen Organen und selten mit anderen Fehlbildungen kombiniert vor (Edmondson 1958). Meist wird er in den ersten Lebensmonaten aufgrund einer Herzinsuffizienz entdeckt.

Die Prognose ist wegen der therapierefraktären Herzinsuffizienz schlecht; solitäre Tumoren können reseziert werden. Bei wenigen Tumorknoten können ggf. die zuführenden Arterien interventionell-radiologisch embolisiert werden.

Ultraschall

Im Ultraschall finden sich meist echoarme, z.T. zystisch anmutende Läsionen; dilatierte Venen können bei a.v.-Shunts gesehen werden. Mit der Duplexsonographie sind Flußphänomene nachweisbar.

CT, MRT

In der CT ist der Tumor nativ meist hypodens und nimmt stark Kontrastmittel auf, in der MRT ähnelt er einem Hämangiom (Abb. 5.5).

Angiographie

Die Angiographie zeigt arterielle Verlagerungen, vermehrt geschlängelte zuführende Arterien, allerdings keine typischen Tumorgefäße, und bei stark vaskularisierten Tumoren a.v.-Shunts. In der venösen Phase stellen sich Kontrastmittelanreicherungen innerhalb des Tumors dar (Dachman et al. 1983; Langer et al. 1985; Miller et al. 1977; Mortensson u. Pettersson 1979; Reuter et al. 1986).

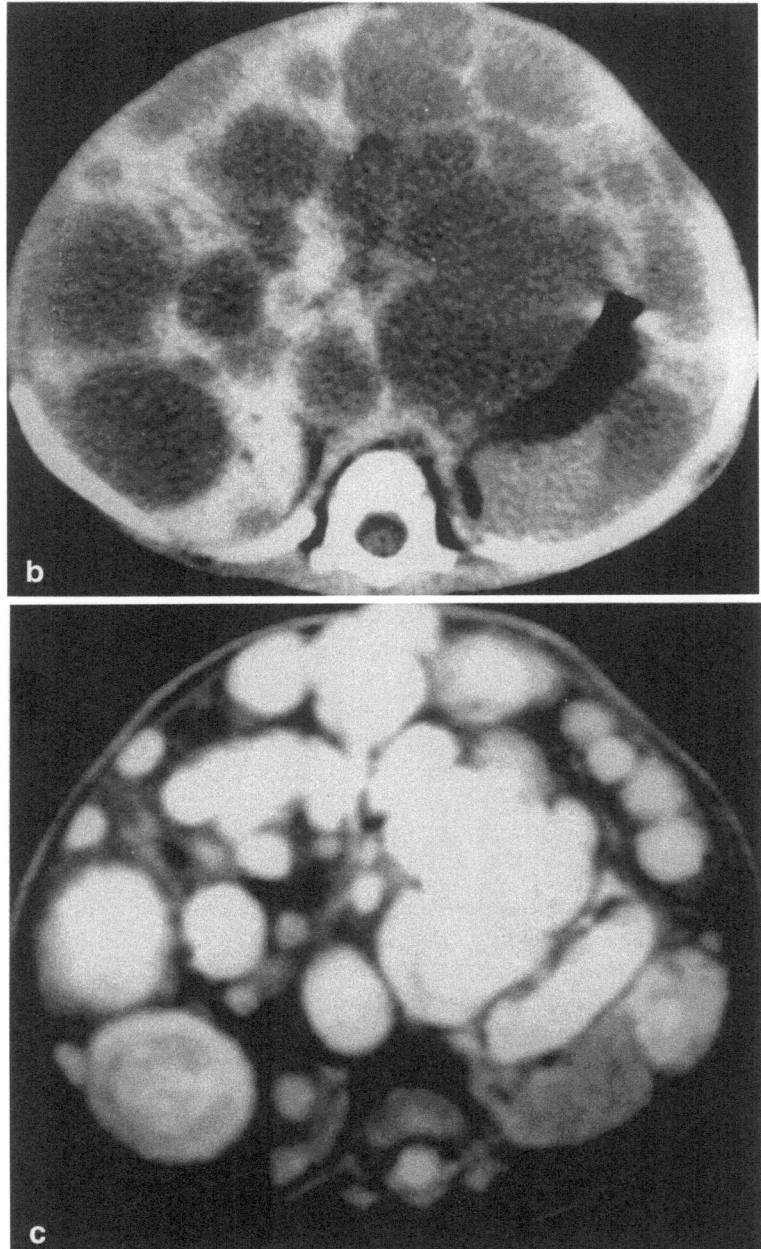

5.1.3 Leberzelladenom (hepatozelluläres Adenom, HCA)

Das HCA wird meist bei Frauen im gebärfähigen Alter beobachtet, extrem selten bei Männern. Beim Leberzelladenom wird inzwischen ein Zusammenhang mit der Einnahme von Kontrazeptiva angenommen, insbesondere durch die erhöhte Inzidenz nach Einführung der Kontrazeptiva (Baum et al. 1973; Bosnjakovic et al. 1980; Casarella et al. 1977; Davis u. Berk 1977; Klatskin 1977; Ros 1990; Vana et al. 1977).

HCAs sind oft solitär, können jedoch auch multipel vorkommen. Einzeltumoren sind meist groß (8–10 cm im Durchmesser, in Einzelfällen bis zu 30 cm); sie sind oft subkapsulär gelegen oder pedunkuliert, enthalten meist viel Fett und Glykogen; Einblutungen und Nekrosen kommen häufig vor. Eine Kapsel kann vorhanden sein (Ros 1990) oder auch fehlen (Mathieu et al. 1990). Typischerweise finden sich histologisch Hepatozyten, jedoch üblicherweise keine Portalvenen, Zentralvenen oder Gallengänge (allenfalls dysplastische Gallengänge). Im Gegensatz zu früheren Mitteilungen sind Kupffer-Sternzellen in HCAs enthalten (Ros 1990). Die Gefäßversorgung erfolgt von außen her über die Adenom„kapsel".

Klinisch sind Adenome asymptomatisch (5–10%) (Goodman 1987; Goodman et al. 1987; Mathieu et al. 1990) oder verursachen Schmerzen im rechten Epigastrium. Ein palpabler Tumor kann vorhanden sein, Rupturen mit konsekutivem Hämoperitoneum können – je nach Lokalisation – vorkommen (Klatskin 1977; Vana et al. 1977). In Einzelfällen sind maligne Entartungen zu HCCs beobachtet worden.

Sehr große HCAs können teilweise als Weichteilschatten auf Abdomenübersichtsaufnahme zu sehen sein, bei subphrenischer Lage kann das Zwerchfell vorgebuckelt werden.

Ultraschall

Die sonographischen Befunde sind unspezifisch, eine sonographische Artdiagnose ist nicht möglich. Meist sind Adenome scharf begrenzt, fetthaltige Areale sind hyperechogen, Blutungen und Nekrosen echoarm. Bei oberflächlicher Lage können sie die Leber vorwölben. Adenome ohne Einblutungen oder Nekrosen können homogen isoechogen aussehen (Welch et al. 1985). In der Tumorperipherie sind Gefäßverlagerungen zu beobachten, z.T. drainierende Venen.

CT

In der Nativ-CT sind HCAs gut abgrenzbar, aufgrund des Fettgehalts können sie hypodens sein. Frische Einblutungen sind nativ hyperdens, massive Nekrosen können „zystisch" aussehen.

Nach Bolus-KM-Injektion sind sie meist hyperdens oder isodens – je nach Vaskularisierungsgrad –, allerdings inhomogen mit avaskulären hypodensen bis „zystischen" Arealen (Einblutungen, Nekrosen) (Ros 1990; Mathieu et al. 1986) (Abb. 5.6). Etwa eine Minute nach dem KM-Bolus wer-

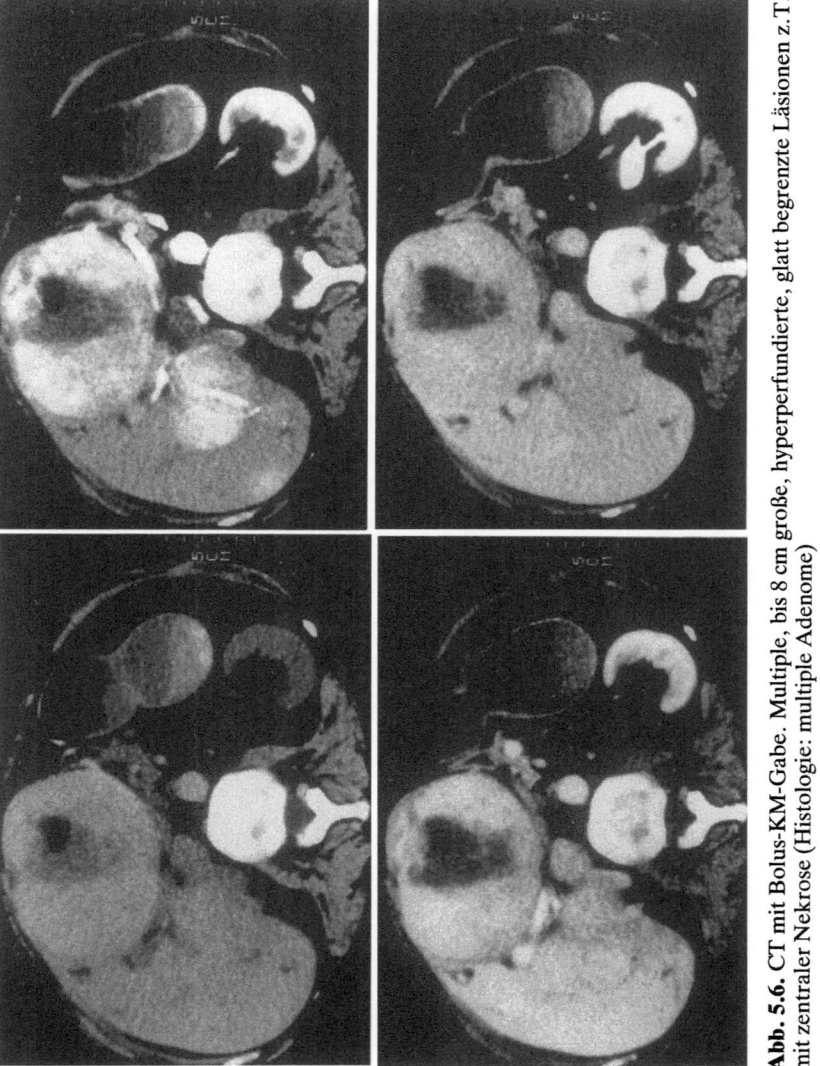

Abb. 5.6. CT mit Bolus-KM-Gabe. Multiple, bis 8 cm große, hyperperfundierte, glatt begrenzte Läsionen z. T. mit zentraler Nekrose (Histologie: multiple Adenome)

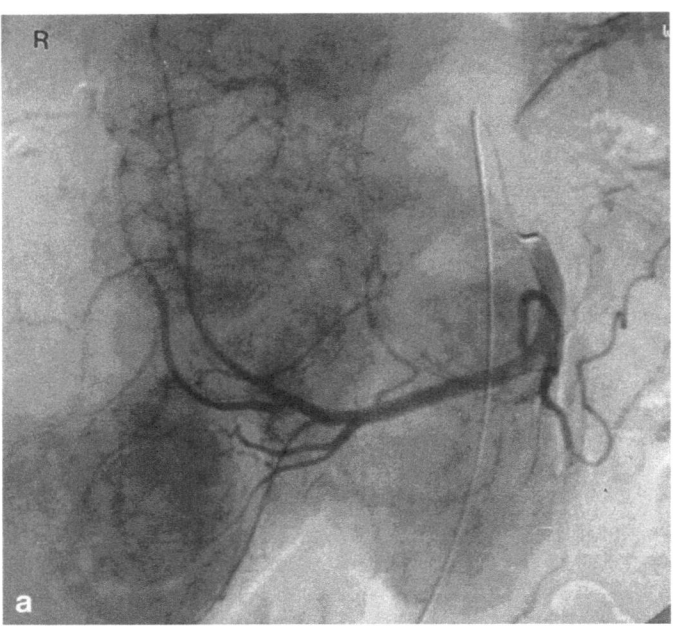

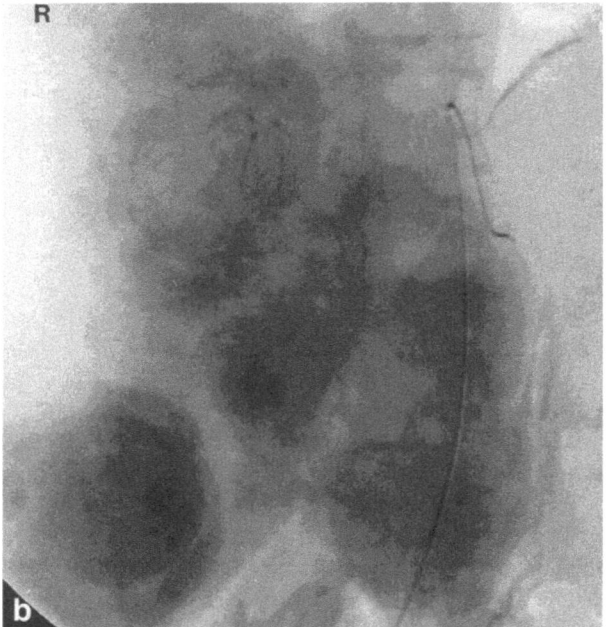

Abb. 5.7a, b. i.a.-DSA der Leber bei multiplen Adenomen. Arteriell kräftig perfundierte, glatt konturierte Raumforderungen **(a)** mit starker, jedoch inhomogener KM-Anreicherung in der Parenchymphase **(b)**

den Leberzelladenome iso- bis hypodens (Mathieu et al. 1986; Mathieu u. Zafrani 1990).

Angiographie

In der Angiographie (Abb. 5.7) ist das Adenom in der Regel hypervaskularisiert; es bestehen kaliberstarke versorgende periphere Gefäße („feeder vessels") mit zentripetalem Fluß. Arteriovenöse Shunts oder Gefäßinfiltrationen liegen nicht vor. In der spätarteriellen und kapillaren Phase findet sich eine deutliche KM-Anreicherung, z.T. mit zentralen avaskulären Arealen (Einblutungen, Nekrosen) (Ros 1990). Allerdings sind auch hypovaskuläre Adenome mit Verdrängung von Leberarterien und Portalvenen beschrieben (Goldstein et al. 1974).

MRT

In der MRT ist der Tumor gut abgegrenzt, meist aufgrund des Fettgehaltes hyperintens in T1- und T2-gewichteten Sequenzen, z.T. auch hypointens oder isointens in T1-Aufnahmen; Nekrosen sind stark hypointens in T1-Sequenzen. Subakute und ältere Blutungen sind auf T1- und T2-Spinecho-(SE-)Bildern von hoher Signalintensität.

Nuklearmedizin

Bei der hepatobiliären Sequenzszintigraphie (HBSS) mit ^{99m}Tc-Iminodiacetatverbindungen (HIDA) werden in der Regel eine geringe bis normale Aktivitätseinlagerung in der Parenchymphase und eine Mehrbelegung in der Exkretionsphase sowie eine Verlängerung derselben beobachtet. Hypovaskularisierte und teilnekrotische HCAs stellen sich in der Parenchymphase als Defekte dar (Klinge 1988; Rosenthall 1988).

Zur Differenzierung HCA/FNH wurde lange Zeit die Schwefelkolloidszintigraphie (Nanocoll) favorisiert, da aufgrund der früheren Ansicht, daß keine Kupffer-Sternzellen vorhanden seien, Speicherdefekte beschrieben wurden (Klipper u. Reed 1984; Welch et al. 1985). Seitdem bekannt ist, daß Kupffer-Sternzellen vorhanden sind (Goodman 1987), wurde auch über Speicherungen (uptake) von Schwefelkolloid in Adenomen in bis zu 20% berichtet (Lubbers et al. 1987; Ros 1990).

Insgesamt sind die nuklearmedizinischen Untersuchungsverfahren hilfreich in der Differentialdiagnostik fokaler Leberläsionen, vor allem durch den verzögerten Abtransport von HIDA.

5.1.4 Fokale noduläre Hyperplasie (FNH)

Die Ätiologie der FNH ist unklar. Es wird eine Fehlbildung im Sinne eines Hamartoms, eines Regeneratknotens oder einer Neoplasie diskutiert (Ros 1990). Zum Teil wird der Tumor — ähnlich wie das Leberzelladenom — mit der Einnahme von oralen Kontrazeptiva in Zusammenhang gebracht (Baum et al. 1973). Jedoch wird die FNH auch bei Männern sowie bei Frauen ohne Kontrazeptivaeinnahme beobachtet (Casarella et al. 1977). Allerdings soll durch Kontrazeptiva die Komplikationsrate ansteigen und ein Tumorwachstum induziert werden (Fechner 1977; Klatskin 1977; Knowles u. Wolff 1976). Die FNH findet sich meist in der 3.–5. Lebensdekade (Schild et al. 1980), selten bei Kindern (Atkinson et al. 1980).

Der Ausdruck FNH wurde erstmals 1958 von Edmondson benutzt, er betrachtete die FNH als „tumor-like lesion" und beschrieb sie als Regeneratknoten mit zirrhoseähnlichem Aussehen.

Die FNH ist vom Lebergewebe gut abgegrenzt, hat in der Regel jedoch keine eigentliche Kapsel, sondern ist von komprimiertem Lebergewebe umgeben. Sie ist oft subkapsulär lokalisiert, in ca. 20% gestielt. In 80–90% kommt sie solitär vor. Blutungen, Nekrosen, Verkalkungen finden sich meist nicht. Der makroskopische Aspekt ist teilweise nicht vom fibrolamellären Karzinom zu unterscheiden (Goodman et al. 1987; Vecchio et al. 1984). Meist sind FNHs bis zu 3 cm groß. Histologisch handelt es sich um eine Hyperplasie von normalen Hepatozyten, die jedoch abnorm angeordnet sind; im Zentrum findet sich eine arterielle Malformation (dysplastische Arterie), die die typische zentrale Narbe bedingt (Borchard 1989). Wanless et al. (1985) vertreten die Ansicht, daß aufgrund der arteriellen Malformation durch den erhöhten Blutfluß eine lokale Hyperplasie des Leberparenchyms erfolgt. Diese Theorie kann dadurch unterstützt werden, daß bei Patienten mit FNH andere vaskuläre Abnormitäten beobachtet werden, wie Teleangiektasien, a.v.-Malformationen u.a.

Mathieu et al. (1989) konnten in 23% der Patienten mit FNH gleichzeitig kavernöse Hämangiome der Leber nachweisen, nicht dagegen bei Patienten mit HCA. Kupffer-Sternzellen finden sich regelmäßig, wie auch Gallengangsproliferationen. Sofern histologisch Gallengangsproliferationen gesehen werden, ist die Diagnose „FNH" gesichert und ein Adenom ausgeschlossen (Borchardt 1989). Innerhalb der zentralen Narbe finden sich Intima- und Mediahyperplasien in den Gefäßwänden, des weiteren werden dilatierte Sinusoide beobachtet (Mathieu u. Zafrani 1990).

FNHs sind zunächst klinisch asymptomatisch (ca. 75%), gelegentlich können leichte Oberbauchschmerzen vorhanden sein.

Ultraschall

Das sonographische Erscheinungsbild ist uneinheitlich, die FNH kann hypo-, iso- und am häufigsten hyperechogen oder auch gemischt echogen sein (Abb. 5.8). Teilweise ist die zentrale Narbe als echoreiche Struktur innerhalb der FNH sichtbar (Mathieu u. Zafrani 1990; Rogers et al. 1981; Welch et al. 1985). Bei isoechogenen Raumforderungen ist auf eine Konturvorwölbung und Gefäßverlagerung zu achten.

In der farbkodierten Duplexsonographie können – bei stark vaskularisierten FNHs – Flußphänomene innerhalb der Läsion gesehen werden.

CT

In der Nativ-CT ist die FNH meist isodens oder gering hypodens (Ros 1990; Mathieu u. Zafrani 1990; Mathieu et al. 1986; Welch et al. 1985). Nach

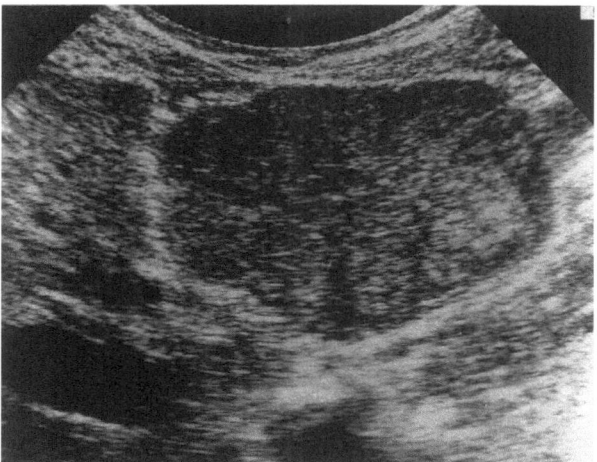

Abb. 5.8. Sonographischer Querschnitt durch den linken Leberlappen. 7 cm × 5 cm große, glatt berandete Läsion, fast isoechogen linkslateral, die die Leberaußenkontur vorwölbt

Bolus-KM-Injektion zeigt sich eine schnelle frühearterielle Hyperdensität, dann eine erneute Isodensität nach 30–50 s, gefolgt von einer Hypodensität in der Spätphase (Abb. 5.9). In ca. 30% kommt nach KM-Gabe die zentrale Narbe hypodens zur Darstellung (Welch et al. 1985). Auch nach i.v.-Gabe von gallengängigem Kontrastmittel findet sich eine Kontrastierung der FNH, bedingt durch das Vorhandensein von Gallengängen (Hübener 1981).

Auf CT-Spätaufnahmen (delayed CT, D-CT) kann die Narbe der FNH hyperdens erscheinen, z.T. kann auf D-CTs nach ca. 4 h die FNH insgesamt hyperdens im Vergleich zum umgebenden Lebergewebe sein (Kier et al. 1989). Dies wird durch die Exkretion von 1–2% des injizierten jodhaltigen Kontrastmittels in das Gallensystem durch funktionstüchtige Hepatozyten erklärt (Kier et al. 1989).

Angiographie

Die Angiographie ist indiziert, wenn die nichtinvasiven bildgebenden Verfahren nicht konklusiv sind, und ggf. präoperativ, falls eine Resektion geplant ist. Die FNH ist in der Regel hypervaskularisiert und bietet typische Befunde (Casarella et al. 1978; Davis u. Berk 1977; Goldstein et al. 1974; Schild et al. 1980). Sie zeigt zum überwiegenden Teil (80–90%) (Ros 1990) eine erweiterte zuführende Arterie. Von ihr ziehen multiple, teils geschlängelte, teils parallele Gefäße zum Tumorzentrum („Speichenradstruktur" in ca. 70%). Avaskuläre Areale finden sich, im Gegensatz zum HCA, in der kapillaren Phase nicht. Hypovaskularisierte FNHs sind eine Rarität.

MRT

Die FNH ist meist in allen Sequenzen homogen isointens oder auf T2-Bildern leicht hyperintens. Die zentrale Narbe ist oft in T1-Sequenzen etwas hypointens, in T2-Sequenzen etwas hyperintens, was durch geschlängelte Gefäße

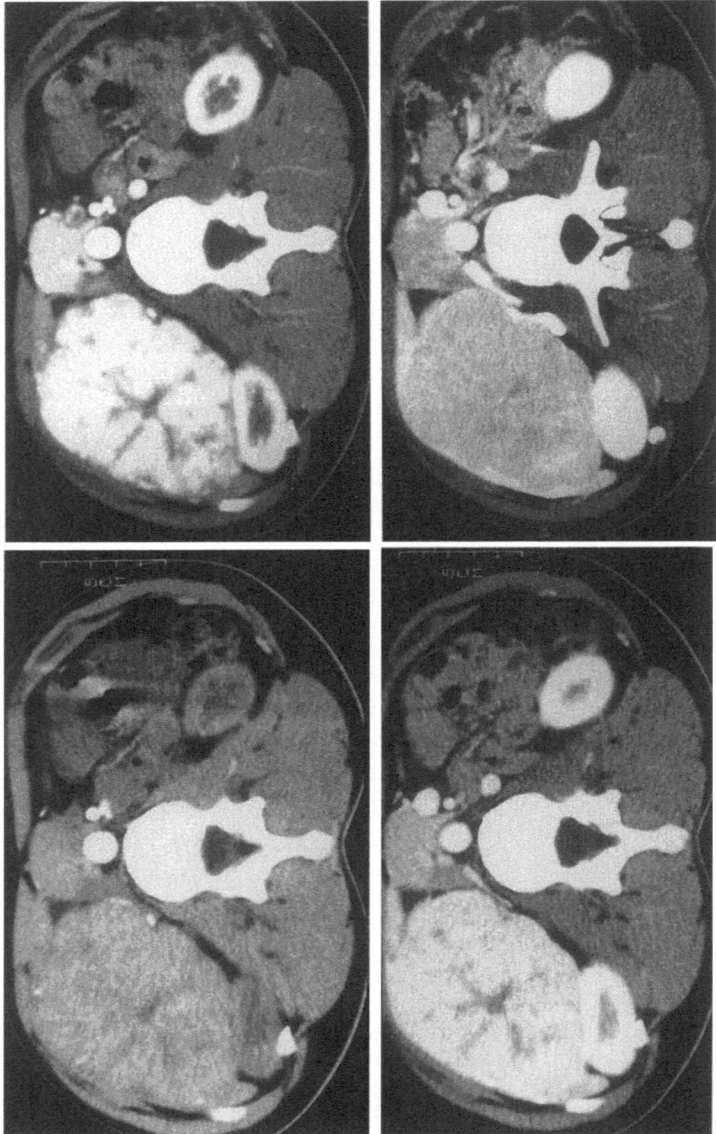

Abb. 5.9. Typische Angio-CT einer FNH des rechten Leberlappens: früharterielle Hyperdensität, die im weiteren Verlauf iso- und hypodens wird; zentrale Narbe in allen Phasen hypodens

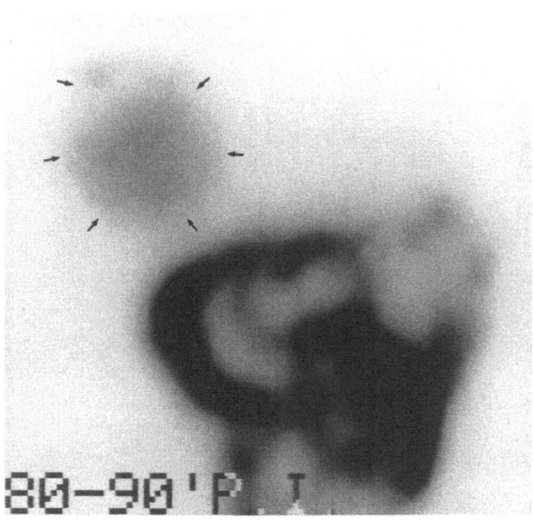

Abb. 5.10. Schwefelkolloid-szintigraphie einer FNH im rechten Leberlappen kaudal. Deutliche ^{99m}Tc-Schwefelkol-loidspeicherung in der FNH *(Pfeile)* 80–90 min p.i.; bereits deutliche Aktivität im Darm

80-90'P.I.

innerhalb der Narbe erklärt werden kann (Butch 1986; Mattison 1987). Auf Low-field-MRTs oder in Turbo-flash-Sequenzen kann die FNH auf stark T1-gewichteten Aufnahmen hypointens erscheinen (Rahman 1989). Nach Bolusgabe von Gd-DTPA kann bei Anwendung schneller Sequenzen ein der CT adäquates KM-Verhalten beobachtet werden (Tham et al. 1989).

Isotopendiagnostik

In der HBSS findet sich bei der FNH ein verzögertes „wash out" (Tracer-retention) von ^{99m}Tc-HIDA. Zur Differenzierung zwischen FNH und HCA wurde lange die Schwefelkolloidszintigraphie favorisiert. Hier zeigt sich bei der FNH in 50–65% eine normale oder erhöhte ^{99m}Tc-Schwefelkolloidauf-nahme (Rogers et al. 1981; Tanasescu et al. 1984; Welch et al. 1985) (Abb. 5.10), was durch die Kupffer-Sternzellen erklärt wird. In ca. 40% findet sich auch in der FNH ein Speicherdefekt im Schwefelkolloidscan (Ros 1990).

5.1.5 Gallengangsadenom

Das Gallengangsadenom (benignes Cholangiom, Cholangioadenom) ist eine seltene, gutartige Leberläsion. Es handelt sich um eine Proliferation nicht-zystischer biliärer Strukturen innerhalb eines dichten fibrösen Stromas (Allaire et al. 1988; Goodman 1987). Die benigne Raumforderung ist prak-tisch immer asymptomatisch (Allaire et al. 1988), in >80% solitär, meist klein (1–20 mm Durchmesser), in 90% <10 mm Durchmesser. Sie wird meist zufällig bei einer Laparotomie entdeckt und kann aufgrund ihres hellen makroskopischen Aussehens, ihrer meist subkapsulären Lokalisation bei Patienten mit malignen Grunderkrankungen, z.B. gastrointestinalen Karzi-nomen, als Metastase fehlgedeutet werden.

Histologisch ist eine Verwechslung mit einem gut differenzierten Adenokarzinom möglich. Ein Zusammenhang mit einem Cholangiokarzinom besteht nicht.

Da Gallengangsadenome zumeist nur einige Millimeter groß sind, werden sie radiologisch in der Regel nicht diagnostiziert. Typische Erscheinungsbilder für Ultraschall, CT, MRT gibt es nicht.

5.1.6 Biliäres Zystadenom

Das biliäre Zystadenom der Leber ist selten und ähnelt pathologisch-anatomisch dem Pankreaszystadenom. Meist sind Frauen über dem 30. Lebensjahr betroffen (Goodman 1987). Tumoren von 2 bis 25 cm Durchmesser wurden beschrieben (Goodman 1987; Ishak et al. 1977).

Der Tumor ist meist glatt begrenzt und septiert; er beinhaltet muzinöse und gelatinöse Flüssigkeit. Es können entartete Areale (Zystadenokarzinom) innerhalb der Läsion vorkommen.

In US und CT finden sich zumeist solitäre, multilokuläre, zystische Raumforderungen. Auf den intratumoralen Septen können kleine Knoten beobachtet werden. Eine Verbindung mit intrahepatischen Gallengängen wurden in 3 Fällen beschrieben (Choi et al. 1989). Die Differentialdiagnose beinhaltet kongenitale Zysten, alte Hämatome und zystische Metastasen (Choi et al. 1989; Korobkin et al. 1989). Zur Diagnostik empfiehlt sich die US-gezielte Punktion, insbesondere der Zystenwand oder der Septen.

Wenn ein biliäres Zystadenom durch Punktionshistologie diagnostiziert wird, sollte operiert werden, da durch die bildgebenden Verfahren benigne Zystadenome nicht von Zystadenokarzinomen differenziert werden können.

5.1.7 Noduläre regenerative Hyperplasie, NRH (noduläre Transformation)

Typisch ist eine diffuse Leberbeteiligung. In der Leber finden sich unterschiedlich große Knoten von einigen Millimetern bis Zentimetern im Durchmesser, bestehend aus Zellen, die normalen Hepatozyten ähneln. Männer und Frauen sind gleichermaßen betroffen. Assoziierte Erkrankungen sind myeloproliferative und lymphoproliferative Syndrome. Eine Steroidtherapie, Zytostatikagabe und andere Medikamente wurden als ursächlich angesehen (Stromeyer u. Ishak 1981). Allerdings ist der ätiologische Zusammenhang der obengenannten Erkrankungen und Medikationen mit der NRH unklar.

Im Gegensatz zur Leberzirrhose findet sich keine Fibrose um die Knoten herum (Mones et al. 1984). Histologisch können die Raumforderungen dem HCA ähneln. Klinische Symptome können fehlen; eine portale Hypertension kann vorkommen.

Die US-Untersuchung zeigt Knoten unterschiedlicher Echogenität. In der CT sind sie meist hypodens ohne wesentliche Kontrastmittelaufnahme, zentrale Einblutungen sind möglich. Angiographisch sind die Knoten meist gut vaskularisiert. Ein Schwefelkolloiduptake ist zumeist vorhanden.

5.1.8 Seltene benigne Tumoren

Hamartom

Es handelt sich bei Hamartomen um embryonale Fehlbildungen, die zu >80% im ersten Lebensjahr entdeckt werden. Das männliche Geschlecht ist häufiger als das weibliche betroffen (Anthony 1979; Edmondson 1958). Hamartome können solitär oder multipel in der Leber vorkommen, jedoch auch gleichzeitig an anderen Organen beobachtet werden. Meist ist der Tumor vorwiegend zystisch, besteht aus ortsständigem Gewebe, wie Gallengängen, Portalfeldern und Leberläppchen. Eine maligne Entartung ist selten.

In US und CT finden sich echofreie bzw. hypodense (wasseräquivalente) Raumforderungen, mit z.T. sekundären Dilatationen der Gallengänge des betroffenen Lebersegments. Teilweise sind regressive Veränderungen und Verkalkungen vorhanden. Angiographisch ist der Tumor meist avaskulär (Federle et al. 1981; Leipner et al. 1984; Miller et al. 1977; Rosenbaum u. Mindell 1981).

Lipom, Fibrom, Myxom, Leiomyom

Diese Tumoren werden sehr selten beobachtet. Zumeist sind die radiologischen Befunde − bis auf das Leberlipom (Hoeffel et al. 1977; Hübener u. Hippéli 1980), das durch die negativen Dichtewerte computertomographisch zu diagnostizieren ist − unspezifisch.

5.1.9 Operative Therapie

Die Operationsindikation oder die Rechtfertigung eines abwartenden Verhaltens bei benignen Lebertumoren ergibt sich aus den Erfahrungen bezüglich des natürlichen Verhaltens dieser Neoplasien. Für eine operative Entfernung sprechen: Beschwerden durch Tumorgröße, Verdrängungserscheinungen, Wachstumstendenz, sekundäre Leberfunktionsstörungen sowie die Möglichkeit einer Tumorruptur mit schwerer intraabdomineller Blutung und das Risiko einer malignen Entartung.

Nicht zu unterschätzen ist die Möglichkeit, daß die klare Zuordnung einer Leberläsion zu den benignen Lebertumoren nicht sicher gelingt und deshalb eine Probelaparotomie durchgeführt werden muß. In einem solchen Fall ist dann auch bei ansonsten nicht operationswürdigen benignen Lebertumoren die Entfernung indiziert, wenn dadurch kein besonderes zusätzliches Operationsrisiko entsteht (Neuhaus et al. 1984a, b).

Die am häufigsten diagnostizierten kavernösen Hämangiome stellen keine Operationsindikation dar. Erst wenn sie als sog. Riesenhämangiome Beschwerden oder Komplikationen verursachen und damit auch eine gewisse Rupturgefahr besteht, wird man die Indikation zur Resektion stellen, sofern der Tumor durch eine anatomische oder atypische risikoarme Standardresektion zu entfernen ist.

Die fokal-noduläre Hyperplasie (FNH), insbesondere die durch Steroid-

hormone induzierte, stellt ebenfalls zunächst keine Operationsindikation
dar. Allerdings wachsen größere FNH-Knoten gelegentlich aus der Leber-
unterfläche oder der Vorderkante des rechten oder linken Leberlappens mit
einer Parenchymbrücke oder einem Stiel heraus, so daß es zu mechanischen
Beschwerden durch Druck auf den Magen und das Duodenum oder zu einer
Tumorvorwölbung der Bauchwand kommt. In diesen Fällen sind wiederum
Größe, Beschwerdebild und das geringe operative Risiko für eine Operationsindikation entscheidende Faktoren.

Leider werden in der eigenen Erfahrung und in anderen leberchirurgi-
schen Zentren immer wieder junge Patientinnen mit hepatozellulären Karzinomen operiert, bei denen fälschlicherweise die Diagnose einer FNH die
operative Behandlung über längere Zeit verzögert hat. In einzelnen Fällen
wurde auch die Entstehung eines hepatozellulären Karzinoms in einem typischen FNH-Knoten dokumentiert. Daraus ist zu folgern, daß die Diagnose
einer FNH zunächst durch 2 Untersuchungsverfahren oder zumindest durch
engmaschige Kontrolle gesichert werden sollte. Wachstumstendenz und
Abweichungen von dem typischen Verhalten bei den bildgebenden Verfahren sprechen für die operative Entfernung.

Anders als kavernöse Hämangiome und fokale noduläre Hyperplasien
stellen die Leberzelladenome eine Operationsindikation dar, weil sie wie
andere intestinale Adenome maligne entarten können und weil sie von allen
gutartigen Lebertumoren am meisten rupturgefährdet sind. Darüber hinaus
sind sie durch bildgebende Verfahren und Punktionen häufig nicht eindeutig
von den hochdifferenzierten hepatozellulären Karzinomen abzugrenzen.

Die Resektion von Leberadenomen kann durch atypische oder Segmentresektionen, aber auch durch Hemihepatektomie oder erweiterte Leberteilresektion erfolgen. In einigen wenigen Fällen wurde bereits wegen beidseitig
lokalisierter oder zentral gelegener Leberadenome eine Lebertransplantation vorgenommen. Die gelegentlich beobachtete lebensbedrohliche Blutung aus einem Leberadenom wird ebenfalls am besten durch Resektion
behandelt, denn andere Versuche der Blutstillung durch Umstechungen,
Verklebung usw. sind in der Regel erfolglos.

Neben den 3 beschriebenen gutartigen Lebertumoren gibt es noch eine
Reihe seltenerer benigner Lebertumoren (s. oben), die entweder wegen Dia-
gnoseunsicherheit oder, wie das Gallengangsadenom und das biliäre Zystadenom, wegen eines möglichen Entartungsrisikos entfernt werden sollen.
Auch die intrahepatischen Gallengangsfehlbildungen (Caroli-Syndrom)
haben ein erhöhtes Malignitätsrisiko und sollten deshalb bei einseitiger Ausbildung, wenn mit geringem Operationsrisiko möglich, entfernt werden.

Nicht zuletzt ist die Überlegung von Bedeutung, daß der psychische
Druck durch das Wissen, einen Lebertumor zu haben, der immer wieder
kontrolliert werden soll, besonders jungen Frauen zu schaffen macht. So
wünschen Patientinnen mit FNH, die über mehrere Jahre lang durch Kontrolluntersuchungen und Aussagen verschiedener Untersucher verunsichert
wurden, die Entfernung, obwohl es sich um einen Knoten ohne Beschwerden
und Wachstumstendenz handelt.

5.2 Maligne primäre Lebertumoren

5.2.1 Hepatozelluläres Karzinom (HCC)

Das hepatozelluläre Karzinom (primäres Leberzellkarzinom, malignes Hepatom) ist ein weitverbreiteter Tumor in Teilen Afrikas und Asiens. Bei uns tritt er seltener auf und kommt gehäuft bei Patienten mit Leberzirrhose vor.

Er ist mit ca. 80% der häufigste primäre maligne Lebertumor. Nach Sektionsstatistiken macht er etwa 3% der malignen Tumoren aus (Anthony 1979; Borchard 1989; Frey et al. 1975; Weiss 1978). Die Geschlechtsrelation männlich zu weiblich ist bei uns 2,5 (bis 3):1. Hauptsächlich betroffen sind Patienten zwischen dem 40. und 70. (bis 80.) Lebensjahr.

Als Hauptursache eines HCC werden lebertoxische Substanzen, insbesondere Aflatoxine, auch Thorotrast, PVC- und Arsenexposition genannt sowie infektiöse Lebererkrankungen, vor allem die Hepatitis B, die über die postnekrotische Zirrhose zum HCC führt. Das Risiko der Entwicklung eines HCC nach einer Hepatitis B wird zwischen 3−16% angegeben (Frey et al. 1975). Auch bei der Hämochromatose werden primäre Leberzellkarzinome gehäuft beobachtet.

Der makroskopische Aspekt gliedert sich in 3 Hauptformen (Ohtomo et al. 1990; Ros 1990):
− großer solitärer Tumor,
− multifokaler Tumorbefall,
− diffus infiltrierender Typ.

Bei allen Subtypen sind Nekrosen und Tumorblutungen häufig. Beim Vorliegen ausgedehnter Nekrosen kann ein HCC in den bildgebenden Verfahren zystisch erscheinen. Eine Infiltration in die V. portae, die Lebervenen und z.T. auch in die V. cava inferior werden häufig beobachtet. Eine Infiltration in die Gallenwege ist dagegen selten; Verkalkungen finden sich kaum. Zum Teil sind Kapseln um ein HCC vorhanden, was eine bessere Prognose beinhalten soll (Ros 1990).

Typisch ist laborchemisch ein stark erhöhter Alphafetoprotein-(AFP-)-Titer. Die Diagnose eines HCC mit den bildgebenden Verfahren ist in der Regel in Korrelation mit dem erhöhten AFP-Wert zu stellen.

Ultraschall

In der Ultraschalluntersuchung sind HCCs von uneinheitlicher Echogenität, z.T. echoarm, z.T. gemischt echogen, z.T. echoreich; Kapseln sind teilweise sichtbar (Abb. 5.11).

Kleine hypovaskularisierte HCCs können mit der Sonographie am besten dargestellt werden (Takashima et al. 1982), sie sind oft echoreich, was teilweise durch fettige Degeneration bedingt ist.

Mit der Duplexsonographie kann nichtinvasiv eine Tumorinvasion in Portaläste und Lebervenen nachgewiesen werden. Bei hypervaskularisierten

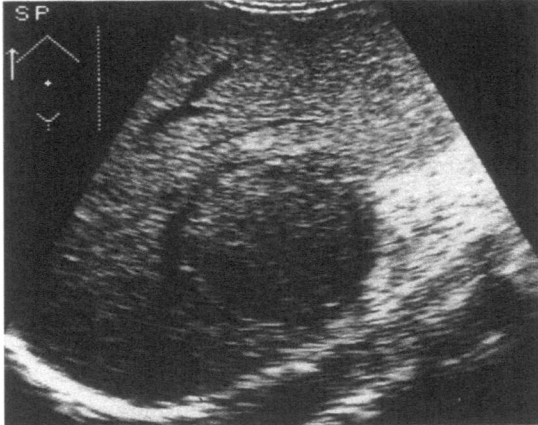

Abb. 5.11. Sonographischer lateraler Längsschnitt rechts. Solitäres HCC rechtskaudal, 6 cm groß, glatte Außenkontur mit echoarmer Kapsel

Tumoren kann mit der Farbduplexsonographie z.T. ein Fluß innerhalb des Tumors nachgewiesen werden.

CT

Mit der Angio-CT und der dynamischen CT – wobei letztere als Spiral-CT durchgeführt werden kann – können hypervaskularisierte Leberzellkarzinome mit hoher Sicherheit nachgewiesen werden.

In der Nativ-CT sind sie meist hypodens, beim Vorliegen einer Hämochromatose mit erhöhter nativer Dichte in der CT stellen sie sich als stärker hypodense fokale Läsionen dar. In der Angio-CT (KM-Bolusinjektion ohne Tischvorschub) sind sie hypervaskularisiert (Abb. 5.12), früharteriell meist in der Tumorperipherie beginnend und bis in die spätarterielle Phase zunehmend; in der portalvenösen Phase sind sie im Vergleich zur umgebenden Leber wieder hypodens (Langer et al. 1990b; Zwicker et al. 1990). Durch Berechnung von Zeit-Dichte-Kurven können hypervaskularisierte HCCs von cholangiozellulären Karzinomen und hypoperfundierten Metastasen differenziert werden. Hypervaskularisierte HCCs zeigen einen früheren und höheren Anstieg der Zeit-Dichte-Kurve als hypovaskularisierte cholangiozelluläre Karzinome und Metastasen; Überlappung bestehen nur mit hyperperfundierten Metastasen (Karzinoid, Phäochromozytom, Insulinom, Hypernephrom).

Mit der dynamischen CT mit Tischvorschub, auch bei Anwendung der Spiral-CT (Abb. 5.13), können weitere HCC-Manifestationen dargestellt werden (multifokales HCC). Dies ist von entscheidender Bedeutung für das Therapiekonzept, da multifokale HCCs, wie der diffus infiltrierende Typ, einer kurativen Resektion nicht zugänglich sind, sondern stattdessen zumeist chemoembolisiert werden.

Bei Leberzellkarzinomen mit Kapsel findet sich meist ein „rim sign" in der CT: hypodens in der Nativ-CT und mit KM-Enhancement in der dynami-

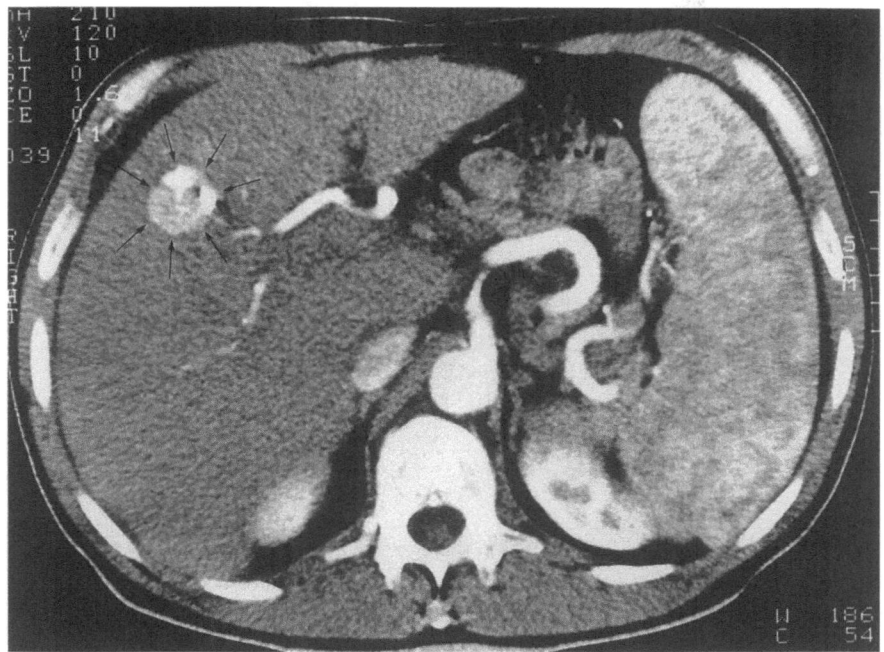

Abb. 5.12. Angio-CT, früharterielle Phase: 2 cm großes, stark hyperperfundiertes HCC *(Pfeile)*

schen CT (Ros 1990). Das „rim sign" wird durch komprimiertes Lebergewebe erklärt (Ohtomo et al. 1990). Hypovaskularisierte HCCs sind in der Nativ-CT, wie in der Angio-CT, hypodens (Abb. 5.14). Sie zeigen auch keine Speicherung von Lipiodol nach selektiver Injektion dieses öligen Kontrastmittels in die A. hepatica propria (oder in akzessorische Leberarterien).

Als invasive CT-Verfahren, insbesondere zur Diagnostik kleiner multifokaler HCC-Knoten, eignen sich die CT-Arteriographie mit intraarterieller Injektion von wasserlöslichem KM in die A. hepatica propria oder die CT einige Tage nach i.a.-Injektion von öligem KM in die A. hepatica propria (Langer 1985) (s. 2.3). Bei der CT-Arteriographie sind HCCs als hypervaskularisierte Läsionen im Vergleich zum umgebenden Lebergewebe zu identifizieren. Arterielle Perfusionsanomalien der Leber müssen zur Interpretation der CT-Arteriographie bekannt sein und beachtet werden. Bei der CT-Portographie (CTAP) kann das sog. „straight line sign" − als Hinweis auf einen Verschluß oder eine Thrombose eines Pfortaderhauptastes − ein Zeichen für Nichtresektabilität sein (vgl. 2.3).

Angiographie

HCCs zeigen in der Arteriographie die typischen Zeichen des malignen Lebertumors mit geschlängelten, irregulären und anarchischen Gefäßen,

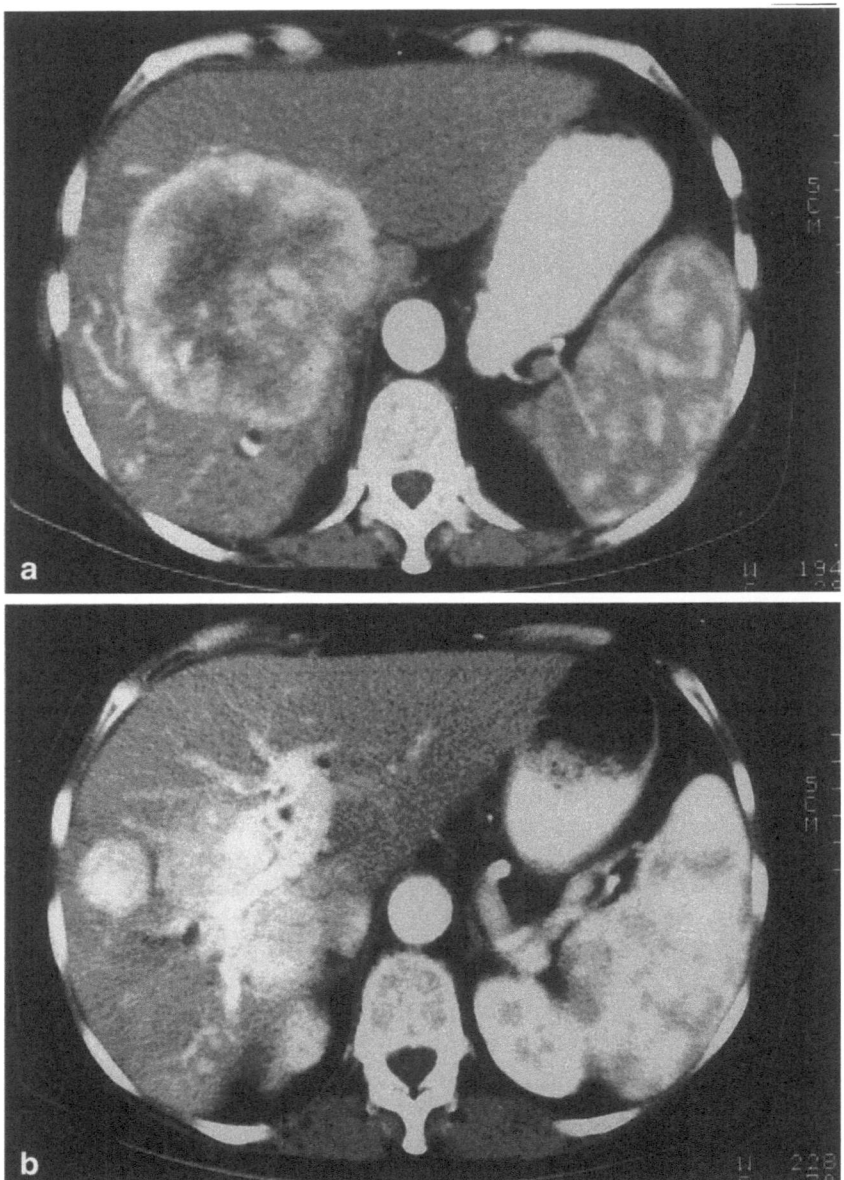

Abb. 5.13a, b. Spiral-CT mit KM-Bolus bei multifokalem HCC; multiple hyperperfundierte HCC-Knoten in unterschiedlichen Schichten

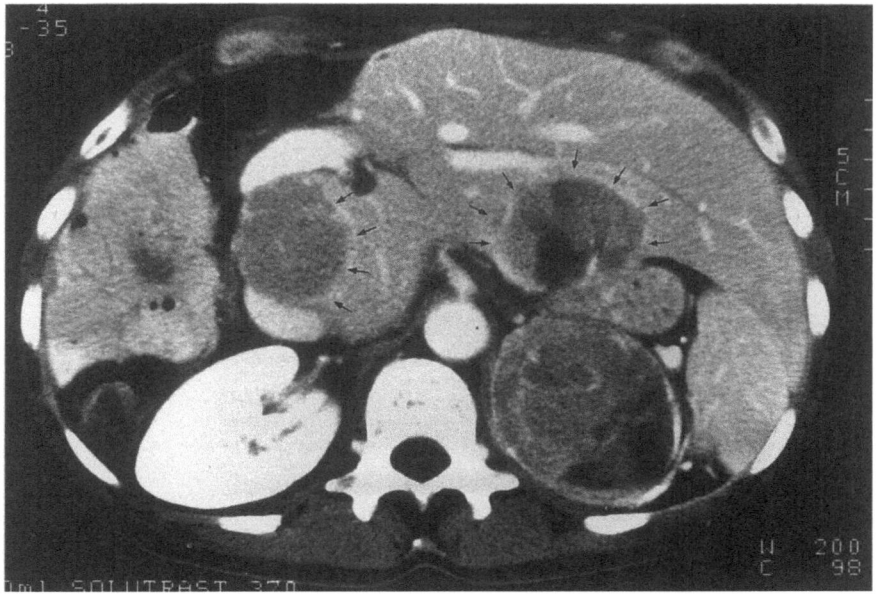

Abb. 5.14. CT mit KM-Bolus: multiple hypoperfundierte HCC-Rezidive bei Z.n. erweiterter Rechtsresektion *(Pfeile)*; zusätzlich NN-Metastase links

a.v.- und arterioportalen Shunts sowie KM-Lakunen (Abb. 5.15). Die tumorversorgenden Leberarterien sind kaliberstark. Teilweise kann eine funktionelle Trunkusstenose („mesenteric steal syndrome") entstehen durch vermehrten Blutbedarf über den Kreislauf:

A. pancreaticoduodenalis → A. gastroduodenalis → A. hepatica propria

Infiltrationen in die Portalvenen und Lebervenen sind häufig (Bücheler et al. 1971, 1973; Matsui et al. 1984; Okuda et al. 1977; Reuter 1986; Takayasu et al. 1982), eine Infiltration der V. cava inferior kann kavographisch erfaßt werden. Gelegentlich sind streifenartige KM-Anfärbungen entlang des Portalvenenverlaufs zu beobachten („thread and streaks sign"). Sie werden durch longitudinal verlaufende Tumorgefäße entlang infiltrierter Venenwände oder durch kontrastierte Gefäßspalten zwischen Venenwand und Tumorthrombus erklärt (Okuda et al. 1975).

Bei hypovaskularisierten HCCs finden sich Gefäßkompressionen und bogige Gefäßverlagerungen. Bei superselektiver Sondierung der tumorversorgenden Arterien erkennt man korkenzieherartige Arterien unterschiedlichen Kalibers, arterielle Gefäßokklusionen und in der Parenchymphase inhomogene Parenchymdefekte.

Bei der indirekten Portographie sollen insbesondere vor einer Resektion oder Chemoembolisation die topographische Beziehung der Portaläste zum Tumor und ggf. Pfortaderthrombosen dargestellt werden. Bei einer Haupt-

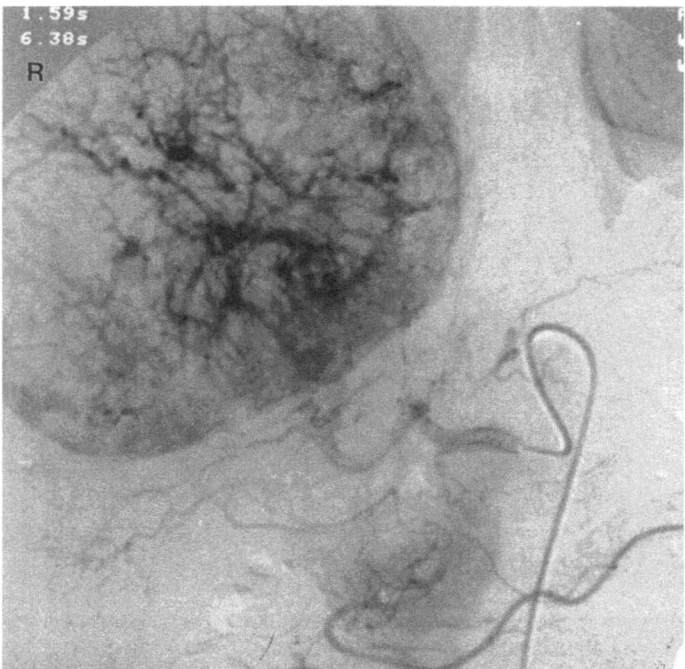

Abb. 5.15. i.a.-DSA eines 8 cm großen, stark hypervaskularisierten HCC; anarchisches Gefäßbild

stammthrombose der V. portae ist eine Resektion oder eine Chemoembolisation kontraindiziert.

Chemoembolisation

Bei nichtresektablen Leberzellkarzinomen, insbesondere beim multifokalen Tumorbefall, beim infiltrierenden Typ sowie bei Rezidiven nach Resektion stellt die Chemoembolisation ein palliatives Therapiekonzept dar. Es profitieren insbesondere Patienten mit HCCs der Okuda-Stadien II und III (Okuda et al. 1985). Die Okuastadien beinhalten Tumorgröße, Aszites sowie den Albumingehalt und den Bilirubinspiegel im Serum (Tabelle 5.1).

Die Chemoembolisation ist ein – im Vergleich zur Operation – weniger belastendes Verfahren, durch das die Überlebenszeiten verlängert werden können (Gross-Fengels et al. 1991; Nakamura et al. 1983; Okuda et al. 1985; Scholz et al. 1991; Takayasu et al. 1989). In unserem Patientenkollektiv haben mehrere Patienten mit nichtresektablen HCCs länger als ein Jahr überlebt, eine Patientin lebt nach bisher nur 2 Chemoembolisationen (wegen schlechter Verträglichkeit) jetzt 2½ Jahre ohne erneute Tumorprogression bei gutem Allgemeinzustand.

Tabelle 5.1. Okuda-Stadien

Tumorgröße:	>50%		(+)
	<50%		(−)
Aszites:	ja		(+)
	nein		(−)
Albumin:	< 3 g/dl		(+)
	> 3 g/dl		(−)
Bilirubin:	> 3 mg/dl		(+)
	< 3 mg/dl		(−)
Stadium I:[a]			(−)
Stadium II:		1−2	(+)
Stadium III:		3−4	(+)

[a] Sofern kein (+) bei der Stadieneinteilung vorliegt, handelt es sich um Okuda-Stadium I; bei 1−2 (+) liegt Okuda-Stadium II, bei 3−4 (+) liegt Okuda-Stadium III vor.

Die Chemoembolisationen sollten − bei guter Verträglichkeit − mindestens 3mal in 6wöchigen Abständen und bei erneutem Tumorwachstum häufiger durchgeführt werden. Unser Protokoll (Scholz et al. 1991) beinhaltet je 50 mg/m² Körperoberfläche Adriblastin und Cisplatin. Die Zytostatika werden mit Lipiodol und wasserlöslichem Kontrastmittel zu einer Emulsion gemischt. Zum passageren arteriellen Verschluß injizieren wir zusätzlich Spherexpartikel (Stärkemikrosphären mit einem mittleren Durchmesser von 45 μm oder Angiostat). Die Hauptarterien sollten nicht verschlossen werden, damit die Chemoembolisation wiederholt werden kann (Abb. 5.16).

Auch für die Chemoembolisation soll − wie für die Resektion − ca. 30% gesundes Lebergewebe vorhanden sein, damit kein Leberausfallskoma entsteht (Nelson et al. 1990). Subklinische HCCs in Leberzirrhose werden teilweise vor einer Lebertransplantation chemoembolisiert. Ob dies für das rezidifreie Überleben nach OLT von Bedeutung ist, kann aufgrund der kleinen Patientenkollektive nicht endgültig entschieden werden.

MRT

Das Erscheinungsbild des HCC in der MRT ist uneinheitlich (Ros 1990). Von japanischen Arbeitsgruppen werden ca. 50% hyperintense HCCs auf T1-Sequenzen und ca. 90% hyperintense Läsionen auf T2-Bildern beschrieben (Ohtomo et al. 1990). Es liegen jedoch auch Publikationen über hypo-, isointense und gemischte Erscheinungsbilder in T1- und T2-Sequenzen vor.

Hyperintens erscheinen verfettete und ältere eingeblutete Bezirke auf T1- und T2-Bildern. Fibrosen sind hypointens auf T1- und T2-Sequenzen, Nekrosen hypointens in T1- und hyperintens in T2-Aufnahmen.

Unser Kollektiv zeigte zumeist hypointense Raumforderungen in T1-Bildern, z.T. mit hypointenseren oder hyperintensen Arealen und gering hyperintense Tumoren in den T2-Sequenzen (Abb. 5.17).

Eine Tumorkapsel ist mit der MRT häufiger nachweisbar is mit der CT (Ros 1990; Ohtomo et al. 1990). MR-Untersuchungen mit dynamischer KM-

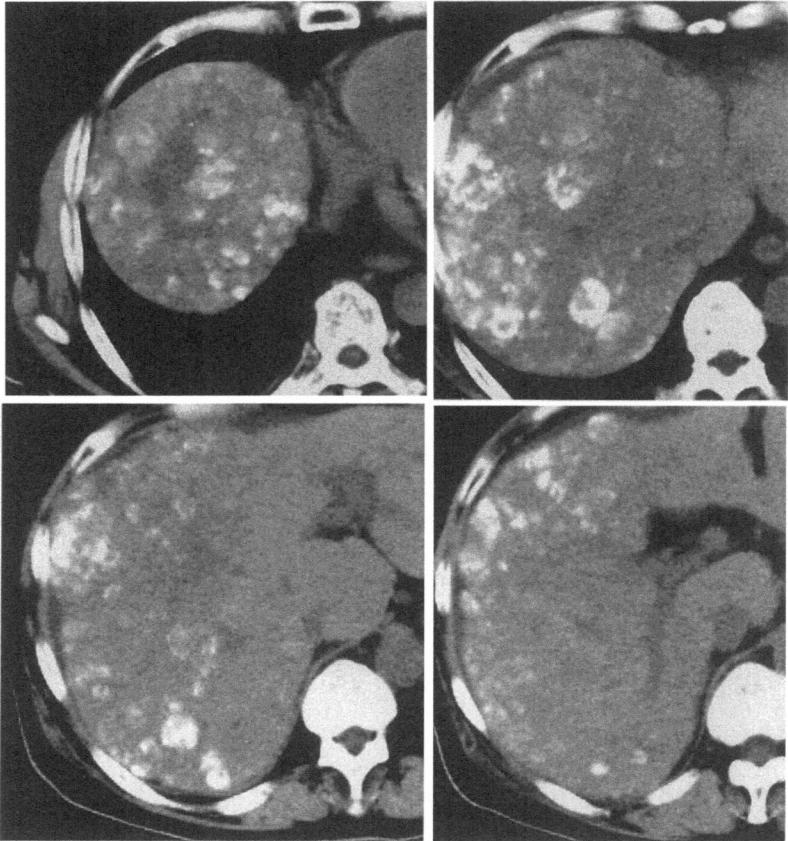

Abb. 5.16. Nativ-CT 14 Tage nach Chemoembolisation eines multifokalen HCC: Lipiodol-speicherung in den multifokalen Tumorknoten

Gabe und schnellen Sequenzen zeigen die arterielle Hyperperfusion bei stark vaskularisierten HCCs entsprechend der CT mit KM-Bolusinjektion.

Isotopendiagnostik

Aufgrund der häufigen falsch-positiven und -negativen Ergebnisse werden nuklearmedizinische Verfahren meist nicht zur Diagnostik hepatozellulärer Karzinome eingesetzt. Selten kann in der HBSS in der Anflutungsphase bei stark perfundierten Tumoren eine Anreicherung erkennbar sein, in Einzelfällen findet sich eine spärliche Anreicherung in der Speicherphase (Kudo et al. 1986; Lee et al. 1984; Takashima et al. 1982). In der überwiegenden Mehrzahl der Fälle erkennt man jedoch in der HBSS, wie auch im Kolloidscan, Speicherdefekte. Die Kombination von Kolloidscan und ^{67}Ga-Szintigraphie kann ggf. Zusatzinformationen liefern, da ^{67}Ga-Citrat angereichert wird (Buraggi et al. 1976; Hör et al. 1983; Ros 1990).

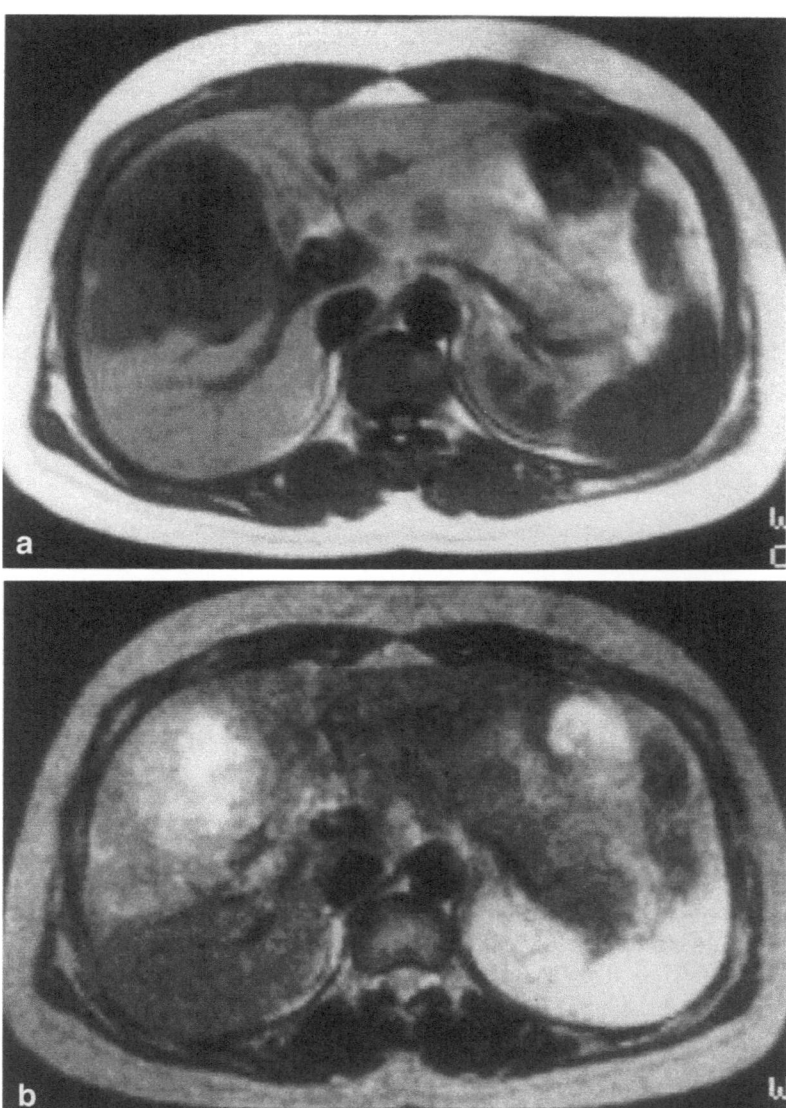

Abb. 5.17a, b. MRT eines großen, solitären HCC mit Infiltration eines Portalastes. **a** T1-Sequenz (TR: 31 ms, TE: 15 ms): hypointense, teils scharf, teils unscharf begrenzte Läsion; **b** T2-Sequenz (TR: 1600 ms, TE: 105 ms): Läsion hyperintenser als umgebendes Leberge-webe mit stark hyperintensen Arealen (Nekrosen)

Interventionell-radiologische Verfahren

US-gesteuerte Punktion

Bei differentialdiagnostischen Problemen kann die US- oder CT-gezielte Punktion mit Histologiegewinnung zur Diagnostik beitragen (Sheu et al. 1984).

US-gezielte Alkoholinjektion

Von einzelnen Autoren wurde die Injektion von 95%igem Äthanol in kleine, bis 4 cm große HCCs bei Patienten mit Leberzirrhose oder bei Operationsverweigerern durchgeführt, wodurch die Tumoren weitgehend beherrscht werden konnten (Livraghi et al. 1986; Sironi et al. 1991). Voraussetzung ist, daß die Tumoren sonographisch gut zu identifizieren sind.

Perkutane Drainagen

Insbesondere nach Linksresektionen können Gallenleckagen auftreten. Diese sowie Gallenlecks in anderer Lokalisation oder postoperative Blutungen können perkutan drainiert werden, so daß eine Relaparotomie nicht mehr erforderlich ist. Das Procedere entspricht dem in Abschn. 2.8 dargelegten Vorgehen.

5.2.2 Fibrolamelläres Karzinom (FLC)

Das fibrolamelläre Karzinom wurde lange als eine Sonderform des hepatozellulären Karzinoms angesehen; inzwischen betrachtet man es als unabhängige Tumorentität (Borchard 1989; Friedman et al. 1985; Ros 1990; Wong et al. 1982). Es tritt gehäuft bei jüngeren Männer auf. Von einigen Autoren wird angegeben, es habe eine bessere Prognose als das HCC (Craig et al. 1980; Ros 1990; Titelbaum et al. 1988). Es kann in ca. 60% reseziert werden, die mittlere Überlebenszeit wird mit 32−68 Monaten − im Gegensatz zu 6 Monaten beim HCC − angegeben (Craig et al. 1980; Titelbaum et al. 1988).

   Das FLC findet sich nicht in einer zirrhotisch umgewandelten Leber. Der Tumor weist radiäre fibröse Septen und eine zentrale Narbe auf, Nekrosen und Einblutungen bestehen im Gegensatz zum HCC nicht. Aufgrund dessen hat das FLC eine homogene Struktur in den bildgebenden Verfahren, z.T. mit eingelagerten Verkalkungen. Der Tumor imponiert als gut abgrenzbare Raumforderung. Eine Alphafetoprotein-(AFP-)Erhöhung wird meist nicht beobachtet (Friedman et al. 1985; Takashima et al. 1982). Das fibrolamelläre Karzinom kann − ähnlich wie das HCC − multifokal vorkommen.

   Auf Abdomenübersichtsaufnahmen können gelegentlich Kalzifikationen gesehen werden. Sonographisch ist der Tumor gut abgrenzbar, homogen, meist echoreich mit potentiellen zentralen Verkalkungen (Ros 1990). In der Nativ-CT ist das FLC hypodens und in der KM-unterstützten CT hypervaskularisiert. Angiographisch handelt es sich um einen stark vaskularisierten Tumor; es gibt „septierte" Formen, die angiographisch der FNH ähneln (Friedman et al. 1985; Vecchio et al. 1984).

Da das fibrolamelläre Karzinom ein seltener maligner Lebertumor ist (ca. 2% aller malignen Lebertumoren), sind Publikationen über sein Aussehen in der MRT selten. In T1-Sequenzen wird das FLC als signalarm, in T2-Bildern als signalreich beschrieben (Titelbaum et al. 1988). Die zentrale Narbe ist in der CT und in der Angiographie hypoperfundiert, in der MRT (auf T1- und T2-Sequenzen) hypointens.

5.2.3 Gallengangskarzinom

Das Gallengangskarzinom (cholangiozelluläres Karzinom, CCC) ist seltener als das HCC, es kommt vorwiegend im höheren Lebensalter vor (Borchard 1989). Als Hauptursache werden angeborene Fehlbildungen der Gallengänge und chronische Cholangitiden diskutiert; der Tumor soll gehäuft bei Colitis ulcerosa und in Südostasien bei Befall mit dem Leberegel auftreten (Warren u. Kern 1983).

Von der Lokalisation werden 3 Formen differenziert:
1. Peripheres Gallengangskarzinom, ausgehend von den Ductuli, intrahepatisch lokalisiert.
2. Zentrales (hiläres) Gallengangskarzinom, entweder diffus an den größeren Gallengängen entlangwachsend, wobei die Befunde an die sklerosierende Cholangitis erinnern (Nichols 1983), oder als Klatskin-Tumor (Klatskin 1965). Der Klatskin-Tumor ist ein intraduktales Hepatikusgabelkarzinom, das zu einer intrahepatischen Gallengangserweiterung bei normal weitem Ductus choledochus führt.
3. Distales Choledochuskarzinom: Hierbei sind die intrahepatischen Gallengänge und je nach Tumorlokalisation Teile oder der gesamte Ductus choledochus erweitert.

Im fortgeschrittenen Tumorstadium finden sich insbesondere bei intrahepatischer und hilärer Tumorlage eine ausgedehnte Leberparenchyminfiltration, Lymphknotenmetastasen im Leberhilus und retroperitoneal sowie eine Peritonealkarzinose.

Histologisch liegen zumeist Adenokarzinome vor. Klinisch findet sich bei zentraler Lokalisation ein Obstruktionsikterus. Bei peripherer Tumorlage entspricht die Klinik der anderer Lebertumoren.

Ultraschall

Periphere Tumoren verursachen meist echoarme oder seltener gemischt echogene fokale Läsionen (Abb. 5.18). Einen typischen Befund findet man bei zentralen Gallengangstumoren oder Klatskin-Tumoren. Man erkennt Raumforderungen im Leberhilus mit intrahepatischen Gallengangsdilatationen, die sich als „Doppelflinten-" oder „Schienenstrang"-Phänomene darstellen, d.h., vor und lateral der V. portae sind die erweiterten Gallengänge

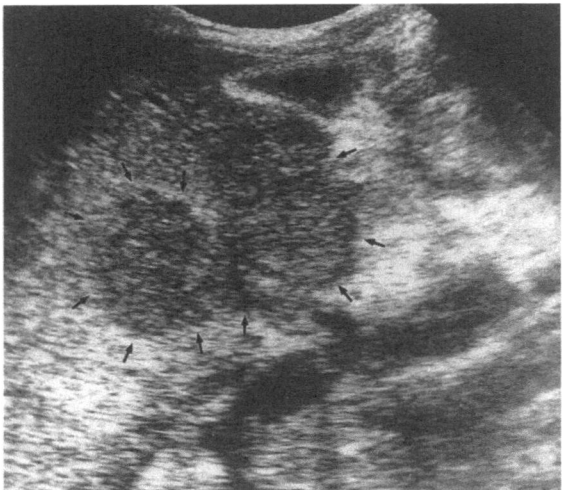

Abb. 5.18. Sonographischer Schrägschnitt durch die Leber. Knollig wachsendes Gallengangskarzinom *(Pfeile)*, ausgehend vom Leberhilus (Histologie durch US-Punktion)

als tubuläre Strukturen zu erkennen. Bei Klatskin-Tumoren erkennt man Tumoranteile im Bereich der Hepatikusgabel mit erweiterten intrahepatischen Gallengängen bei normal weitem extrahepatischen Ductus choledochus.

Mit der Sonographie ist – auch wenn kleine Tumoren nicht direkt zu sehen sind – der Ort der Obstruktion gut zu erfassen. Lymphknotenmetastasen im Leberhilus können in der Regel gut dargestellt werden (Honickman et al. 1983; Meyer u. Weinstein 1983). Bei peripheren Tumoren können gelegentlich lokal erweiterte Gallengänge vorkommen.

CT

Die CT bietet ähnliche Befunde wie der US. Man erkennt die intrahepatische Gallengangserweiterung, besonders gut nach i.v.-Kontrastierung der Portalvenen. Die Tumoren selbst sind als zentrale Raumforderungen etwa ab einer Größe von 2 cm Durchmesser zu erkennen (Abb. 5.19). Gallengangskarzinome sind meist hypovaskularisiert (Langer et al. 1990b), allerdings gibt es auch einzelne stärker perfundierte Tumoren.

Kleine, kurativ resektable Tumoren (Klatskin-Tumoren) können in der Regel nicht direkt dargestellt werden, die Obstruktion ist jedoch gut lokalisierbar. Bei ausgedehnten Tumoren kann mittels Angio-CT und Zeit-Dichte-Kurven gut zwischen hypoperfundierten cholangiozellulären und hyperperfundierten hepatozellulären Karzinomen differenziert werden. Des weiteren ist die Durchgängigkeit der zentralen V. portae einfach darstellbar.

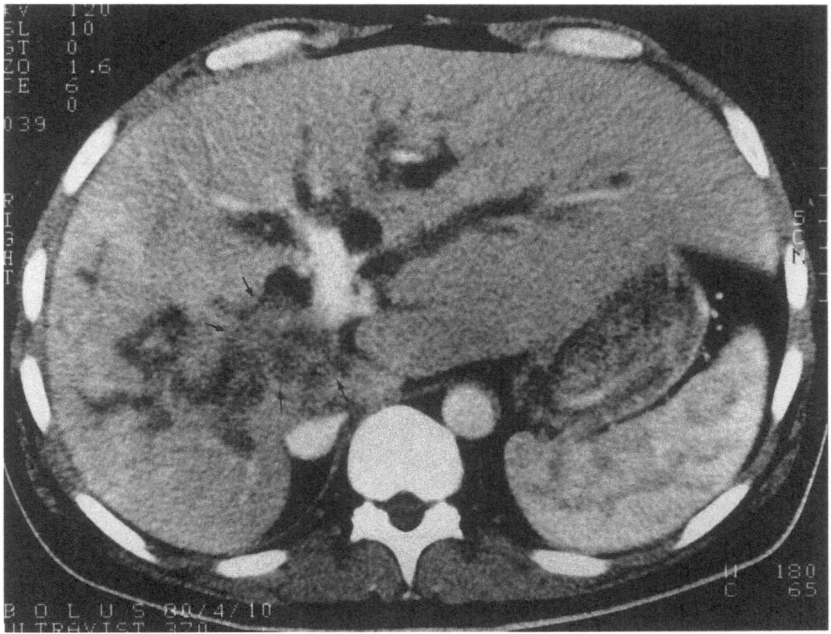

Abb. 5.19. CT: Zustand nach Operation eines Klatskin-Tumors; jetzt hypovaskularisiertes, infiltrativ wachsendes Rezidiv im Leberhilus mit deutlicher intrahepatischer Gallengangsstauung

ERC, PTC/PTCD

Aufgrund der schlechten Detektion kleiner zentraler Tumoren sind die invasiven Verfahren ERC (Abb. 5.20) und PTC/PTCD von Bedeutung. Zentrale Tumoren stellen sich in der Regel als umschriebene, hochgradig stenosierende Füllungsdefekte dar, mit konsekutiver intrahepatischer Gallengangserweiterung. Bei intrahepatischer Stauung wird, sofern eine PTC durchgeführt wird, in einem Untersuchungsgang eine perkutane Drainage (PTCD) oder ein Stent eingelegt.

Bei der ERC kann eine transpapilläre Endoprothese implantiert werden (Berk et al. 1982; Elgeti et al. 1981; Soehendra et al. 1982). Diffus infiltrierende Tumoren haben dasselbe Erscheinungsbild wie die sklerosierende Cholangitis.

Angiographie

Die Angiographie ist präoperativ indiziert. Insbesondere muß geklärt werden, ob die Wand der V. portae infiltriert ist und ob die A. hepatica extrahepatisch befallen ist. Typische angiographische Befunde sind (Abb. 5.21):
– ein hypovaskularisierter Tumor,
– Konturdefekte („encasement") der Arterien und Portalvenen,

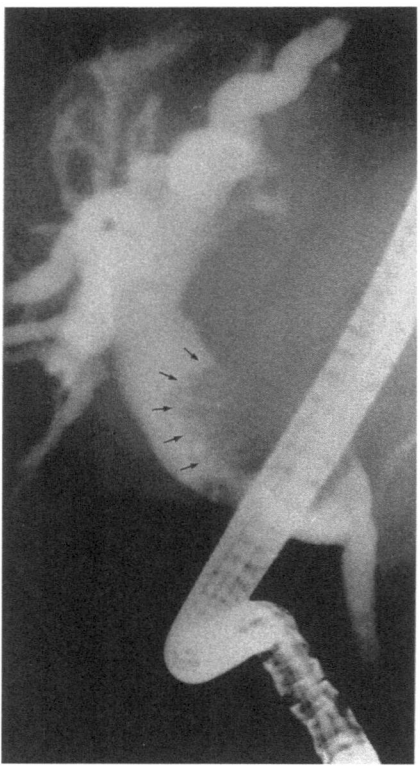

Abb. 5.20. ERC: Choledochuskarzinom, wandständiger Füllungsdefekt, Erweiterung der intrahepatischen Gallengänge

- Gefäßverschlüsse,
- Tumorgefäße innerhalb des Tumors,
- Tumor„blush" (Anfärbung in der Parenchymphase, selten) (Bücheler 1973, Reuter et al. 1986).

MRT

Cholangiozelluläre Karzinome werden beim Vorliegen gut differenzierter Adenokarzinome in T1-Bildern als signalarme, in T2-Sequenzen als signalreiche Läsionen beschrieben (Dooms et al. 1986). Zirrhöse Adenokarzinome erscheinen auf T2-Sequenzen nur gering signalintenser als normales Lebergewbe. Die erweiterten intrahepatischen Gallengänge sind auch in der MRT – wie in US und CT – nachweisbar.

Isotopendiagnostik

Zur Diagnostik oder Differentialdiagnose der Gallengangskarzinome tragen die nuklearmedizinischen Methoden wenig bei.

Bei großen Tumoren sieht man in der HBSS und im Kolloidscan Speicherdefekte. Bei intrahepatischer Cholestase kann in der HBSS der verzögerte

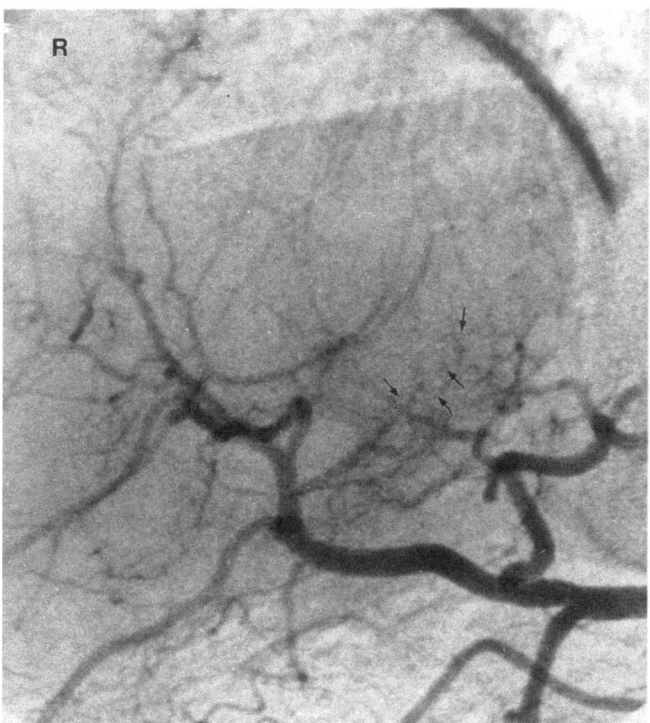

Abb. 5.21. i.a.-DSA eines cholangiozellulären Karzinoms: Gefäßunregelmäßigkeiten und -abbrüche *(Pfeile)*

Abfluß des Tracers gesehen werden (Weissmann et al. 1979); ggf. können, bis zu einem Bilirubinspiegel von 7−9 mg%, dilatierte Gallengänge nachgewiesen werden (Grabbe u. Bücheler 1988).

5.2.4 Hämangiosarkom

Das Hämangiosarkom (malignes Hämangioendotheliom des Erwachsenen) ist selten, es wird gehäuft nach PVC-, Arsen-(Winzer) und Thorotrastexposition beobachtet (Authenrieth u. Lange 1979; Koischwitz et al. 1981; Lellbach u. Marstelller 1981; Popper 1977).

Nach längerer Polyvinylchlorid-(PVC-)Exposition kommt es zunächst zur portalen Fibrose mit Hyperplasie der sinusoidalen Zellen und Hepatozyten, später findet eine Dilatation der Sinusoide zu zystischen Strukturen, sog. Peliosis hepatis, statt. Die Endothelzellen entarten schließlich, und das multifokale Angiosarkom entsteht (Lellbach u. Marsteller 1981; Popper 1977): multiple, schlecht abgrenzbare, z.T. zentral nekrotische Tumorknoten.

Nach Thorotrastexposition besteht eine Latenzzeit von 12−35 Jahren (Autenrieth u. Lange 1979).

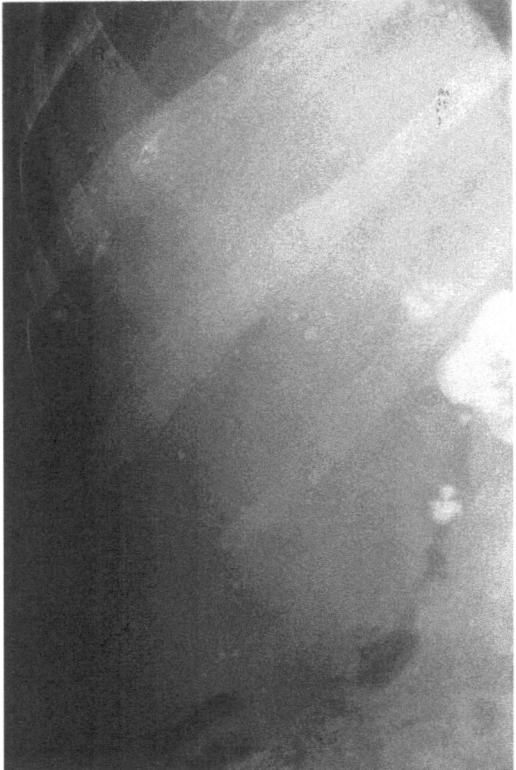

Abb. 5.22. Konventionelle Röntgenaufnahme des rechten Oberbauchs. Multiple, sehr dichte, rundliche Verschattungen in der Leber und in einige LK bei Thorotrastexposition vor 40 Jahren

Klinisch kann das Hämangiosarkom mit Hepatomegalie, Ikterus, Aszites, portaler Hypertension und ggf. Tumorruptur und konsekutivem akuten Abdomen einhergehen.

Abdomenübersichtsaufnahme

Nach Thorotrastgabe können netzartige oder auch grobschollige metalldichte Verschattungen in Leber, Milz und Lymphknoten beobachtet werden (Abb. 5.22).

Ultraschall

Meist finden sich eine Hepatomegalie und unscharfe fokale Läsionen unterschiedlicher Echogenität. Nekrosen stellen sich echoarm dar; blutgefüllte erweiterte Sinusoide sind oft echoreich, Thorotrastablagerungen sind stark hyperreflexiv mit dorsalem Schallschatten.

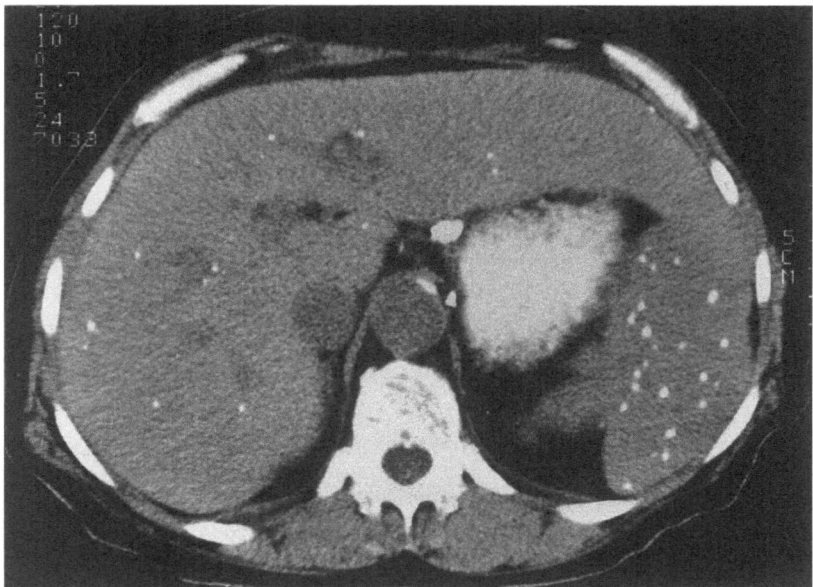

Abb. 5.23. Nativ-CT (Patienten von Abb. 5.22). Thorotrastablagerungen in Leber, Milz und LK

CT

Thorotrastablagerungen sind in der Nativ-CT (Abb. 5.23) als stark hyperdense Strukturen zu identifizieren, die multifokalen Tumorknoten sind nativ meist unregelmäßig begrenzt und unterschiedlich hypodens. Nach KM-Bolusinjektion erinnert das Kontrastverhalten an das von Hämangiomen (Itai u. Teraoka 1989; Mahony et al. 1982).

Angiographie

In der arteriellen Phase finden sich oft weite, seltener normalkalibrige zuführende Arterien (Koischwitz et al. 1981; Whelan et al. 1976) sowie pathologische Gefäße in der Tumorperipherie. Eine Kontrastierung der Tumorknoten persistiert bis über die venöse Phase hinaus, zentral sind oft avaskuläre Areale (Nekrosen) zu beobachten. In der indirekten Portographie können periphere Portaläste amputiert sein.

Isotopendiagnostik

Das Hämangiosarkom kann in der Bloodpoolszintigraphie mit markierten Erythrozyten ein dem Hämangiom ähnliches Verhalten zeigen (Brodsky et al. 1987) mit einem Speicherdefekt in der Frühphase und progredienter Anreicherung ab 3 min nach Injektion und persistierender Anreicherung bis in die Spätaufnahmen (Brodsky et al. 1987; Cordes et al. 1990).

5.2.5 Hepatoblastom

Das Hepatoblastom ist ein maligner Lebertumor des Säuglings- und Klein-
kindesalter. Der Tumor enthält neben epithelialen Zellen auch mesenchymale Anteile: Bindegewebe, Knorpel und gelegentlich Osteoid, aufgrund
dessen Tumorverkalkungen auftreten können.

Die Wachstumsform ist in der Regel solitär, selten multifokal oder diffus
infiltrierend. Das Hepatoblastom findet sich oft in einer bereits entwick-
lungsgestörten Leber bei intrahepatischen Gallengangsfehlbildungen oder
nach neonataler Hepatitis mit Zirrhose (Lassrich u. Prévòt 1983). Das sonographische Erscheinungsbild ähnelt dem HCC, das Echomuster ist unregelmäßig, meist bestehen hypo- und hyperreflexive Areale nebeneinander,
Verkalkungen kommen in bis zu 50% vor (Dachman et al. 1987; Miller u.
Greenspan 1985).

In der Nativ-CT sind die Tumoren meist hypodens, der Tumor buckelt die
Leberoberfläche oft vor; das befallene Segment ist deutlich vergrößert. Der
Tumor nimmt bei der dynamischen, KM-unterstützten CT meist nur gering
KM auf (Dachman et al. 1987; Miller u. Greenspan 1985) (Abb. 5.24). In der
MRT ähnelt das Hepatoblastom dem HCC:

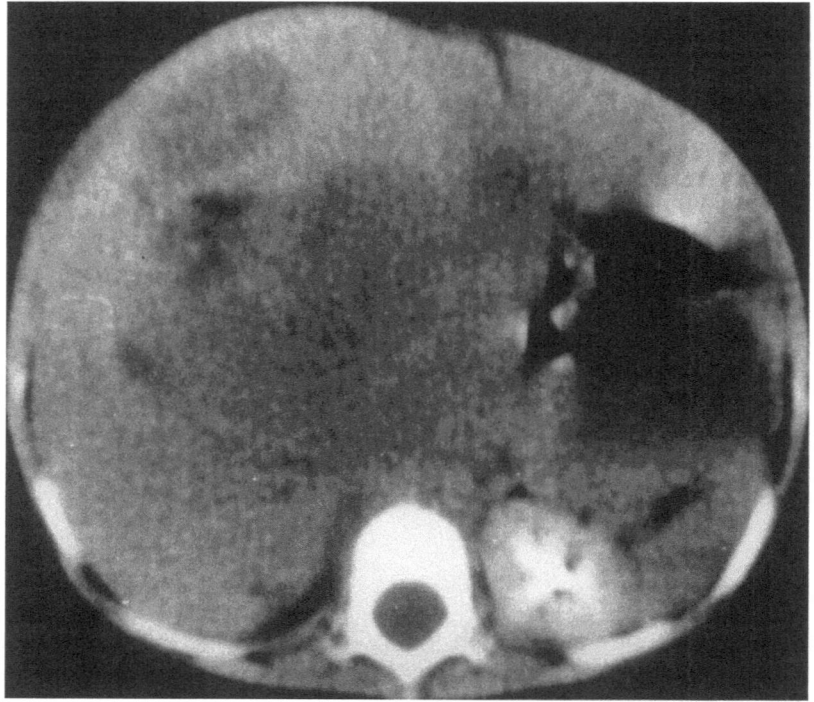

Abb. 5.24. CT mit KM bei ausgedehntem Hepatoblastom im rechten und linken Leberlappen mit Satellitenherden (7 Monate alter Junge)

- Es ist hypo-, iso- oder auch hyperintens im T1-Bild,
- mäßig hyperintens in T2-Sequenzen (Laniado u. Claussen 1989).

Angiographisch zeigt sich ein wirres, „anarchisches" Gefäßbild.

5.2.6 Seltene primäre maligne Tumoren

Andere seltene mesenchymale maligne Lebertumoren, wie Fibrosarkome,
Rhabdomyosarkome, Leiomyosarkome, haben unspezifische radiologische
Befunde, die keine Artdiagnose ermöglichen.

5.2.7 Operative Therapie

Nach chirurgischem Verständnis kommt für primär maligne Lebertumoren
nur die anatomische Hemihepatektomie, wenn notwendig sogar eine Triseg-
mentektomie, als Regeleingriff in Frage. Nur durch diese Verfahren werden
die generellen onkologischen Richtlinien bezüglich der möglichst radikalen
Entfernung der Lymph- und Gefäßabstromgebiete eines Tumors ausreichend erfüllt. Selbstverständlich müssen demnach auch die extrahepatischen
Lymphknoten im Lig. hepatoduodenale und entlang der A. hepatica communis sowie am Truncus coeliacus mit entfernt werden. Nur in Ausnahmefällen, so z.B. beim Vorliegen einer Zirrhose, erscheint eine Segmentresektion
oder eine atypische Teilresektion zur Erhaltung von möglichst viel funktio-
nierendem Lebergewebe erlaubt.

Die Operations- und Hospitalletalität beträgt bei der Resektion von hepatozellulären Karzinomen 5−10%, wobei der Hauptanteil auf die durch Zirrhose komplizierten und die erweiterten Resektionen entfällt. Die mittlere
Überlebenszeit der Patienten mit hepatozellulären Karzinomen liegt nach
großen Sammelstatistiken ohne Behandlung zwischen 1 und 6 Monaten. Die
Überlebenszeit ist natürlich vom Stadium der Erkrankung zum Zeitpunkt
der Diagnose abhängig und dürfte durch den Einsatz verbesserter diagnostischer Verfahren heute höher liegen (Neuhaus et al. 1984a, b; Neuhaus u.
Blumhardt 1990).

Nach Tumorresektionen überleben dagegen über 60% der Patienten
mehr als 2 Jahre und etwa 40% der Patienten mehr als 5 Jahre. Da die Operation die einzige Aussicht auf Heilung und ebenso die beste Palliativmaßnahme darstellt, sollten alle resektablen Tumoren, auch die mit sichtbar
ungünstiger Prognose (multilokuläres Wachstum, infiltrierendes Wachstum)
aggressiv chirurgisch behandelt werden. Dabei sind auch grenzwertig erweiterte Resektionen mit Ersatz der V. portae und der V. cava individuell
erfolgreich.

Durch die Fortschritte der chirurgischen Technik sind heute praktisch alle
onkologisch sinnvoll zu operierenden primären Lebertumore resezierbar.
Für die nichtresezierbaren Tumorformen kommt als Ultima ratio die totale
Hepatektomie und Lebertransplantation in Frage. Hier treffen aber ungünstige, fortgeschrittene Tumorstadien (häufig mit Mikrometastasierung)

zusammen mit dem Problem der Immunsuppression, so daß die Heilungsrate nach Lebertransplantation ausgesprochen ungünstig ist. Für viele Patienten bedeutet die Lebertransplantation aber eine Palliativmaßnahme mit guter Lebensqualität über 2−3 Jahre (Neuhaus et al. 1986; Steffen et al. 1991).

Eine gute und erfolgversprechende Indikation ist die Transplantation bei Patienten mit kleinen hepatozellulären Karzinomen in Zirrhose, bei denen wegen der Zirrhose eine Resektion nicht mehr möglich ist. Hier kann ein frühes Tumorstadium radikal behandelt werden und gleichzeitig die ursächliche Grundkrankheit, nämlich die mit einer erhöhten Karzinominzidenz einhergehende Zirrhose, beseitigt werden.

Neben den mit 90% aller malignen Lebertumoren zahlenmäßig weit überwiegenden hepatozellulären Karzinomen finden sich als prognostisch günstigere Variante das fibrolamelläre Karzinom und mit ungünstigerer Prognose als Tumor des Erwachsenenalters das reine cholangiozelluläre Karzinom und das Hämangiosarkom. Die Operation dieser Tumoren entspricht dem Vorgehen bei hepatozellulären Karzinomen, weder die Chemotherapie noch andere Tumorbehandlungsformen bieten heute eine reelle Alternative.

Beim Hepatoblastom des Kindesalter wiederum ist die Kombination aus Chemotherapie und chirurgischer Resektion ein vielversprechender neuer Therapieansatz. In vielen Fällen wurde ein primär inoperables Hepatoblastom durch die vorausgehende Chemotherapie resektabel.

Eine Reihe seltener maligner Tumoren läßt sich durch die präoperative Diagnostik und auch die intraoperative Schnellschnitthistologie nicht eindeutig zuordnen. Hier wie in allen anderen Fällen unklarer solider Läsionen der Leber ist die Resektion unter Berücksichtigung einer heute relativ geringen Komplikationsrate angezeigt.

5.3 Sekundäre Tumoren

5.3.1 Lebermetastasen

Lebermetastasen sind die häufigsten malignen Lebertumoren. Sie können solitär und multipel vorkommen oder die Leber diffus durchsetzen. Bei der diffusen Infiltration besteht kaum noch normales Lebergewebe. Metastasen sind fast ausschließlich durch die A. hepatica und nur gering durch die V. portae (Lin et al. 1984) perfundiert. Die Klinik ist atypisch, eine Hepatomegalie ist ein später, aber regelmäßiger Befund.

Abdomenübersichtsaufnahme

Bei massiver Hepatomegalie kann ein ipsilateraler Zwerchfellhochstand bzw. eine abdominelle Darmgasverlagerung vorhanden sein. Metastasen einzelner Primärtumoren können kalzifieren (Adenokarzinom des Kolons, Insulinom, Melanom, medulläres Schilddrüsenkarzinom, Magenkarzinom,

Mammakarzinom, Neuroblastom, Pleuramesotheliom, Leiomyosarkom u.a.) (Karras et al. 1962; McAfee u. Donner 1962). Osteosarkommetastasen können ossifizieren.

Ultraschall

Sonographisch gibt es unterschiedliche Erscheinungsbilder von Metastasen. Ein typischer Hinweis auf das Vorliegen von Lebermetastasen ist das Vorhandensein eines Halos, der durch komprimiertes Lebergewebe erklärt wird (Wernecke 1989) (Abb. 5.25). Folgende morphologische Typen können differenziert werden (Koischwitz 1980; Beyer u. Schulze 1983):

Typ I: echofrei, dorsale Schallverstärkung,
Typ II: echoarm,
Typ III: echoreich,
Typ IIIa: echoreich mit echoarmem Randsaum (Kokarde, Targetläsion),
Typ IIIb: echoreich mit echoarmem Zentrum (bull's eye lesion),
Typ IIIc: echoreich mit dorsaler Schallverstärkung (Tumorverkalkung),
Typ IV: Kombinationsformen,
Typ V: diffus veränderte Echostruktur bei disseminierter Lebermetastasierung.

Der Typ III (mit Unterformen) ist meist bei gastrointestinalen Tumoren und z.T. bei Bronchuskarzinomen und Mammakarzinomen zu beobachten. Typ II kommt insbesondere bei epithelialen Tumoren vor. Die seltenen echofreien Metastasen – als Hinweis für Nekrosen – werden z.T. bei metastasierenden Sarkomen und malignen Melanomen beobachtet.

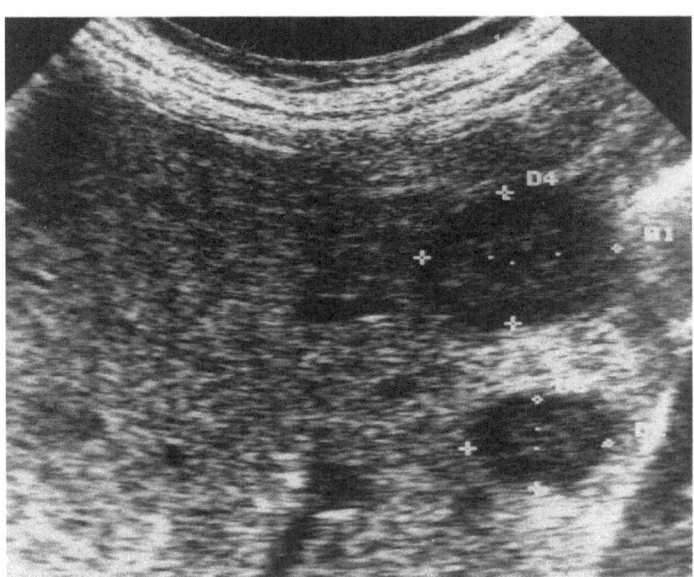

Abb. 5.25. US-Längsschnitt durch den rechten Leberlappen: 2 echoarme Metastasen mit Halo eines Mammakarzinoms

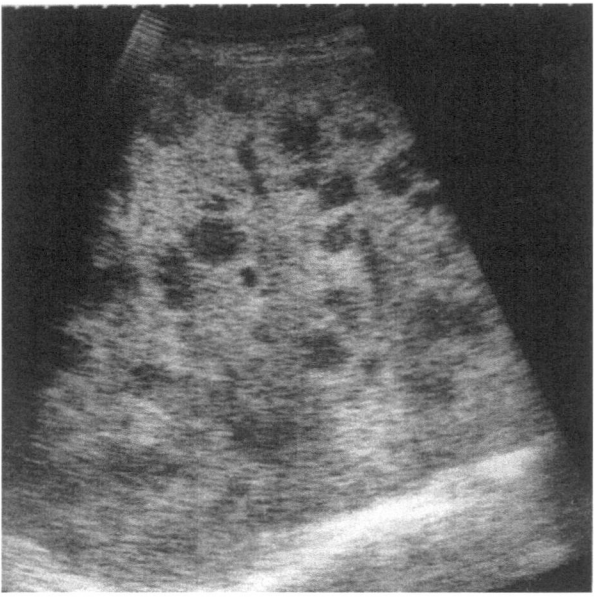

Abb. 5.26. Lateraler US-Längsschnitt durch die rechte Leber: diffuse Durchsetzung mit kleinen, echoarmen Metastasen; durch die Steatosis besonders deutlich sichtbar

Einen eindeutigen Hinweis auf den zugrundeliegenden Primärtumor kann man durch die Sonographie nicht erhalten, da in ca. 20% 2 verschiedene und in ca. 4% 3 und mehr unterschiedliche Metastasentypen nebeneinander vorkommen.

Bei Metastasen mit ähnlicher Echogenität wie das umgebende Lebergewebe muß auf eine Vorbuckelung der Leberoberfläche, eine Gefäßverlagerung oder eine Abrundung des linken Leberlappens geachtet werden. Probleme der Abgrenzung von Metastasen bestehen insbesondere bei kleinen Filiae ohne Halo und einer Steatosis hepatis, da im letztgenannten Fall oft die Impedanzunterschiede zur Metastasenabgrenzung nicht ausreichen.

Die minimale Größe zur Metastasendetektion mit Ultraschall ist abhängig von den Impedanzunterschieden zum umgebenden Leberparenchym. Bei hohen Impedanzsprüngen sind teilweise schon Metastasen von wenigen Millimetern bis 0,5 cm Größe zu erkennen, üblicherweise sind sie ab ca. 1 cm Durchmesser sichtbar (Abb. 5.26). Der sonographischen Diagnostik entgehen insbesondere subkapsulär gelegene, kleine Metastasen.

IOUS

Es werden hochfrequente (5–10 MHz), sterilisierbare, kleine Schallköpfe verwandt; die Leber muß systematisch und vollständig untersucht werden. Insbesondere bei geplanten Leberteilresektionen wegen solitärer oder weni-

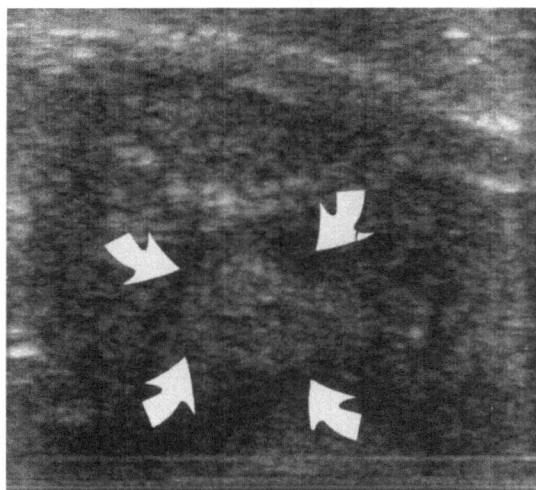

Abb. 5.27. IOUS: 8 mm große,
echoreiche Metastase eines
kolorektalen Karzinoms
(Pfeile)

ger Filiae ist es für die Prognose von Wichtigkeit, kleine, präoperativ nicht
entdeckte Metastasen festzustellen.

Oberflächennahe Filiae können durch Inspektion und Palpation erfaßt
werden, tiefer lokalisierte, kleine Metastasen von einigen Millimetern
Durchmesser sind oft erst durch den IOUS nachweisbar und können ggf.
direkt reseziert werden (Abb. 5.27).

Des weiteren kann die Beziehung von Metastasen zu den intrahepatischen Gefäßen gut dargestellt werden (Parker et al. 1989; Rifkin et al. 1987;
Simeone 1990).

CT

Die Detektionsrate für Filiae ist abhängig von den verwandten CT-Geräten
und Untersuchungsmodalitäten. Der Metastasennachweis ist abhängig vom
Dichteunterschied der Läsion zum umgebenden Leberparenchym; er muß
mindestens 10−15 HE betragen.

In der Nativ-CT sind Metastasen zumeist hypodens, Verkalkungen sind
sehr gut nachweisbar; bei einer Steatosis sind Filiae nativ oft nicht abgrenzbar; bei schwerer Fettleber können sie in Einzelfällen − wie Gefäße − nativ
hyperdens erscheinen. Da die Detektionsrate insbesondere kleiner Filiae mit
der Nativ-CT wie mit der CT nach i.v.-Tropfinfusion ungenügend ist, wird
heutzutage die KM-Bolusinjektion angewandt (Abb. 5.28). Sie zeigt oft früharteriell eine geringe periphere Hyperperfusion, in der Spätphase imponieren die Metastasen wieder hypodens.

Eine Verbesserung der Detektion wird nach i.v.-Gabe öligen Kontrastmittels (EOE-13), das vom RES der Leber und Milz selektiv aufgenommen
wird, beschrieben (Miller et al. 1984). Das KM ist allerdings wegen erheb-
licher Nebenwirkungen in Deutschland nicht kommerziell erhältlich.

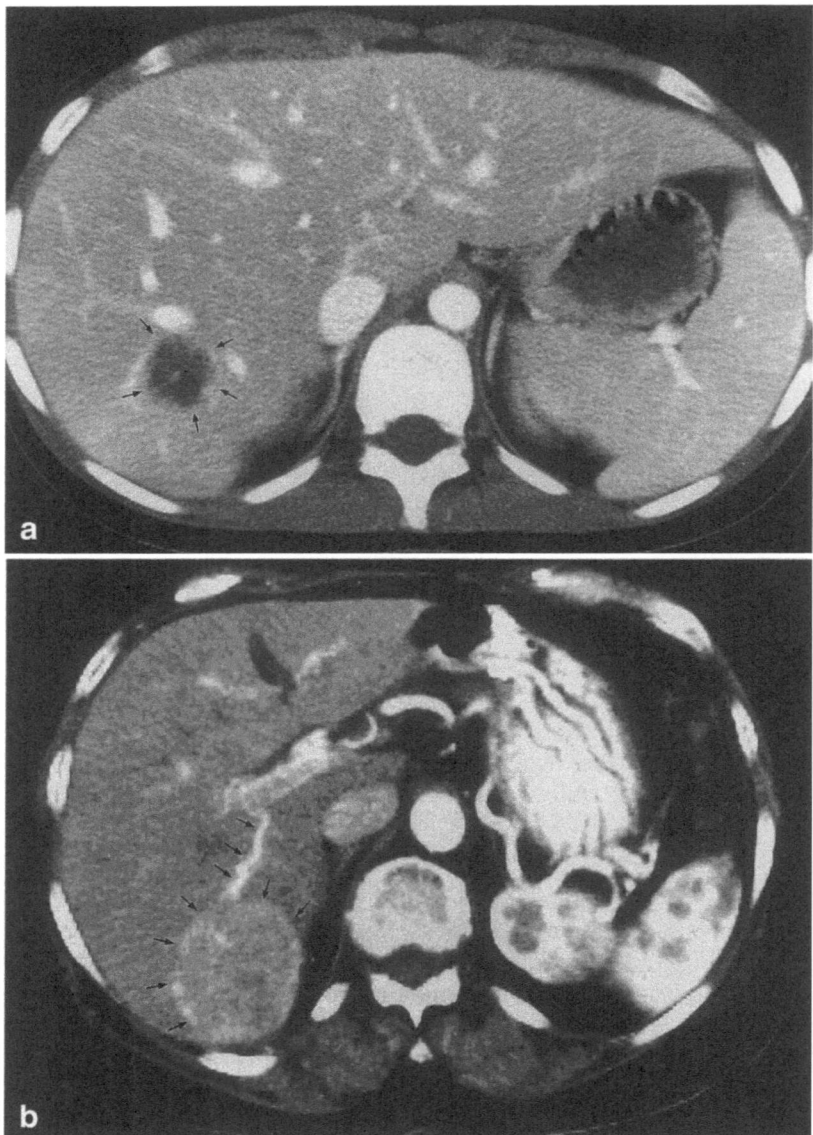

Abb. 5.28a, b. CT mit KM-Bolus. **a** 2 cm große, solitäre, hypodense Metastase eines Kolon-karzinoms *(Pfeile)*. **b** Hypervaskularisierte Metastase *(Pfeile)* eines Gastrinoms mit kaliber-starker zuführender Arterie *(obere Pfeile)*

Sofern bei Leberfiliae eine Resektion erwogen wird, muß präoperativ ihre Anzahl und Lokalisation bekannt sein. Hierzu liegt die beste Detektionsrate, auch für kleinere Metastasen um 1 cm Durchmesser, für die CT-Portographie (CTAP) vor, evtl. ergänzt durch die D-CTAP (delayed CT-Portographie), um Perfusionsdefekte auszuschließen (Heiken et al. 1989; Nelson et al. 1989). Bei stark hypervaskularisierten Metastasen hormonaktiver Tumoren kann auch die CT-Hepatikographie (CTHA) zur Detektion kleinere Filiae herangezogen werden.

Bei differentialdiagnostischen Schwierigkeiten fokaler Läsionen kann die CT- oder US-gezielte Punktion mit kaliberstärkeren Nadeln (>1 mm Durchmesser), mit denen Material zur histologischen Untersuchung gewonnen werden kann, weiterhelfen.

MRT

Mit der MRT ist die Detektionsrate von Leberfiliae sehr gut. Die Sensitivität wird z.T. höher angegeben als für die unterschiedlichen CT-Modalitäten (Bernadino 1990; Ferrucci 1988, 1990; Stark 1987, 1990).

Allerdings wird die Detektion für kleine Metastasen als schlecht beschrieben (Heiken et al. 1989).

Es werden grundsätzlich T1- und T2-Sequenzen benötigt. Metastasen sind in T1-Bildern hypointens und unterschiedlich hyperintens in T2-Sequenzen (Abb. 5.29). Besonders wichtig erscheint es, Filiae von den oft vorkommenden benignen Läsionen – wie Zysten und Hämangiomen – zu differenzieren. Dies gelingt zumeist mit Multiechosequenzen in den stark T2-gewichteten Aufnahmen. Zysten zeigen auf allen Sequenzen eine Signalintensität (SI) wie Liquor cerebrospinalis, Hämangiome weisen bei zunehmender T2-Wichtung eine zunehmende SI auf (Glühbirnenzeichen, „light-bulb sign").

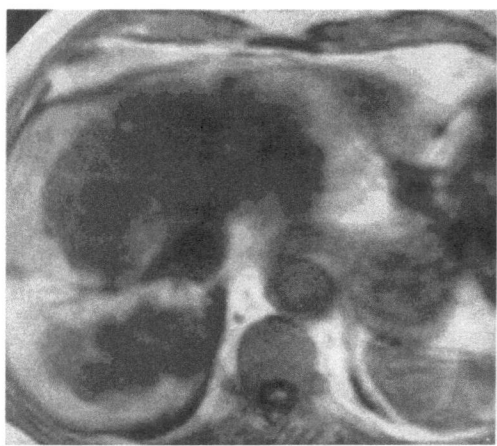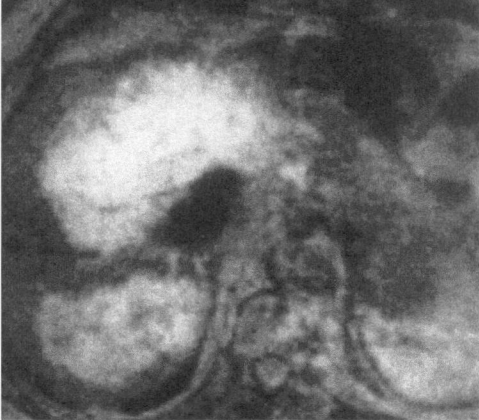

Abb. 5.29. MRT: ausgedehnte, konfluierende Metastasen eines Kolonkarzinoms. *Links:* T1-Aufnahme (TR: 31 ms, TE: 12 ms): Metastasen signalarm; *rechts:* T2-Aufnahme (TR: 1600 ms, TE: 105 ms): Metastasen signalintenser als gesundes Lebergewebe

Allerdings besteht letzteres auch in 6% der malignen fokalen Läsionen, und zwar bei hypervaskularisierten Metastasen (Karzinoid, malignes Insulinom, Phäochromozytom, z.T. Pankreaskarzinom) (Andersson et al. 1987; Wittenberg 1990).

Auch in der MRT werden morphologische Hinweise für Filiae in den T1- und T2-Sequenzen beschrieben, z.T. den sonomorphologischen Typen entsprechend (Wittenberg 1990):

T1-doughnut sign: hypointenser im Zentrum,

T2-target sign: hyperintenser im Zentrum, ggf. zusätzlich signalintenser äußerer Rand,

T2-halo sign: äußerer hyperintenser Rand.

Nach i.v.-Gabe von Gd-DTPA kann bei Verwendung schneller Sequenzen der Vaskularisierungsgrad — ähnlich wie mit der dynamischen CT — bestimmt werden (Wittenberg 1990). Superparamagnetische KM (Ferrite) werden in den Kupffer-Zellen aufgenommen, nicht dagegen in den Zellen der Metastasen. In T2-Sequenzen erscheint so normales Leberparenchym hypointens, Metastasen bleiben signalreicher. Durch Ferrite werden kleinere und zahlreichere Filiae entdeckt als mit der Nativ-MRT (Abb. 5.30). Die zeitliche Ferritaufnahme zur Differenzierung fokaler Leberläsionen ist noch nicht letztlich geklärt (Wittenberg 1990).

Ebenfalls ist der Stellenwert der USIOP (ultra-small iron oxide particles), die das Kapillarendothel passieren können, für die Diagnostik fokaler Leberläsionen noch nicht determiniert (Weissleder et al. 1990). Spezielle Verbindungen, die USIOP enthalten, sollen an die Oberflächenmembran der Hepatozyten gebunden werden und so selektiv die Signalintensität der Leber und nicht zusätzlich die der Milz in der MRT verändern (Wittenberg 1990; Weissleder et al. 1991). Die Reduzierung der SI der Leber in T2-Aufnahmen ist stärker als durch die bisher verwandten Ferrite.

Angiographie

Zur Gefäßdiagnostik der Leber wird heutzutage zumeist die i.a.-DSA eingesetzt. Die angiographischen Verfahren sind zur Metastasendiagnostik nicht mehr indiziert, allerdings werden sie präoperativ in Kombination mit invasiven CT-Verfahren (CTAP, CTHA) oder interventionell-therapeutisch zur i.a.-Chemoembolisation oder -therapie eingesetzt.

Hypovaskularisierte Filiae zeigen sich durch Verlagerungen, Einengungen, Arrosionen und Abbrüche von Gefäßen in der Parenchymphase als hypovaskularisierte Bezirke. Stark durchblutete Metastasen zeigen Tumorgefäße, a.v.-Shunts, KM-Seen und eine inhomogene KM-Anfärbung in der Parenchymphase (Abb. 5.31). In den indirekten Portographien finden sich Gefäßverlagerungen, Abbrüche und Verschlüsse von Portalästen sowie KM-Aussparungen in der Parenchymphase.

Bei nichtresektablen Metastasen (Gross-Fengels et al. 1991; Kobayashi et al. 1987; Scholz et al. 1991), insbesondere kolorektaler Karzinome oder hormonaktiver Tumoren, kann durch die Chemoembolisation teilweise das

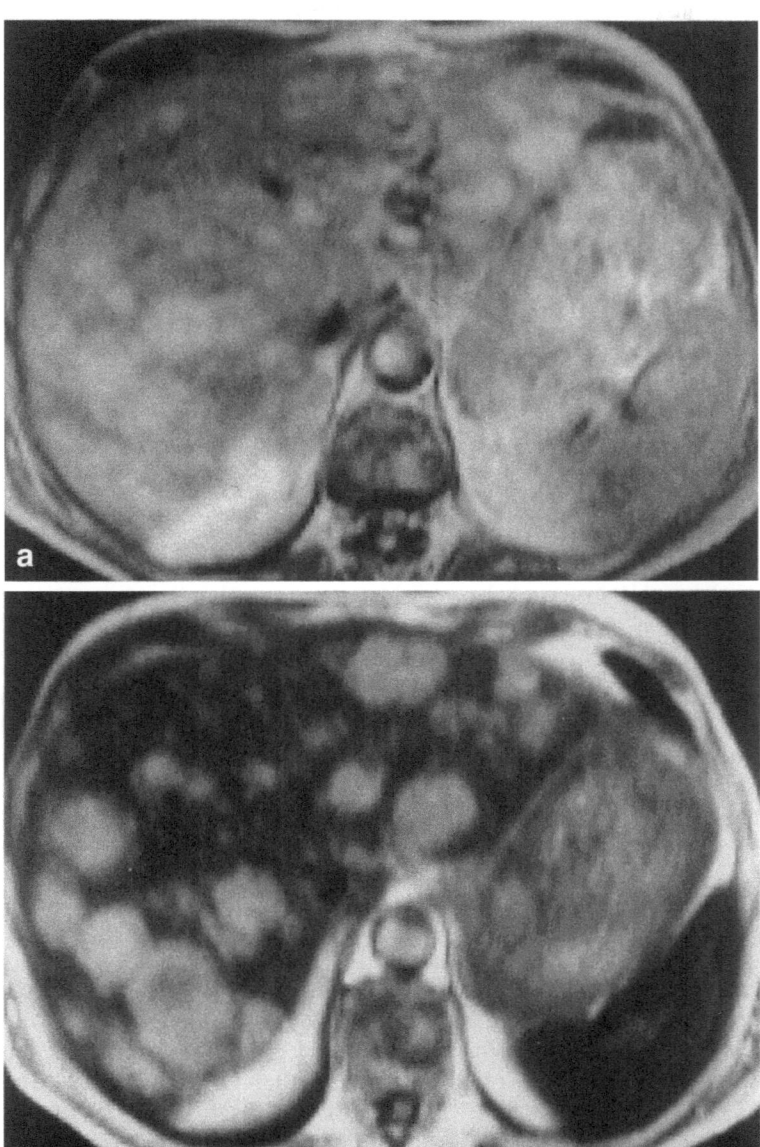

Abb. 5.30a, b. MRT eines Patienten mit Lebermetastasen **a** vor und **b** 1 h nach i.v.-Gabe eines superparamagnetischen Eisenoxids. Durch das superparamagnetische Kontrastmittel ist das normale Leberparenchym deutlich signalvermindert (durch diffuse Reduktion der T2-Relaxationszeit), während die neoplastischen Läsionen, die kein retikuloendotheliales System ernthalten, keine Eisenaufnahme zeigen und ihre relativ hohe Signalintensität behalten. So werden die Metastasen besser demarkiert und kleinere Filiale sind deutlicher abgrenzbar. Das Milzparenchym ist ebenfalls signalvermindert. (Abbildungen von Prof. Ferrucci, MGH, Harvard Medical School, freundlicherweise zur Verfügung gestellt)

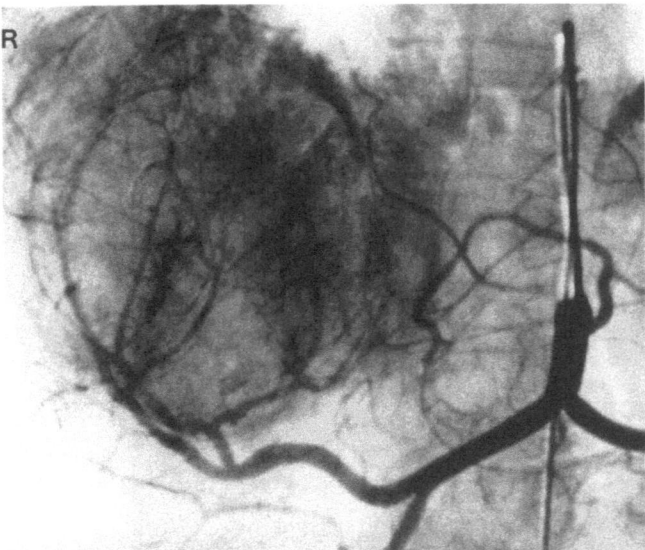

Abb. 5.31. Zöliakographie: hypervaskularisierte Metastasen eines Insulinoms

Tumorwachstum aufgehalten werden. Die Technik der Chemoembolisation entspricht der bei HCCs. Bei kolorektalen Tumoren ist 5-Fluoruracil (FU) das Chemotherapeutikum der 1. Wahl, Mitomycin C das der 2. Wahl.

Sofern zur lokalen Chemotherapie von Leberfiliae ein Port-a-cath implantiert wird, empfiehlt es sich, diesen jeweils vor der Chemotherapie mit verdünntem KM unter DSA-Bedingungen darzustellen. Thrombosierte Leberports können lokal lysiert werden.

Isotopendiagnostik

Mit nuklearmedizinischen Verfahren stellen sich Metastasen ab 2−3 cm Durchmesser in der Regel als Speicherdefekte in der HBSS oder im Kolloidscan dar. Kleinere Metastasen sowie solche im Leberhilus und im linken Leberlappen sind oft nur mit der SPECT festzustellen (Biersack 1983; Büll et al. 1983; Grabbe 1988; Hör et al. 1983; Laux u. Botsch 1980). Derartige Speicherdefekte sind jedoch unspezifisch und gleichfalls bei Hämangiomen, Zysten und Abszessen zu beobachten. Größere Metasasen kolorektaler Karzinome oder von Pankreaskarzinomen können teilweise mit der Immunszintigraphie mit radioaktiv markierten Antikörpern gegen CEA oder CA 19−9 abgebildet werden (Abb. 5.32) (Montz et al. 1985).

Mit der [131]J-Ganzkörperszintigraphie können Metastasen des Schilddrüsenkarzinoms aufgedeckt werden (Sarkar 1988); beim Phächromozytom kann zur Metasasensuche [131]J-MIBG eingesetzt werden (Gross 1988).

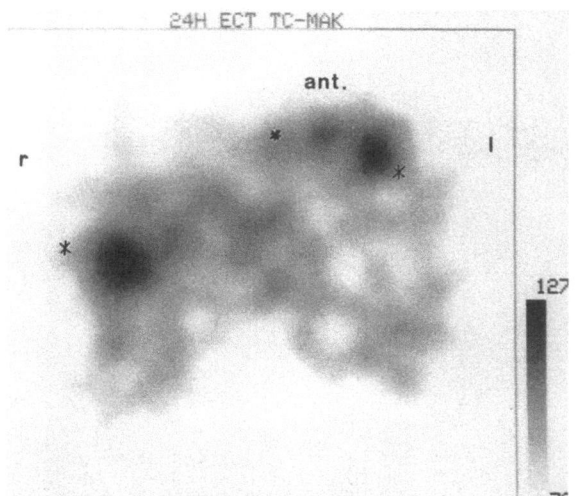

Abb. 5.32. Axiale SPECT, 24 h nach Injektion eines CEA-AK; Darstellung von 3 Lebermetastasen (*)

5.3.2 Leberbefall bei malignen Systemerkrankungen

Die Leber ist bei malignen Systemerkrankungen – im Gegensatz zur Milz – deutlich seltener betroffen; beim M. Hodgkin schwanken die Literaturangaben zwischen 5 und 20%, bei Non-Hodgkin-Lymphomen (NHL) zwischen 10 und 50% (Münster 1989; Stark 1988). Beim M. Hodgkin wird ein Leberbefall *ohne* Milzbefall praktisch nicht beobachtet. Eine *diffuse Infiltration* ist in der Regel nur histologisch und nicht mit bildgebenden Verfahren nachweisbar.

Ultraschall und CT

Infiltrate bei M. Hodgkin und NHL sind sonographisch meist echoarm, oft unregelmäßig begrenzt, selten dagegen rundlich konfiguriert, echoreich oder echofrei (Frommhold u. zur Nedden 1989).

In der CT stellen sie sich zumeist hypodens dar (Abb. 5.33) und bleiben auch nach KM-Gabe hypodens. Ihre Konfiguration ist in der Mehrzahl der Fälle landkartenartig (Lünig 1989).

MRT, Angiographie, Isotopendiagnostik

Die Signalintensitäten der Lymphominfiltrationen sind meist auf T1-Sequenzen gering hypointens und auf T2-Bildern gering hyperintens. Aber auch andere Signalintensitäten wurden beschrieben (Stark et al. 1988; Rummeny et al. 1988).

Angiographisch kann gelegentlich eine inhomogene Parenchymanfärbung festgestellt werden, charakteristische Befunde finden sich jedoch nicht.

Nuklearmedizinisch wird bisweilen eine inhomogene Minderspeicherung beobachtet.

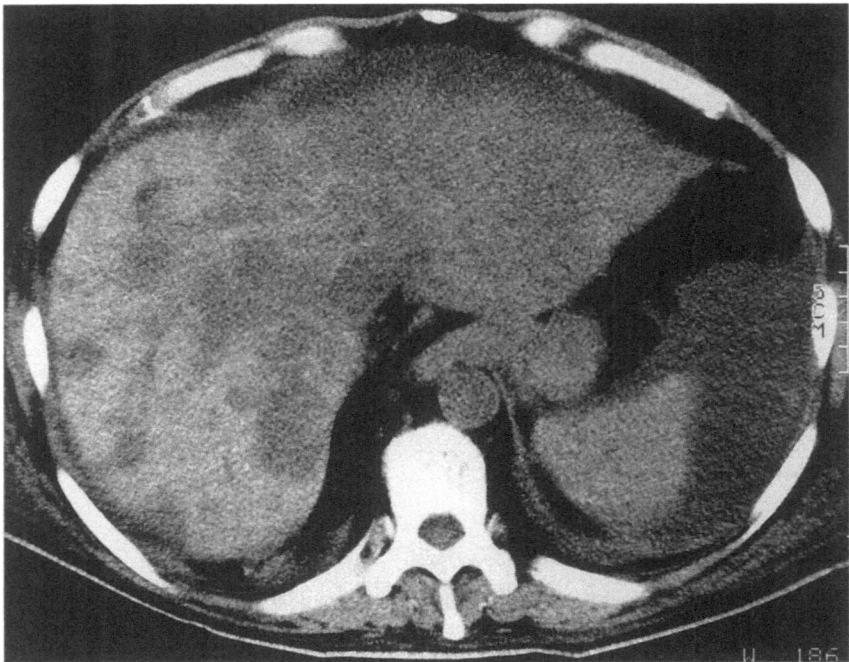

Abb. 5.33. Nativ-CT bei M. Hodgkin, Stadium IV: landkartenartige, hypodense Läsionen, die gesamte Leber durchsetzend (US-Punktion: Hodgkin-Infiltrate)

5.3.3 Operative Therapie

Leberresektionen wegen Metastasen kolorektaler Karzinome werden heute routinemäßig durchgeführt. Dabei überleben etwa 80% der Patienten 2 Jahre, 60% 3 Jahre, 40% 4 Jahre und 25–30% 5 Jahre nach der Operation. Somit bietet die Resektion von Lebermetastasen kolorektaler Karzinome ebenso wie die Resektion von Lungenmetastasen für einen kleinen Teil der Patienten eine reale Heilungschance. Es darf aber nicht vergessen werden, daß a priori die zur Resektion kommenden Patienten bereits eine kleine Auswahl aller Patienten mit Lebermetastasen darstellen, und daß diese Selektion bezüglich Anzahl und zeitlichem Auftreten der Metastasen, Art und Stadium des Primärtumors und des Verteilungsmusters der Metastasen viele Patienten von einer Resektion ausschließt (Neuhaus et al. 1984; 1986).

Als Resektionsform ist eine nichtanatomische oder Segmentresektion mit einem maximalen Abstand der Resektionslinie vom Tumor von etwa 10 mm ausreichend. Aus chirurgisch-technischen Gründen wird trotzdem häufig die anatomische, größere Leberteilresektion gewählt. Durch die Regenerationsfähigkeit der normalerweise gesunden Restleber ist hier kein Problem zu erwarten, und die Letalität nach Leberresektion wegen Metastasen liegt unter 5%. Wichtig ist, daß vor der Resektion von Lebermetastasen ein extrahepatisches Tumorwachstum möglichst sicher ausgeschlossen wird, da solche Patienten von einer Leberresektion nicht profitieren. Weiterhin erscheint es sinnvoll, bei großen anatomischen Resektionen ein Intervall von 3–6 Wochen nach einer Rektumoperation verstreichen zu lassen, weil die Wahrscheinlichkeit chirurgischer und intensivmedizinischer Komplikationen so geringer ist.

Auch Metastasen anderer Primärtumoren wie Mammakarzinom, Schilddrüsenkarzinom, Melanom, Nieren- und Nebennierenkarzinom usw. sind bereits, zumindest mit gutem Palliativerfolg, reseziert worden. Der langfristige Überlebensvorteil gegenüber dem spontanen Verlauf ist aber mit statistisch belegbaren Daten bisher nicht gesichert. Dagegen ist die Resektion von Metastasen endokrin aktiver gastrointestinaler Karzinome vorteilhaft und indiziert. Nicht nur die quälende Symptomatik (Karzinoid, Inselzellkarzinom) wird beseitigt, sondern es bestehen auch reale Heilungschancen, wenn der Primärtumor in toto entfernt werden konnte. So sind zahlreiche, gut belegte Einzelfälle einer Rezidivfreiheit nach Leberresektion, aber auch nach Lebertransplantation bekannt.

Literatur

Allaire GS, Rabin L, Ishak KG, Sesterhem IA (1988) Bile duct adenoma: a study of 152 cases. Am J Surg Pathol 12:708

Andersson T, Eriksson B, Hemmingson A, Lindgren PG, Öberg K (1987) Angiography, computed tomography, magnetic resonance imaging and ultrasonography in detection of liver metastases from endocrine gastrointestinal tumors. Acta Radiol 28:535

Anthony PP (1987) Tumors and tumor-like lesions of the liver and biliary tract. In: Macsween RNM, Anthony PP, Schlub PJ (eds) Pathology of the liver, 2nd edn, chap 17. Churchill Livingstone, Edinburgh London Melbourne New York, pp 574–645

Atkinson GO, Kodroff M, Sones PJ, Gay BB (1980) Focal nodular hyperplasia of the liver in children: a report of three new cases. Radiology 137:171

Autenrieth J, Lange S (1979) Thorotrastosen. Ein Rückblick. Röntgenblätter 32:71

Baum JK, Holtz F, Bookstein JJ, Klein EW (1973) Possible association between benign hepatomas and oral contraceptives. Lancet II:926

Berk RN, Cooperberg PK, Gold RP, Rohrman CA jr, Ferrucci JT jr (1982) Radiography of the bile duct: a symposium on the use of new modalities for diagnosis and treatment. Radiology 145:1

Bernadino ME (1988) Space occupying lesions of the liver – hemangioma. In: Taveras JM, Ferrucci JT (eds) Radiology. Diagnosis – imaging – intervention. Lippincott, Philadelphia

Bernadino ME (1990) Emory experience with both CT and MRI in the detection of focal liver disease. In: Ferrucci JT, Stark DD (eds) Liver imaging. Andover Med, Boston, pp 73–81

Beyer D, Schulze PJ (1983) Leber. In: Bücheler E, Freidmann G, Thelen M (Hrsg) Realtime-Sonographie des Körperstammes. Thieme, Stuttgart, pp 115–161

Biersack HJ, Reichman K, Reske SN, Knopp R, Windler C (1983) Improvement of scintigraphic liver imaging by SPECT – a review of 797 cases. J Nucl Med 24:29

Börner N, Schwerk WB, Braun B (1988) Benigne Lebertumoren – Hämangiom. In: Braun B, Günther R, Schwerk WB (Hrsg) Ultraschalldiagnostik. Ecomed, Landsberg, S 62–67

Borchard F (1989) Pathologische Anatomie der herdförmigen Lebererkrankungen. Röntgenpraxis 42:266

Bosnjakovic S, Barth V, Heuck F (1980) Radiologische Befunde bei seltenen Lebertumoren. Radiologe 20:355

Brodsky RI, Friedman AC, Maurer AH, Radecki PD, Caroline DF (1987) Hepatic cavernous hemangioma: diagnosis with ^{99m}Tc-labeled red cells and single-photon emission CT. AJR 148:125

Brunetti JC, Heertum RL, Yudd AP (1985) SPECT in the diagnosis of hepatic hemangioma. J Nucl Med 26:8

Bücheler E, Boldt I, Frommhold H (1973) Leistungsfähigkeit und Grenzen der Leberarteriographie. ROFO 119:530

Bücheler R, Raschke E, Beltz L, Thurn P (1971) Die arteriographische Diagnostik der primären Lebermalignome. ROFO 115:23

Büll U, Kirsch CM, Roedler HD (1983) Die Single-Photon-Emissions-Computertomographie (SPECT). Prinzipien, Ergebnisse, Ausblick. ROFO 138:391

Buraggi GL, Laurini R, Rodari A, Bombardieri (1976) Double-tracer scintigraphy with ^{67}Ga-citrate and ^{99m}Tc-sulfur-colloid in the diagnosis of hepatic tumors. J Nucl Med 17:369

Butch RJ, Stark DD, Malt RA (1986) MRimaging of hepatic focal noodular hyperplasia. J Comput Assist Tomogr 10:874

Casarella WJ, Knowles DM, Wolff M, Johnson PM (1977) Focal nodular hyperplasia and liver cell adenoma: radiologic and pathologic differentiation. AJR 131:393

Choi BI, Han MC, Park JH, Kim SH, Han MH, Kim C-W (1989) Giant cavernous hemangioma of the liver: CT and MR imaging in 10 cases. AJR 152:1221

Choi BI, Lim JH, Han MC (1989) Biliary cystadenoma and cystadenocarcinoma: CT and sonographic findings. Radiology 171:57

Cordes M, Duda S, Hunger J, Barzen G, Eichstädt H, Langer R, Felix R (1989) Diagnostische Strategien bei Leber- und Pankreastumoren mit bildgebenden Verfahren − Nuklearmedizin. Röntgenblätter 42:406

Craig JR, Peters RL, Edmonson HA, Omata M (1980) Fibrolamellar carcinoma of the liver: a tumor of adolescents and young adults with distinctive clinico-pathologic features. Cancer 46:372

Dachman AH, Lichtenstein JE, Friedman AC, Hartman DS (1983) Infantile hemangioendothelioma of the liver: a radiologic-pathologic-clinical correlation. AJR 140:1091

Dachman AH, Pakter RL, Ros PR, Fishman EK, Goodman ZD, Lichtenstein E (1987) Hepatoblastoma: radiologic − pathologic correlation in 50 cases. Radiology 164:15

Davis TJ, Berk RN (1977) Benign hepatic lesions in women taken oral contraceptives. Gastrointest Radiol 2:213

Dooms GC, Kerlan RK, Hricak H (1986) Cholangiocarcinoma: imaging by MR. Radiology 159:89

Edmondson HA (1975) Tumors on the liver and intrahepatic bile ducts. In: Edmondson HA (ed) Atlas of tumor pathology. Sect VII, Fasc 25. Armed Forces Institute of Pathology, Washington, DC, pp 1−216

Elgeti H, Luska G, Kleine P (1981) Gallenwegs- und Pfortaderkatherisierung in Seldinger-Technik nach ultraschallgezielter Feinnadelpunktion mit dem Real-Time-Biopsieschallkopf, Röntgenblätter 34:421

Fechner RE (1977) Benign hepatic lesions and orally administered contraceptives. A report of seven cases and a critical analysis of the literature. Hum Pathol 8:255

Federle MP, Filly RA, Moss AA (1981) Cystic hepatic neoplasms. Complementary roles of CT and sonography. AJR 136:345

Ferrucci JT (1983) MR imaging of the liver. Radiology 169 Suppl J:118

Ferrucci JT (1990) Liver tumor imaging: issues for the 1990s. In: Ferrucci JT, Stark DD (eds) Liver imaging. Andover Med, Boston, pp 1−18

Freeny PC, Vimont TR, Barnett DC (1979) Cavernous hemangioma of the liver: ultrasonography, arteriography, and computed tomography. Radiology 132:143

Frey P, Schmid M, Knoblauch M (1975) Die Klinik des Leberzellkarzinoms. Dtsch Med Wochenschr 100:1625

Friedman AC, Lichtenstein JE, Goodman Z (1985) Fibrolamellar hepatocellular carcinoma. Radiology 157:583

Frommhold H, zur Nedden D (1989) Sekundäre Lebertumoren. Ultraschall. In: Lüning M, Felix R (Hrsg) Komplexe bildgebende Diagnostik − Abdomen − Thieme, Leipzig, S 48−49

Gaa J, Saini S (1990) Hepatic cavernous hemangioma: diagnosis by means of rapid dynamic nonincremental CT. In: Ferrucci JT, Stark DD (eds) Liver imaging. Andover Med, Boston, pp 212−216

Gebel M, Horstkotte H, Köster C, Brunkhorst R, Brandt M, Atay Z (1986) Ultraschallgezielte Feinnadelpunktion abdomineller Organe: Indikationen, Ergebnisse, Risiken. Ultraschall 7:198

Glazer GM, Aisen AM, Francis IR, Gyves JW, Lande I, Adler DD (1925) Hepatic cavernous hemangioma: magnetic resonance imaging. Radiology 155:417

Goldstein HM, Neiman HL, Mena E, Bockstein JJ, Appelman HD (1974) Angiographic findings in benign liver cell tumors. Radiology 110:339

Goodman ZD (1987) Benign tumors of the liver. In: Okuda K, Ishak KG (eds) Neoplasms of the liver. Springer, Berlin Heidelberg New York Tokyo, pp 105−125

Goodman ZD, Mikel UV, Lubbers PR (1987) Kupffer cells in hepatocellular adenomas. Am J Surg Pathol 11:191

Grabbe E, Bücheler E (1988) Diagnostik von Lebererkrankungen. In: Frommhold W (Hrsg) Schinz: Radiologische Diagnostik in Klinik und Praxis, Bd III/2, 7. Auflage. Thieme, Stuttgart, S 1−99

Gross MD, Shapiro B, Thrall JH (1988) Adrenal scintigraphy. In: Gottschal A, Hoffer PB, Potchen EH (eds) Diagnostic Nuclear Medicine, vol 2. Williams + Wilkins, Baltimore, pp 815−829

Gross-Fengels W, Friedmann G, Kuhn M, Huber R, Dommaschk J, Neufang KFR (1991) Techniken, Ergebnisse und Risiken der Chemoembolisation von malignen Lebertumoren. Aktuel Radiol 1:97

Hamm B, Fischer E, Taupitz M (1990) Dynamic contrast enhanced MR imaging of liver hemangioma. J Comput Assist Tomogr 14:205

Hanelin LG, Lee ME (1985) The evaluation of hepatic hemangiomas: contribution of SPECT imaging. Clin Nucl Med 10:25

Heiken JP, Weyman PJ, Lee JKT (1989) Detection of focal hepatic masses: prospective evaluation with CT, delayed CT, CT during arterial portography and MRI. Radiology 171:47

Hoeffel JC, Etzel JC, Drouin P, Boissel P (1977) Image directe d'un lipome hépatique. J Can Assoc Radiol 28:153

Hör G, Munz DL, Brandhorst I, Maul F-D, Halbsguth A (1983) Zum aktuellen Stand der szintigraphischen Diagnostik bei Lebererkrankungen. Z Gastroenterol 21:614

Honickman SP, Mueller PR, Wittenberg J, Simeone JF, Ferrucci JT jr, Cronan JJ, Sonnenberg v E (1983) Ultrasound in obstructive jaundice: prospective evaluation of site and cause. Radiology 147:511

Hübener K-H (1981) Computertomographie des Körperstammes. Thieme, Stuttgart

Hübener K-H, Hippéli R (1980) Das Leberlipom. ROFO 133:176

Ishak KG (1975) Benign tumors of the liver. Med Clin North Am 59:995

Ishak KG, Willis GW, Cummins SD, Bullock AA (1977) Biliary cystadenoma and cystadenomcarcinoma: report of 14 cases and review of the literature. Cancer 38:322

Itai Y, Teraoka T (1989) Angiosarcoma of the liver mimicking cavernous hemangioma on dynamic CT. J Comput Assist Tomogr 13:910

Itai Y, Ohtomo K, Arak T, Funrui M, Atomi Y (1983) Computed tomography and sonography of cavernous hemangioma of the liver. AJR 141:315

Itai Y, Ohtomo K, Furui S (1985) Noninvasive diagnosis of small cavernous hemangioma of the liver: advantage of MRI. AJR 145:1195

Karhunen PJ (1986) Benign hepatic tumors and tumor-like conditions. J Clin Pathol 39:183

Karras BG, Cannon AH, Zanon B (1962) Hepatic calcifications. Acta Radiol 57:458

Kier R, Rosenfiled AT (1989) Focal nodular hyperplasia of the liver on delayed enhanced CT. AJR 153:885

Kirchner SG, Heller RM, Kasselberg AG, Greene HL (1980) Infantile hepatic hemangioendothelioma with subsequent malignant degeneration. Pediatr Radiol 10:1

Klatskin G (1965) Adenocarcinoma of the hepatic duct at its bifurcation with the porta hepatis. An unusual tumor with distinctive clinical and pathological features. Am J Med 38:241

Klatskin G (1977) Hepatic tumors: possible relationship to use of oral contraceptives. Gastroenterology 73:386

Klinge O (1984) Leber. In: Remmle W (Hrsg) Pathologie, Bd 2. Springer, Berlin Heidelberg New York, S 589–740

Klipper MS, Reed KR (1984) Visualization of hepatic adenoma with Tc-99m diisopropyl-IDA. J Nucl Med 25:986

Knowles DM, Wolff M (1976) Focal nodular hyperplasia of the liver. A clinicopathological study and review of the literatur. Hum Pathol 7:533

Kobayashi H, Inoue H, Shimada J, Yano T, Maeda T, Oyama T, Shinohara S (1987) Intraarterial injection of Adriamycin/Mitomycin C Lipiodol suspension in liver metastases. Acta Radiol 28:275

Koischwitz D (1980) Sonomorphologie primärer und sekundärer Leberneoplasmen. ROFO 133:372

Koischwitz D, Lellbach WK, Lackner K, Hermanutz D (1981) Das vinylchloridinduzierte Leberangiosarkom und hepatozelluläre Karzinom. ROFO 134:283

Korobkin M, Stephens DH, Lee JKT (1989) Biliary cystadenoma and cystadenocarcinoma: CT and sonographic findings. AJR 153:507

Kudo M, Hirasa M, Takakuwa H (1986) Small hepatocellular carcinoms in chronic liver disease: detection with SPECT. Radiology 159:697

Langer M (1985) Angiographische Untersuchungen von Lebermetastasen und primärem Lebertumor mit öligem Kontrastmittel. ROFO 143:456

Langer R, Felix R (1989) Röntgendiagnostische Strategien bei Leber- und Pancreastumoren. Röntgenblätter 42:370

Langer R, Kaufmann HJ, Waldschmidt J (1985) Angiomatous malformation of the liver with steal effect to the great abdominal vessels. Pediatr Radiol 15:278

Langer R, Langer M, Felix R et al. (1990a) Das kavernöse Leberhämangiom. Vergleich der diagnostischen Verfahren. Röntgenpraxis 43:65

Langer R, Langer M, Zwicker C, Astinet F, Felix R (1990b) Differentiation of malignant liver tumors by subsecond dynamic CT. In: Ferrucci JT, Stark DD (eds) Liver imaging. Andover Med, Boston, pp 170

Laniado M, Claussen C (1989) Primäre Lebertumoren. Magnetresonanztomographie In: Lüning M, Felix R (Hrsg) Komplexe bildgebende Diagnostik, Abdomen. Thieme, Leipzig, S 49–50

Lassrich MA, Prévôt R (1983) Röntgendiagnostik des Verdauungstraktes. Thieme, Stuttgart

Laux A, Botsch H (1980) Leberszintigraphie: ein Vergleich zwischen szintigraphischen und autoptischen Befunden. ROFO 132:550

Lee VW, O'Brien MJ, Devereux DF, Morris PM, Shapiro JH (1984) Hepatocellular carcinoma: uptake of ^{99m}Tc-IDA in primary tumor and metastasis. AJR 143:57

Leipner N, Engel C, Stiens R (1984) Mesenchymales, vorwiegend leiomyomatös differenziertes Hamartom der Leber. ROFO 140:608

Lellbach WK, Marsteller HJ (1981) Vinyl-chlorid-associated disease. Inn Med Kinderheilkd XLVII 47:1–7

Lin G, Hägerstrand I, Lunderquist A (1984) Portal blood supply of liver metastases. AJR 143:53

Livraghi T, Festi D, Monti F, Salmi A, Vettori C (1986) US-guided percutaneous alcohol injection of small hepatic and abdominal tumors. Radiology 161:309

Lüning M (1989) Sekundäre Lebertumoren. Computertomographie. In: Lüning M, Felix R (Hrsg) Komplexe bildgebende Diagnostik – Abdomen – Thieme, Leipzig, S 49–50

Lubbers PR, Ros PR, Goodman ZD, Ishak KG (1987) Accumulation of technetium-99m sulfur colloid by hepatocelluar adenoma: scintigraphic-pathologic correlation. AJR 148:1195

Mahony B, Jeffrey RB, Federle MP (1982) Spontaneous rupture of hepatic and splenic angiosarcoma demonstrated by CT. AJR 138:965

Malik MH (1987) Blood pool SPECT and planar imaging in hepatic hemangiomas. Clin Nucl Med 12:543

Mathieu D, Zafrani ES (1990) Benign tumors of the liver. In: Ferrucci JT, Stark DD (eds) Liver imaging. Andover Med, Boston, pp 177−189

Mathieu D, Bruneton JN, Drouillard J (1986) Hepatic adenomas and focal nodular hyperplasia: dynamic CT study. Radiology 160:53

Mathieu D, Zafrani ES, Anglade MC, Dhumeaux D (1989) Association of focal nodular hyperplasia and hepatic hemangioma. Gastroenterology 97:154

Matsui O, Takashima T, Kadoya M et al. (1984) Segmental staining on hepatic arteriography as a sign of intrahepatic portal vein obstruction. Radiology 152:601

Mattison GR, Glazer GM, Quint LE (1987) MRimaging of hepatic focal nodular hyperplasia: characterization and distinction from primary malignant hepatic tumors. AJR 148:711

McAfee JG, Donner MW (1962) Differential diagnosis of calcifications encountered in abdominal radiographs. Am J Med Sci 243:609

Meyer DG, Weinstein BJ (1983) Klatskin-tumors of the bile ducts: sonographic appearance. Radiology 148:803

Miller DL, Vermess M, Doppman JL et al. (1984) CT of the liver and spleen with EOE-13: review of 225 examinations. AJR 143:235

Miller JH, Greenspan BS (1985) Integrated imaging of hepatic tumors in childhood. Radiology 154:83

Miller JH, Gates GF, Stanley P (1977) The radiologic investigation of hepatic tumors in childhood. Radiology 124:451

Moinuddin M, Allison JR, Montgomery JH, Rockett JF, McMurray JH (1985) Scintigraphic diagnosis of hepatic hemangioma: its role in the management of hepatic mass lesions. AJR 145:223

Mones JM, Saldana MJ, Albores-Saavedra J (1984) Nodular regenerative hyperplasia of the liver: report of three cases and review of the literature. Arch Pathol Lab Med 108:741

Montz R, Klapdor R, Kremer B, Rothe B (1985) Immunszintigraphie und SPECT bei Patienten mit Pankreaskarzinom. Nucl Med 24:232

Mortensson W, Pettersson H (1979) Infantile hepatic haemangioendothelioma. Acta Radiol Diagn 20:616

Münster W (1989) Sekundäre Lebertumoren. In: Lüning M, Felix R (Hrsg) Komplexe bildgebende Diagnostik − Abdomen −. Thieme, Leipzig, S 51−52

Nakamura H, Hashimoto T, Oi H, Sawada S (1989) Transcatheter oily chemoembolization of hepatocellular carcinoma. Radiology 170:783

Nakamura H, Tanaka T, Hori S, Yoshioka H, Kuroda C, Okamura J, Sakurai M (1983) Transcatheter embolization of hepatocellular carcinoma: assessment of efficacy in cases of resection following embolization. Radiology 147:401

Nelson RC, Chezmar JL, Sugarbaker PH, Bernadino ME (1989) Hepatic tumors: comparison of CT during arterial portography, delayed CT and MR imaging for preoperative evaluation. Radiology 172:27

Neuhaus P, Blumhardt G (1990) Atypische und Segmentresektionen der Leber. Chirurg 61:685−691

Neuhaus P, Brölsch CE, Ringe B, Pichlmayr R (1984a) Chirurgische Behandlung von Lebertumoren − Indikation, Vorgehen, Ergebnisse. Langenbecks Arch Chir 364:450

Neuhaus P, Brölsch CE, Ringe B, Gratz KF, Majewski A, Pichlmayr R (1984b) Diagnostik und Therapie von Lebertumoren. Therapiewoche 34:4018−4032

Neuhaus P, Brölsch CE, Ringe B, Pichlmayr R (1986a) Liver transplantation for liver tumors. Recent Results Cancer Res 100:221−228

Neuhaus P, Ringe B, Bechstein WO, Pichlmayr R (1986b) Ergebnisse und Bedeutung der Resektion von Lebermetastasen colorectaler Tumoren. Langenbecks Arch Chir 369:789−790

Ohtomo K, Itai Y, Sasaki Y (1990) Hepatocellular carcinoma: CT and MRI. In: Ferrucci JT, Stark DD (eds) Liver imaging. Andover Med, Boston

Okuda K, Musha H, Yoshida T, Kanda Y, Yamazaki T (1975) Demonstration of growing casts of hepatocellular carcinoma in the portal vein by celiac angiography: the thread and streaks sign. Radiology 117:303

Okuda K, Obata H, Jinnouchi S, Kubo Y, Nagasaki Y (1977) Angiographic assessment of gross anatomy of hepatocellular carcinoma: comparison of celiac angiograms and liver in 100 cases. Radiology 123:21

Okuda K, Ohtsuki T, Obata H (1985) Natural history of hepatocellular carcinoma and prognosis in relation to treatment. − Study of 850 patients −. Cancer 56:918

Oppenheim BE, Wellman HN, Hoffer PB (1988) Liver imaging. In: Gottschalk A, Hoffer PB, Potchen EH (eds) Diagnostic nuclear medicine, vol 2. Williams + Wilkins, Baltimore

Parker GA, Lawrence W, Horsely S (1989) Intraoperative ultrasound of the liver affects operation decision making. Ann Surg 209:569

Popper H (1977) Durch Umweltfaktoren verursachte Lebertumoren. Internist 18:182

Rahman M, Li K, Ros PR (1989) Hepatic focal nodular hyperplasia: new MR findings. Magn Reson Med 7:687

Reuter SR, Redman HC, Cho KJ (1986) Gastrointestinal angiography. 3rd edn. Saunders, Philadelphia

Rifkin MD, Rosato RE, Branch HM (1987) Intraoperative ultrasound of the liver. Ann Surg 205:466

Rogers JV, Mack LA, Freeny PC (1981) Hepatic focal nodular hyperplasia: angiography, CT, sonography, and scintigraphy. AJR 137:983

Ros PR (1981) Radiologic-pathologic correlation in liver tumors. In: Ferrucci JT, Stark DD (eds) Liver imaging. Andover Med, Boston, pp 137−152

Rosenbaum DM, Mindell HJ (1981) Ultrasonographic findings in mesenchymal hamartoma of the liver. Radiology 138:425

Rosenthall L (1988) Hepatobiliary Imaging. In: Gottschalk A, Hoffer PB, Potchen EH (eds) Diagnostic nuclear medicine, vol 2. Williams + Wilkins, Baltimore

Rummeny E, Weissleder R, Stark DD, Elizondo G, Ferrucci JT (1988) Kernspintomographie fokaler Leber- und Milzläsionen. Erfahrungen mit Ferrit, einem neuen RES-spezifischen MR-Kontrastmittel. Radiologe 28:380

Sarkar SD (1988) In vivo thyroid studies. In: Gottschalk A, Hoffer PB, Pottchen EH (eds) Diagnostic nuclear medicine, vol 2. Williams + Wilkins, Baltimore, pp 756−768

Scatarige JC, Kenny JM, Fishman EK, Herloy F, Siegelman SS (1987) CT of a giant cavernous hemangioma. AJR 149:83

Schild H, Thelen M, Paquet KJ et al. (1980) Fokale noduläre Hyperplasie. ROFO 133:355

Scholz A, Langer M, Langer R, Felix R, Neuhaus P (1991) Intraarterielle Chemotherapie nicht-resektabler hepatozellulärer Karzinome. ROFO 154:258

Serwell JH, Weiss K (1961) Spontaneous rupture of hemangioma of the liver: a review of the literature and presentation of illustrative case. Arch Surg 83:729

Sheu J-C, Sung J-L, Chen D-S, Yu J-Y, Wang T-H, Su C-T, Tsang Y-M (1984) Ultrasonography of small hepatic tumors using high-resolution linear-array real-time instruments. Radiology 150:797

Simeone JF (1990) Intraoperative ultrasonography of liver. In: Ferrucci JT, Stark DD (eds) Liver imaging. Andover Med, Boston, pp 247−255

Sironi S, Livraghi T, DelMaschio A (1991) Small hepatocellular carcinoma treated with percutaneous ethanol injection: MR imaging findings. Radiology 180:333

Soehendra N, de Heer K, Kempeneers I (1982) Transpapilläre Endoprothesen. In: Demling L, Rieman JF (Hrsg) Endoskopische Prothetik. Heumann, Nürnberg, S 44−46

Solbiati L, Livraghi T, de Pra L, Lerace T, Masciadri N, Ravetto C (1985) Fine needle biopsy of hepatic hemangioma with sonographic guidance. AJR 144:471

Stark DD (1988) Liver. In: Stark DD, Bradley WG jr (eds) Magnetic resonance imaging. Mosby, St Louis, pp 934−1059

Stark DD (1990a) Principles of hepatic lesion detection by MRI and CT. In: Ferrucci JT, Stark DD (eds) Liver imaging. Andover Med, Boston, pp 19−27

Stark DD (1990b) Principles for design of liver contrast agents. In: Ferrucci JT, Stark DD (eds) Liver imaging. Andover Med, Boston, pp 326−339

Stark DD, Wittenberg J, Butch RJ, Ferrucci JT jr (1987) Hepatic metastases: randomized controlled comparison of detection with MR imaging and CT. Radiology 165:399

Stark DD, Weissleder R, Elizondo G (1988) Superparamagnetic iron oxide: clinical application as a contrast agent for MR imaging of the liver. Radiology 168:297

Steffen R, Neuhaus P, Blumhardt G, Bechstin WO (1991) Liver transplantation for liver cancer. Onkologie 14:100−106

Stromeyer FW, Ishak KG (1981) Nodular transformation (nodular „regenerative" hyperplasia) of the liver: a clinicopathologic study of 30 cases. Hum Pathol 12:60

Takashima T, Matsui O, Suzuki M, Ida M (1982) Diagnosis and screening of small hepatocellular carcinomas. Radiology 145:635

Takayasu K, Muramatsu Y, Moriyama N et al. (1989) Clinical and radiologic assessment of the results of hepatectomy for small hepatocellular carcinoma and therapeutic arterial embolization for postoperative recurrence. Cancer 64:1848−1852

Takayasu K, Shima Y, Maramatsu Y (1986) Angiography of small hepatocellular carcinomas: analysis of 105 resected tumors. AJR 147:525

Tanasescu D, Brachman M, Rigby J (1984) Scintigraphic triad in focal nodular hyperplasia. Am J Gastroenterol 79:61

Tham RT, Holscher HC, Falke TH (1989) Focal nodular hyperplasia of the liver: features on Gd-DTPA-enhanced MR. AJR 153:884

Titelbaum DS, Burke DR, Meranze SG, Saul SH (1988) Fibrolamellar hepatocellular carcinoma: pitfalls in nonoperative diagnosis. Radiology 167:25

Trastek V, van Heerden J, Sheedy P, Adson M (1983) Cavernous hemangioma of the liver: resect or observe? Am J Surg 145:49

Vana J, Murphy GP, Aronoff BL, Baker HW (1977) Primary liver tumors and oral contraceptives. JAMA 238:2154

Vecchio FM, Fabiano A, Ghirlanda G (1984) Fibrolamellar carcinoma of the liver: the malignant counterpart of focal nodular hyperplasia with oncocytic change. Am J Clin Pathol 81:512

Wanless IR, Mawdsley C, Adams R (1985) On the pathogenesis of focal nodular hyperplasia. Hepatology 5:1194

Warren GH, Kern F jr (1983) The biliary tract in inflammatory bowel disease. Clin Gastroenterol 12:255

Weiss W (1978) Die Diagnose des primären Leberkarzinoms. Dtsch Med Wochenschr 103:188

Weissleder R, Elizondo G, Wittenberg J (1990a) Ultrasmall superparamagnetic iron oxide: characterization of a new class of contrast agents for MR imaging. Radiology 175:489

Weissleder R, Reimer R, Lee AS, Wittenberg J, Brady TJ (1990) MR receptor imaging: ultrasmall iron oxide particles targeted to asialosyloglycoprotein receptors. AJR 155:1161

Weissmann HS, Frank M, Rosenblatt R, Goldman M, Freeman LM (1979) Choleszintigraphy, ultrasonography, and computerized tomography in the evaluation of biliary tract disorders. Semin Nucl Med 9:22

Welch TJ, Sheedy PF II, Johnson CM (1985) Focal nodular hyperplasia and hepatic adenoma: comparison of angiography, CT, US, and scintigraphy. Radiology 156:593

Wernecke K (1989) Sonographische Diagnostik von Leber- und Pankreastumoren. Röntgenblätter 42:378

Whelan JG, Creech JL, Tamburro CH (1976) Angiographic and radionuclide characteristics of hepatic angiosarcoma found in vinyl chloride workers. Radiology 118:549

Wittenberg J (1990) MRI of hepatic metastatic disease. In: Ferrucci JT, Stark DD (eds) Liver imaging. Andover Med, Boston, pp 153−161

Wong LK, Link DP, Frey CF, Ruebner BH, Tesluk H, Pimstone VR (1982) Fibrolamellar hepatocarcinoma: radiology, management, and pathology. AJR 139:172

Wood BP, Putnam TC, Chacko AK (1977) Infantile hepatic hemangioendothelioma associated with hemihypertrophy. Pediatr Radiol 5:242

Zwicker C, Langer M, Astinet F, Langer R, Felix R (1990) Dynamic CT of malignant liver tumors and liver transplants. In: Fuchs WA (ed) Advances in CT. Springer, Berlin Heidelberg New York Tokyo, pp 209-214

Zwicker C, Langer M, Langer R, Astinet F, Steffen R, Felix R (1991) Fokale Leberläsionen. Vergleich von dynamischer CT mit Spätaufnahmen. Röntgenpraxis 44:79

6 Zystische Veränderungen der Leber

6.1 Pathologie

Die Leberzysten werden ätiologisch in primär kongenitale und sekundär traumatische, entzündliche oder in Verbindung mit dem Gallengangsystem stehende Leberzysten unterschieden.

Die angeborene, autosomal-dominant vererbte, polyzystische Nierendegeneration (adulter Typ), die sog. Zystenniere, ist in 60–80% mit einer polyzystischen Leberdegeneration kombiniert. Wesentlich häufiger sind solitäre oder multilokuläre Leberzysten nachweisbar (Lenzinger 1976, Melnick 1955).

Die posttraumatischen Zysten (sog. Pseudozysten) zeigen im Gegensatz zu den kongenitalen Leberzysten keine epitheliale Auskleidung. Der Zysteninhalt besteht in der Regel aus Galle, Zelldetritus und Blutabbauprodukten.

Der M. Caroli wird charakterisiert durch sackförmige oder zylindrische Dilatationen des intrahepatischen Gallengangsystems, die insbesondere in den Schnittbildverfahren als zystische Strukturen imponieren können.

Selten sind sog. zystische Metastasen in der Leber nachweisbar, die vorwiegend bei Ovarialkarzinomen auftreten. Eine zystenähnliche Struktur weisen Metastasen mit zentralen Nekrosen, die insbesondere bei großen solitären Metastasen aufgrund ihrer in den zentralen Abschnitten schlechten Vaskularisation beobachtet werden, auf.

6.2 Bildgebende Diagnostik

Das Verfahren der Wahl zum Nachweis oder Ausschluß von zystischen Veränderungen in der Leber ist die Sonographie. Mit einer Sicherheit von annähernd 100% können zystische Leberveränderungen ab einer Größe von 2–3mm in der Sonographie erkannt werden. Das typische Bild einer dysontogenetischen Zyste ist das völlig fehlende Echo innerhalb der Zyste, die „echofreie Struktur oder Läsion", sowie die deutliche dorsale Schallverstärkung (Abb. 6.1). Bei polyzystischer Leberdegeneration ist die gesamte Leber von verschieden großen Zysten durchsetzt und das normale Leberge-

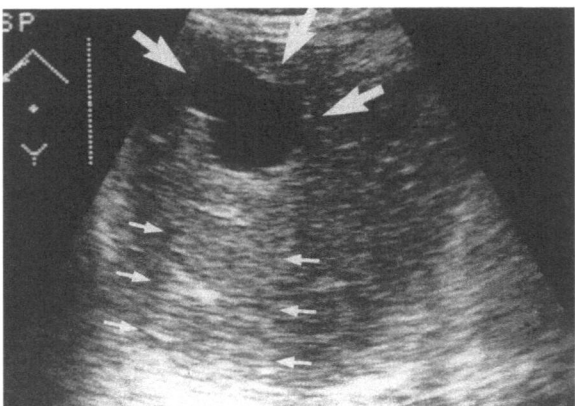

Abb. 6.1. Patient mit solitärer Leberzyste, Sonogramm. Echofreie intrahepatische Raumforderung *(große Pfeile)* mit deutlicher dorsaler Schallverstärkung *(kleine Pfeile)*

webe komprimiert. Es liegt in der Regel eine deutliche Hepatomegalie vor (Beyer u. Schulze 1983; Weiss 1980).

Parasitäre Zysten, häufig durch den Echinococcus cysticus bedingt, können sonographisch in 3 Typen klassifiziert werden:

Typ 1: Solitäre Zyste.

Typ 2a: Zyste mit singulärer intrazystischer Tochterzyste.

Typ 2b: Multiple Tochterzysten innerhalb der Zyste.

Typ 3: Sowohl regulär konfigurierte, glattwandige Zysten als auch irreguläre Wandstrukturen und Entrundungen der zystischen Strukturen sowie Nachweis von Wandkalzifikationen durch dorsale Schallauslöschung und hohe Echogenität.

Die Computertomographie zeigt in der Nativuntersuchung einen glattberandeten, runden hypodensen Bezirk im Leberparenchym, dessen Dichte bei unkomplizierten, d.h. nicht eingebluteten Zysten wasseräquivalent (Dichtewerte um 0 HE) ist (Abb. 6.2).

Die Zysten des Echinococcus cysticus zeigen wesentlich häufiger als kongenitale singuläre oder multiple Leberzysten nach intravenöser Kontrastmittelapplikation ein deutliches Kontrastenhancement in den Randstrukturen als Ausdruck der Verdrängung des nicht betroffenen Lebergewebes. Weiterhin ist in der Computertomographie eine Wandverkalkung der Echinococcus-cysticus-Zyste (Abb. 6.3) gleich sicher wie mit der Sonographie und sensitiver als mit der Abdomenübersichtsaufnahme nachweisbar (Barnes et al. 1981; Grabbe et al. 1981; Kolovidouris et al. 1986; Otto et al. 1982; Schulze et al. 1980; Weill et al. 1981).

Das Caroli-Syndrom ist durch zylindrisch-ovaläre hypodense Areale im Nativ-CT und ein deutliches Enhancement der Pfortaderäste nach intravenöser Kontrastmittelgabe parallel zu diesen Hypodensitäten charakterisiert (Abb. 6.4). Durch perkutane Punktion eines dilatierten Gallengangs bzw.

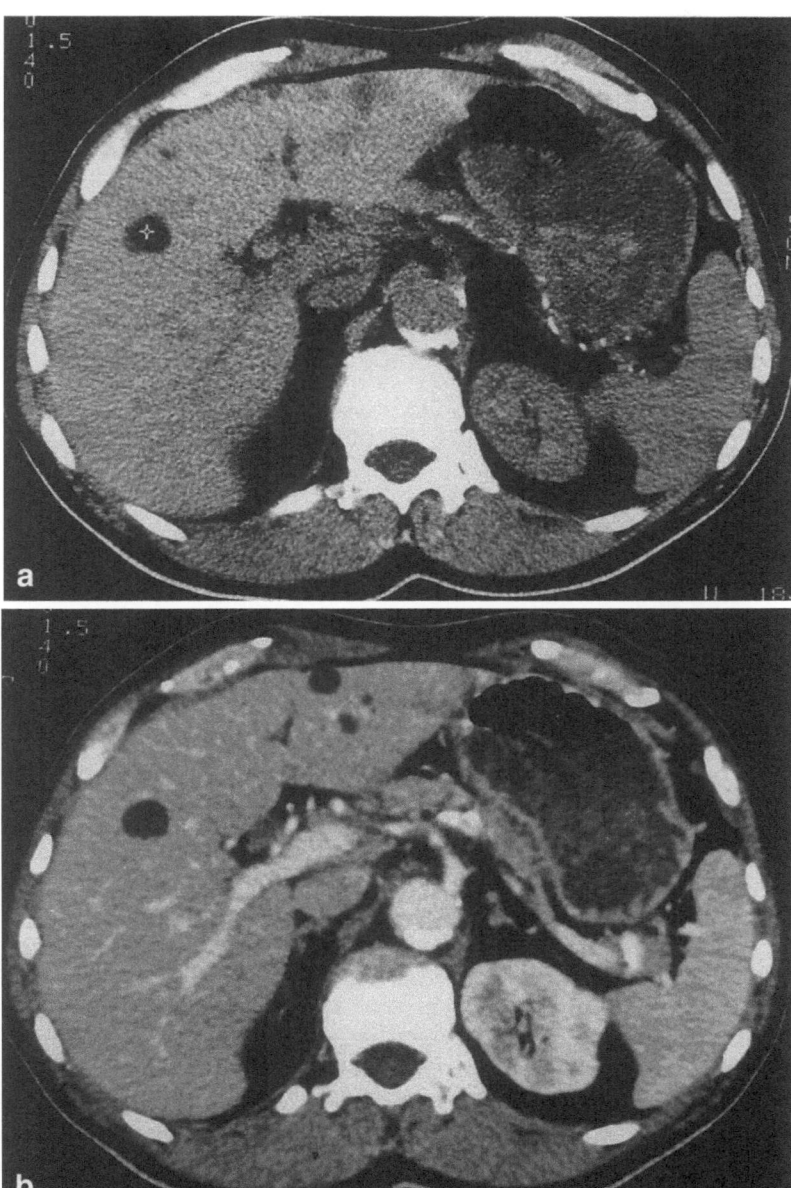

Abb. 6.2a–c. Computertomogramme von Leberzysten. **a** Patient mit einzelnen Leberzysten, Nativ-CT. Glatt berandete hypodense, wasseräquivalente (3 HE) Leberzyste (*) im rechten Leberlappen. Die Läsionen im linken Leberlappen sind durch Partialvolumeneffekte nicht sicher einzuordnen. **b** Angio-CT. Unveränderte Darstellung der hypodensen Leberzyste. Bessere Abgrenzung der kleinen Zysten im linken Leberlappen. **c** Patientin mit multiplen Leberzysten, Nativ-Spiral-CT der gesamten Leber in 12 s. Darstellung der disseminierten, unterschiedlich großen Zysten in beiden Leberlappen

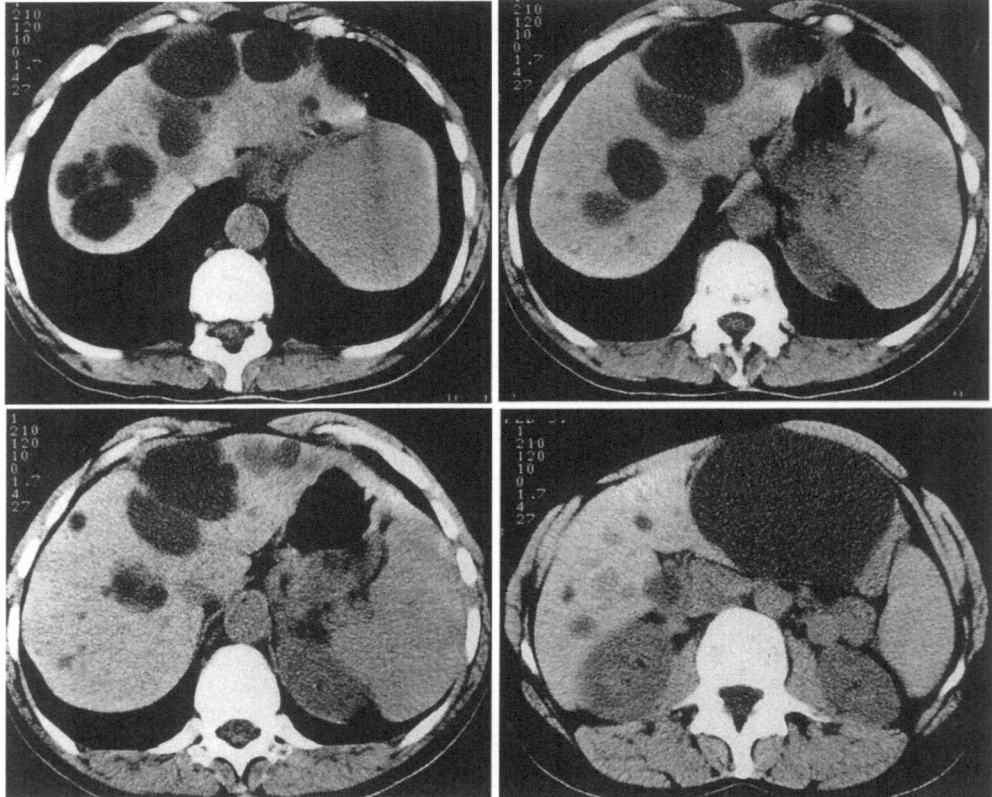

c

der lokalisierten zystischen Gallengangserweiterung oder retrograde Darstellung (ERC) und Installation von Kontrastmittel kann sowohl in der Computertomographie als auch in der als perkutane transhepatische Cholangiographie (PTC) durchgeführten Gallengangsdarstellung die chologene Genese der Dilatation bewiesen werden (Abb. 6.5).

Die Kernspintomographie zeigt bei unkomplizierten Zysten ein sehr niedriges Signal in T1-gewichteten Sequenzen und eine hohe Signalintensität im T2-gewichteten Bild. Bei vorwiegender Protonendichtewichtung ist die unkomplizierte Leberzyste nicht oder nur gering vom normalen Lebergewebe signaldifferent. Ein Vorteil der MRT ist der sichere Nachweis einer intrazystischen Blutung durch das charakteristische Signalverhalten des Blutes gegenüber z.B. tumorösen Strukturen und auch gegenüber nichthämorrhagischen Nekrosen (Abb. 6.6) Differentialdiagnostisch sind Zysten gegenüber Hämangiomen abzugrenzen, diese zeigen jedoch mit zunehmender T2-Wichtung eine Zunahme der Signalintensität, während bei TE-Zeiten von über 200 ms die Signalintensität von Zysten abnimmt.

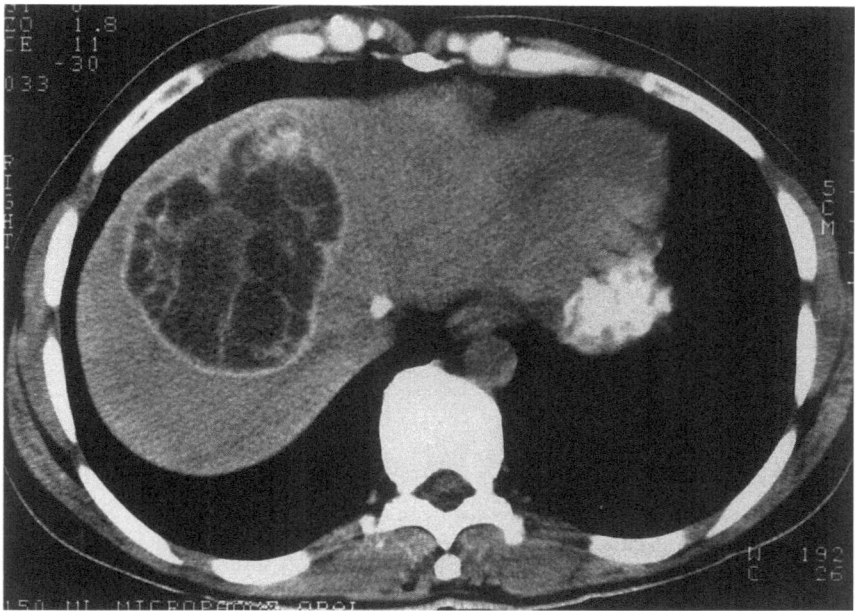

Abb. 6.3. Nativ-CT. Multipel gekammerte Echinokokkuszyste, gute Abbildung der partiellen Wandverkalkungen. Verkalkter Thrombus in der V. cava inferior

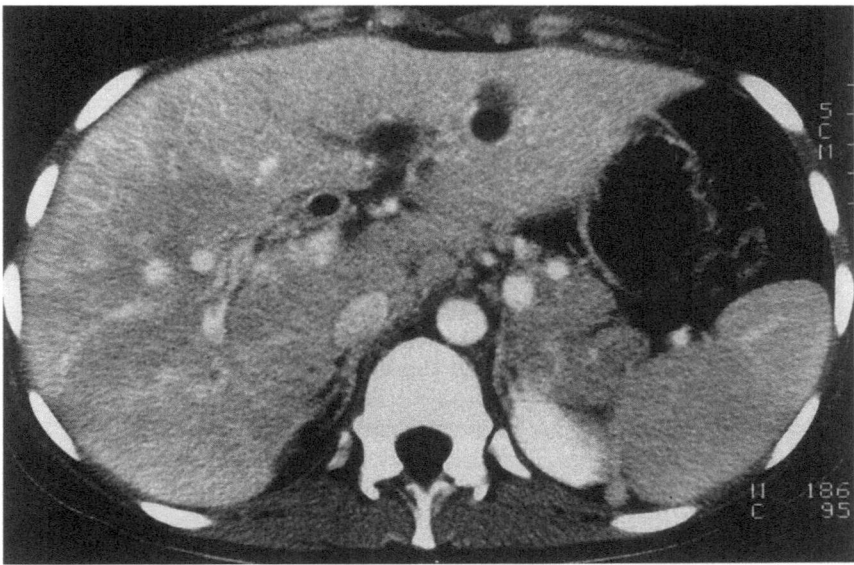

Abb. 6.4. Patient mit Caroli-Syndrom, Kontrastmittel-CT. Gute Abgrenzung der zystisch dilatierten Gallengänge im linken Leberlappen. Deutlich hyperdense Pfortaderäste im Randbereich der Gallengangsdilatationen erkennbar

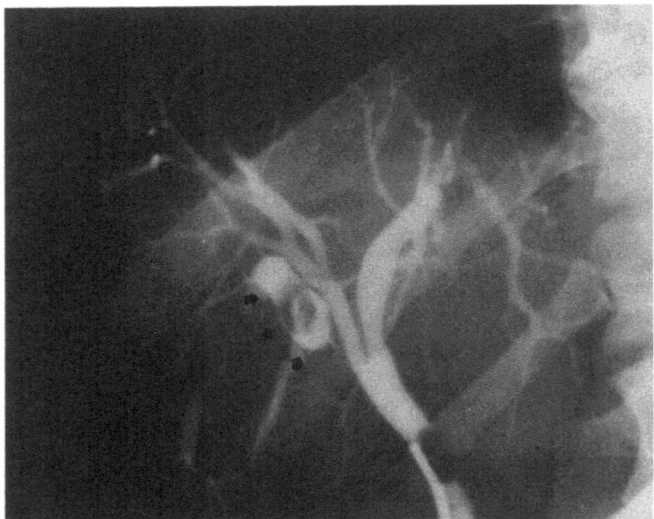

Abb. 6.5. Patient mit Caroli-Syndrom, ERC. Beweisende Darstellung der Gallengangsdila-
tation *(Pfeile)* im rechten Leberlappen

Die Angiographie der Lebergefäße bei Verdacht auf zystische Leberläsionen wird heute nur noch in Ausnahmefällen durchgeführt. Sie zeigt eine Verlagerung der Arterien und der portalvenösen Lebergefäße, ohne daß sich im
Gefäßbild pathologische Veränderungen, wie sie bei malignen Tumoren
gefunden werden, zeigen (Langer et al. 1979).

6.3 Interventionelle radiologische Verfahren

Neben der interventionellen Diagnostik des Caroli-Syndroms mittels PTC ist
auch eine therapeutische Ableitung der dilatierten Gallengänge über eine
perkutane transhepatische Gallengangsdrainage (PTCD) möglich.

Zystische Leberläsionen können sowohl unter Ultraschallbedingungen
als auch in der Computertomographie punktiert werden. Nach Drainage der
Zyste kann diese durch Instillation von verdünntem Alkohol sklerosiert werden. Eine Indikation für diese Therapie besteht bei großen Zysten, die entweder zu Kompressionen von intrahepatischen Gallengängen bzw. ableitenden Gallenwegen führen oder durch ihre Größe selbst Beschwerden verursachen, jedoch sind Rezidive nach perkutaner Verödung relativ häufig (Bean
u. Rodan 1985).

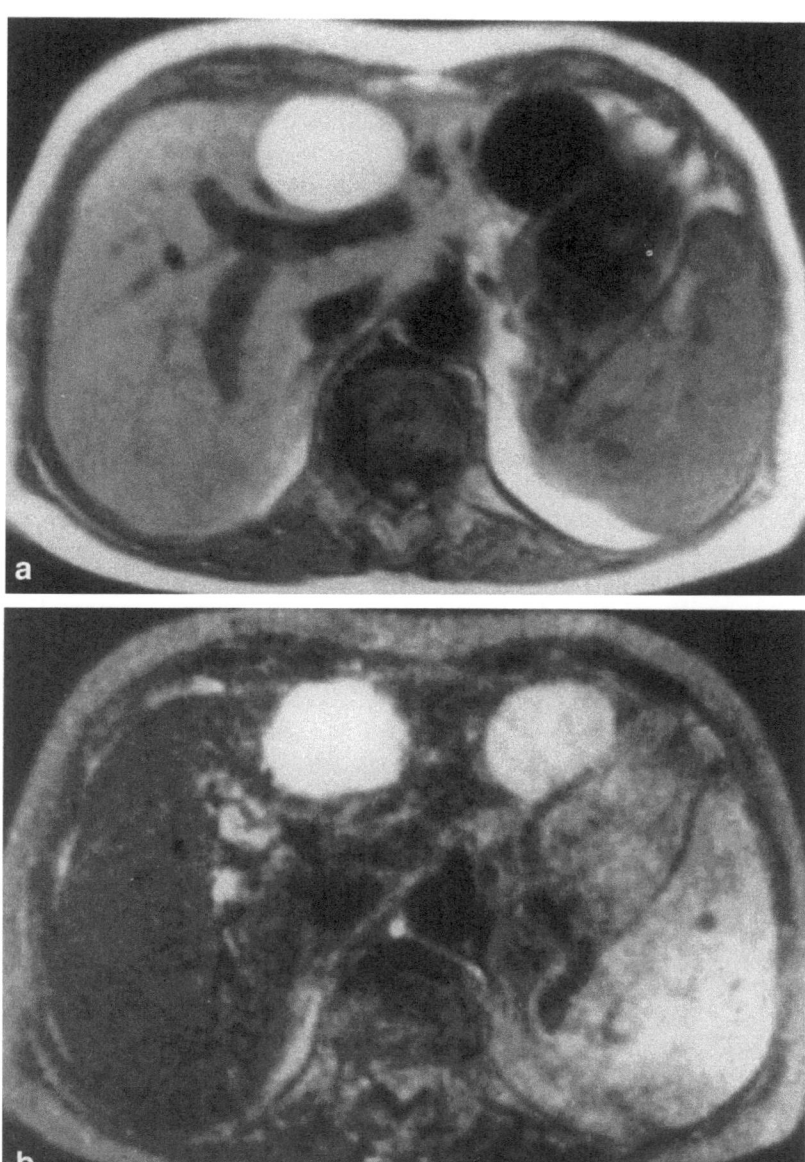

Abb. 6.6a, b. Patient mit 2 Leberzysten im linken Leberlappen, Kernspintomographie. **a** T1-gewichtete Sequenz: Signalfreie Abbildung der unkomplizierten Zyste am linken Leberrand. **b** T2-gewichtete Sequenz: Hohe Signalintensität in beiden Leberzysten ist beweisend für die linkslaterale Zyste und die nicht ganz frische Einblutung der zentralen Zyste

6.4 Operative Therapie

Bei den parasitären Erkrankungen ist der Echinococcus cysticus vom Echinococcus alveolaris zu unterscheiden. Der Echinococcus alveolaris sollte, wenn immer möglich, durch eine Resektion im Gesunden entfernt werden. Diese Resektion braucht selbstverständlich nicht anatomischen Grenzlinien zu folgen. Wegen des oft ungünstigen Verlaufs einer unbehandelten Erkrankung mit Echinococcus alveolaris werden auch schwierige und erweiterte Leberresektionen bei diesem Krankheitsbild durchgeführt.

Der Echinococcus cysticus oder granulosos ist besonders in den Mittelmeer-Anrainerländern weit verbreitet. Die chirurgische Standardbehandlung umfaßt das Absaugen des Zysteninhalts und die Instillation von 10−20%iger Kochsalzlösung in die Zyste mittels einer dicken Hohlnadel. Dadurch werden lebensfähige Skolizes und die Ausstreuung der Echinokokken in der Bauchhöhle verhindert. Im Anschluß an die Kochsalzinstillation wird die zumeist oberflächlich gelegene Zyste entdacht und der Zystensack komplett ausgelöst. Dabei bleibt die aus komprimiertem Wirtsgewebe gebildete „Perizyste", eine bindegewebige Schale, erhalten. Hier können kleinere Gallengänge eröffnet sein, die chirurgisch versorgt werden müssen. Die Instillation von Formalin in eine solche Höhle kann durch Eindringen des Formalins in die Gallengänge zu dem Desaster einer sklerosierenden Cholangitis führen und ist unbedingt zu vermeiden. Die entstandene Höhle wird anschließend entweder mit einem gestielten Netzzipfel ausgefüllt oder im Sinne einer Marsupialisation mit dicken Silikonschläuchen nach außen drainiert.

Da bei diesen Behandlungsverfahren häufig eine langwierige Nachbehandlung notwendig wird, gelegentlich auch Rezidive auftreten durch nicht mitentfernte Tochterzysten, wird in Einzelfällen auch die Leberresektion sinnvoll sein. Insbesondere bei Rezidiverkrankungen und bei komplizierten Zysten (z.B. mit Einbruch in den Pleuraraum) ist eine solches Vorgehen sinnvoll.

Weniger häufig wird heute die sog. Perizystektomie durchgeführt, bei der die Echinokokkuszyste zusammen mit der Wirtskapsel reseziert wird. Die zu versorgende Leberwundfläche ist in der Regel größer als nach einer regelrechten Leberresektion und stellt daher keinen Vorteil dar.

Solitäre Leberzysten sowie multiple Zysten im Sinne einer Zystenleber sind zunächst nicht chirurgisch zu behandeln. Solitäre Leberzysten sollten vorzugsweise durch Punktion und Sklerosierung behandelt werden, wenn sie mechanische Beschwerden verursachen.

Zystenlebern bzw. mit Zystennieren kombinierte Zystenlebern können extreme mechanische Behinderung verursachen, häufig reicht die Leber bis ins Becken. Während ein Teil der Patienten mit Zystennieren niereninsuffizient und dialysepflichtig wird, wird eine primäre Leberinsuffizienz bei Zystenleberpatienten nicht beobachtet. Die meisten Versuche, eine mechanische Entlastung durch Punktion oder gar Resektion zu erreichen, waren nicht oder nur vorübergehend erfolgreich. Die Leberteilsresektion größerer Zystenbereiche muß hingegen als ausgesprochen komplikationsträchtig und gefährlich bezeichnet werden. Da die Parenchymreserve einer Zystenleber kaum richtig einzuschätzen ist, kann durch eine Resektion ein labiles Gleichgewicht gestört und damit eine Leberinsuffizienz provoziert werden.

Sind die Beschwerden durch eine große Zystenleber unerträglich und bleibt eine wiederholte Punktion größerer Zystenanteile erfolglos, so kann individuell auch die Indikation zur Lebertransplantation gegeben sein. Dieses inzwischen international akzeptierte Vorgehen bei riesigen Zystenlebererkrankungen muß aber wohlüberlegt sein. Wir stellen die Indikation nur bei Patienten, die in ihrer normalen Lebensführung und in ihrem körperlichen Allgemeinzustand schwer beeinträchtigt sind.

Von den oben beschriebenen Leberzysten müssen die sog. Gallengangszysten und das Caroli-Syndrom deutlich unterschieden werden. Hier handelt es sich um kongenitale zystische Malformationen des Gallengangssystems, die neben dem Infektions- und Steinbildungspotential auch ein Malignitätsrisiko beinhalten. Ist das Caroli-Syndrom segmental oder einseitig ausgebildet, so kann es durch anatomische Leberteilresektion behandelt werden. Ist dies nicht möglich, so sind alternativ drainierende Verfahren durch breite Anastomosierung ausgeschalteter Jejunumschlingen möglich. Dabei bleibt allerdings das Entartungsrisiko erhalten. Insbesondere nach rezidierenden, eitrig destruierenden Gallengangsinfektionen und wiederholten Operationen wegen Steinbildung und Abflußbehinderung kann sich eine sekundär eitrige, destruierende Cholangitis ausbilden, die per se oder nach Übergang in die Zirrhose eine Lebertransplantation notwendig macht. Besonders bei Patienten mit rezidivierender Choledocholithiasis sollte die Möglichkeit einer Gallengangsfehlbildung im Sinne eines Caroli-Syndroms abgeklärt und der Patient ggf. frühzeitig operativ behandelt werden.

Literatur

Bean WJ, Rodan BA (1985) Hepatic cysts: treatment with alcohol. AJR 144:237
Barnes PA, Thomas JL, Bernadino ME (1981) Pitfalls in the diagnosis of hepatic cysts by computed tomography. Radiology 141:129
Beyer D, Schulze PJ (1983) Leber. In: Bücheler E, Friedmann G, Thelen M (Hrsg) Real time Sonographie des Körpers. Thieme, Stuttgart, S 115ff
Grabbe E, Kern P, Heller M (1981) Human echinococcosis: diagnostic value of computed tomography. Tropenmed Parasit 32:35
Kalovidouris A, Pissiotis C, Pontifex G et al. (1986) CT characterization of multivascular hydatid cysts. J Comput Tomogr 10:428
Langer M, Langer R, Rittmeyer K (1979) Angiographische Kriterien bei Leberechinococcose. ROFO 131:151
Lenzinger HR, Hoertel M, Wanger F et al. (1976) Kongenitale Leberzysten. Schweiz Med Wochenschr 106:1396
Melnick PC (1955) Polycystic liver. Analysis of seventy cases. Arch Pathol 59:162
Otto R, Noodtli W, Ammann R (1982) Sonographie versus Computertomographie bei Lebermanifestationen der Echinococcose. Dtsch Med Wochenschr 107:423
Schulze KI, Hübener KH, Klott K, Jenss H (1980) Computertomographische und sonographische Diagnostik der Echinokokkose. ROFO 132:514

Weill F, LeMouel A, Rohmer P et al. (1981) Pseudocystic patterns after removal of hydatic cysts involving the liver. Eur J Radiol 1:238

Weiss H (1980) Häufigkeit und klinische Bedeutung sonographisch verifizierter Zystenlebern und solitärer Leberzysten. In: Hinselmann M, Aaliker H, Meucht B (Hrsg) Ultraschalldiagnostik in der Medizin. Thieme, Stuttgart, S 57—69

7 Leberabszesse

7.1 Pathologie

Die Ursache von Leberabszessen stellen verschiedene in der Regel exogen induzierte Keiminvasionen der Leber dar. Zum einen sind die generalisierte Pyämie oder Bakteriämie sowie eine Sepsis, zum anderen eine abszedierende Cholangitis oder eine Verletzung der Leber im Rahmen eines Traumas zu nennen. Im Rahmen der Zunahme des Tourismus ist in den letzten Jahren eine gesteigerte Häufigkeit von Amöbenabszessen in der Leber bei Amöbiasis festzustellen.

Im Rahmen des Infektionsverlaufs kommt es primär zu einer fokalen Infektion in der Leber mit sekundärer pyämischer Einschmelzung.

7.2 Bildgebende Diagnostik

Die konventionelle Röntgenuntersuchung mit einer Röntgenübersichtsaufnahme gestattet die Diagnose eines Leberabszesses ausschließlich durch den Nachweis von intrahepatischer Gasansammlung bei der Besiedlung mit gasbildenden Keimen. Sekundäre Reaktionen auf den Leberabszeß wie rechtsseitiger Zwerchfellhochstand, ein begleitender Pleuraerguß sowie gegebenenfalls eine basale Pleuropneumonie können Hinweiszeichen auf eine Abszedierung in der Leber sein (Landay et al. 1980).

Die Sonographie zeigt in der Initialphase, der vorwiegend ödematösen, hyperämischen, nichteinschmelzenden Infektion, ein uncharakteristisches Bild. Es kann eine geringe Verminderung oder Zunahme der Echogenität in diesen Arealen vorhanden sein (Abb. 7.15), die schwer von anderen fokalen Leberveränderungen zu differenzieren ist. Die Kolliquationsnekrose ist echoarm und zeigt einen echoreicheren Randbezirk, der inhomogen strukturiert ist und unterschiedliche Dicke aufweist (Kern et al. 1982; Freeny 1980; Kuligowska et al. 1982; Knochel et al. 1980).

In der Computertomographie sind die nichteingeschmolzenen Leberabszendierungen im Nativ-CT nur als gering hypodense, fokale Veränderungen in Ausnahmefällen zu erkennen. In diesen Regionen zeigt die dynamische Computertomographie in der früharteriellen Perfusionsphase eine

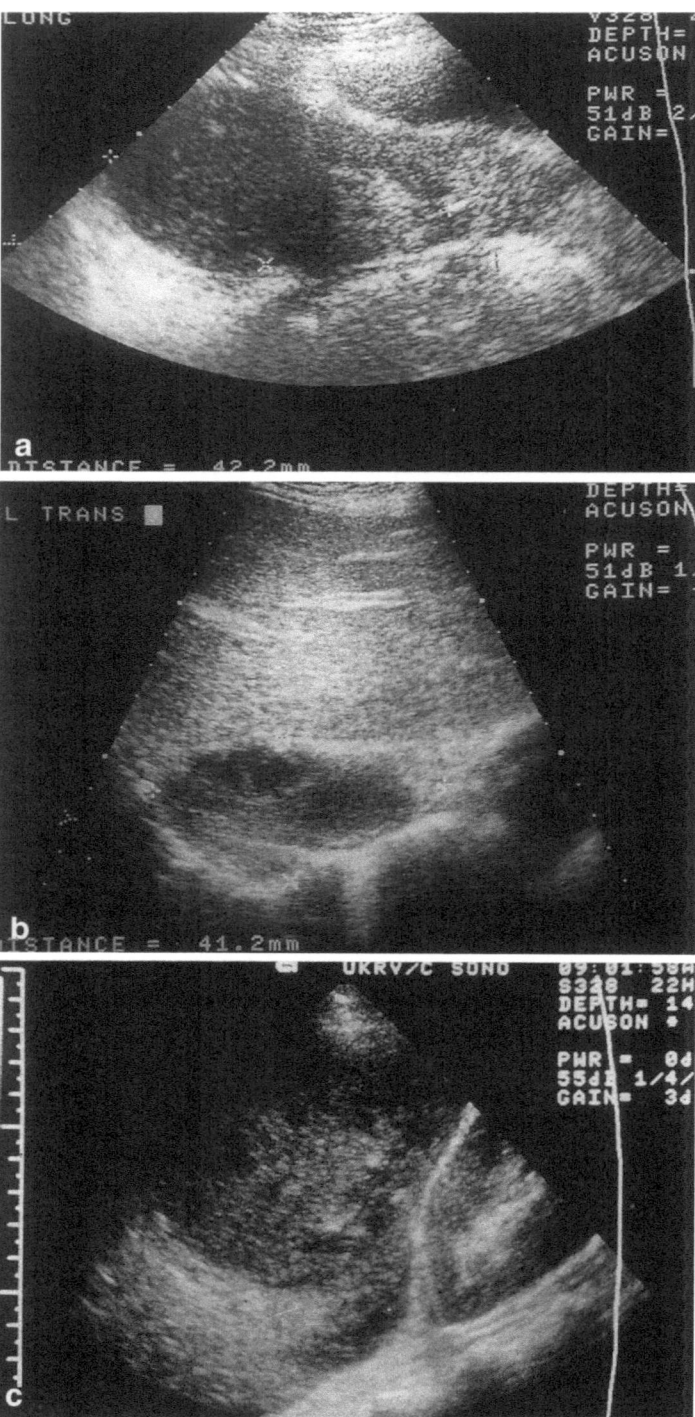

Hyperämie mit vermehrtem Enhancement gegenüber dem normalen Lebergewebe (Hübener u. Schmitt 1979; Rogers et al. 1980; Knochel et al. 1980).

Nach Kolliquation des Abszesses stellt sich dieser in der Nativ-CT hypodens dar und zeigt nach intravenöser Kontrastmittelbolusinjektion ein deutliches Enhancement der Randareale (Abb. 7.2). Dieses Randenhancement ist anhand computertomographischer Kriterien alleine nicht von dem Randenhancement bei nekrotisch zerfallenden oder zystischen Metastasen zu differenzieren. Die Computertomographie ist in der Regel nicht in der Lage, Aussagen zur Ätiologie des Abszesses und zur Differenzierung der Keimbesiedlung zu treffen. Aus diesem Grund soll vor interventionellen Verfahren mittels laborchemischer Untersuchungen eine Amöbiasis ausgeschlossen werden, da eine perkutane Punktion und Drainage hierbei zu einer Keimverschleppung führen kann (Schwerk et al. 1986).

Die Magnetresonanztomographie zeigt bei nichteingeschmolzenen Abszessen ein uncharakteristisches Bild. Das Abszeßareal ist gegenüber dem normalen Lebergewebe bei T1-Wichtung etwas weniger signalintens und zeigt ein gering erhöhtes Signal bei T2-Wichtung. Nach Ausbildung eines Abszesses ist der flüssige Anteil im T1-gewichteten Bild deutlich signalärmer als das Lebergewebe und zeigt in der T2-Wichtung eine stark erhöhte Signalintensität.

7.3 Radiologische Interventionen

Die gute Darstellung von Leberabszessen mit der Sonographie und der Computertomographie ermöglicht es, gezielt zu punktieren und Keime für ein Antibiogramm zu gewinnen. Gleichzeitig ist es möglich, auf perkutanem Wege Drainagen in Leberabszesse einzulegen und diese nach extern zu drainieren und zu spülen (Abb. 7.3). Es ist komplikationsarm möglich, auch multiple Leberabszesse perkutan zu drainieren, so daß die Notwendigkeit von Laparotomien reduziert werden kann (Schwerk et al. 1986; Van Sonnenberg et al. 1984).

Abb. 7.1a−c. Sonogramme verschiedener Patienten mit Leberabszessen. **a** Noch nicht wesentlich nekrotischer Leberabszeß (×), inhomogene Verminderung der Echogenität gegenüber dem Lebergewebe. **b** In den ventralen Anteilen partiell nekrotischer Leberabszeß, in diesen Anteilen deutliche Hypoechogenität. Nachweis von vermehrt echogenem Detritus innerhalb des Abszesses. **c** Amöbenabszeß mit im Randbereich verminderter, im Zentrum inhomogen vermehrter Echogenität

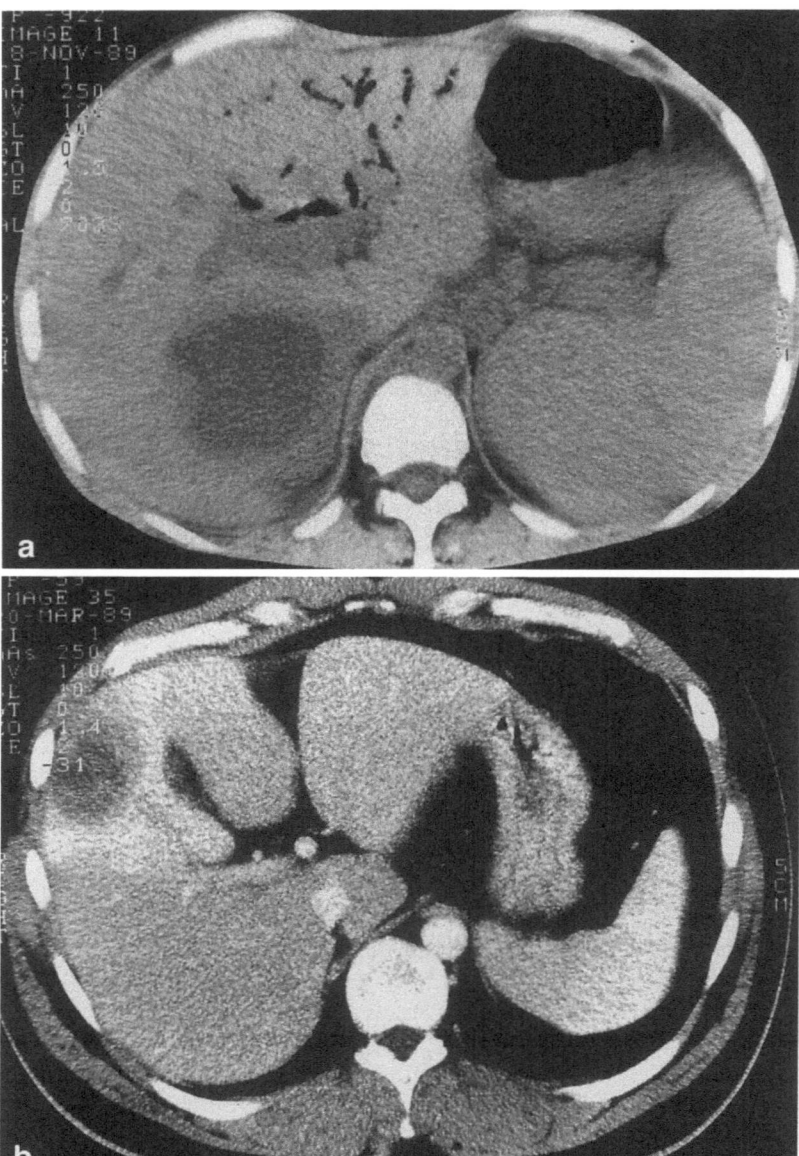

Abb. 7.2 a—c. Computertomographische Befunde bei Leberabszessen. **a** Nativ-CT: Bakterieller, cholangiogener Leberabszeß bei einem Patienten mit AIDS. Der Abszeß ist nativ im rechten Leberlappen als hypodense Raumforderung abgrenzbar. Zusätzlich besteht eine Aerobilie in linken Leberlappen nach Op. und eine Splenomegalie. **b** Angio-CT: Patient mit subkapsulärem Amöbenabszeß. Deutliche Hyperperfusion der nicht nekrotischen Randzone. **c** Parenchymphase der KM-CT (Patient von **b**): Gute Abgrenzung des Abzesses, das vermehrte Enhancement in der angrenzenden Leber ist nicht mehr nachweisbar

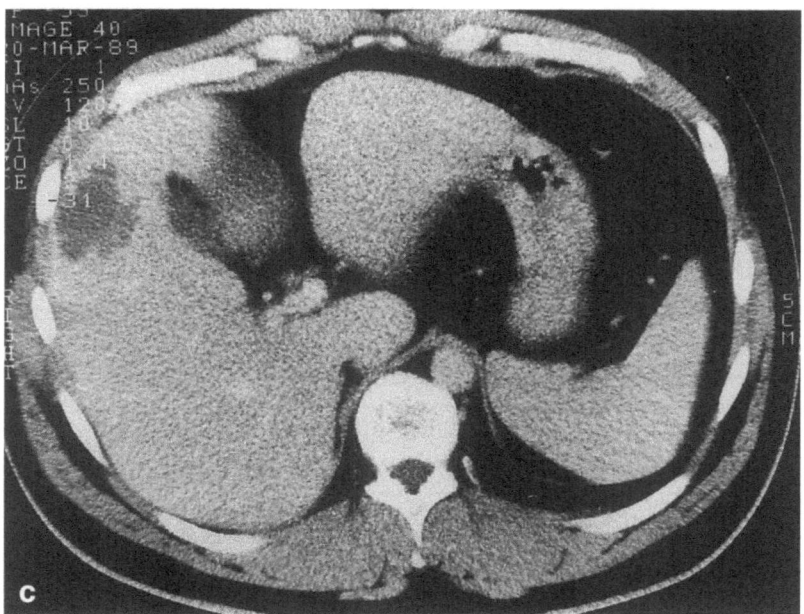

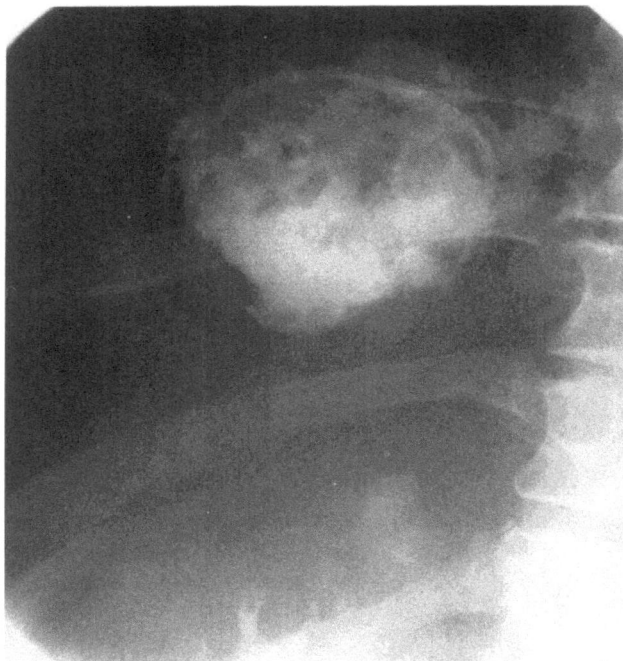

Abb. 7.3. Perkutane Drainage eines Leberabszesses. Innerhalb des Abszesses gelegener, von rechtslateral einführter Drainagekatheter. Von Kontrastmittel umspülter Detritus innerhalb des Abszesses erkennbar

7.4 Operative Therapie

Die Behandlung von Leberabszessen umfaßte früher die systemische Antibiotikatherapie in Kombination mit der operativen Abszeßdrainage. Da Leberabszesse sich häufig bei abwehrgeschwächten Patienten fanden, war die Komplikationsrate und Letalität nach solchen Operationen hoch. Deshalb ist die chirurgische Abszeßdrainage zugunsten der sonographisch gesteuerten Abszeßpunktion und -spülung heute in den Hintergrund getreten.

Eine Sonderform stellt der Amöbenabszeß dar. Auch hier wird die chirurgische Abszeßdrainage heute zugunsten der Punktion und Spüldrainage verlassen. Bei Amöbenabszessen ist die gleichzeitige Behandlung mit Metronidazol unbedingt erforderlich.

Kommt es durch derartig konservative Maßnahmen nicht zur Ausheilung eines Abszesses, kann individuell die chirurgische Resektion des betroffenen Leberabschnitts durchaus in Erwägung gezogen werden.

Literatur

Freeny PC (1980) Acute pyogenic hepatitis: sonographic and angiographic findings. AJR 135:388

Hübener KH, Schmitt WG (1979) Die computertomographische Diagnostik von Abszeßbildungen. ROFO 130:53

Kern P, Hazay M, Hartman MG (1982) Amoebenleberabszeß: Sonographische und klinische Verlaufsbeobachtung bei 20 Patienten. Ultraschall 3:7

Knochel JQ, Koehler PR, Lee IG, Welch DM (1980) Diagnosis of abdominal abscess with computed tomography, ultrasound and ^{111}In leukocyte scans. Radiology 137:425

Kuligowska E, Canors SK, Shapiro JM (1982) Liver abscess: sonography in diagnosis and treatment. AJR 138:253

Landay MJ, Setiawan H, Hirsch G, Christensen EE, Conrad MR (1980) Hepatic and thoracic amebiasis. AJR 135:449

Rogers WF, Ralls PN, Boswell WD et al. (1980) Amebiasis: radiographic manifestations. AJR 135:1253

Schwerk WB, Maroske D, Roth ST et al. (1986) Ultraschall-geführte Feinnadelpunktion in der Diagnostik und Therapie von Leber- und Milzabszessen. Dtsch Med Wochenschr 111:847

van Sonnenberg E, Mueller PR, Ferrucci JT (1984) Percutaneous drainage of 250 abdominal abscesses and fluid collections. Radiology 151:337

8 Lebertransplantation

8.1 Indikationen

Im Gegensatz zu früheren Publikationen (Starzl et al. 1982, v. Thiel et al. 1982) ist die Indiaktionsstellung zur orthotopen Lebertransplantation (OLT) in jüngerer Zeit weiter gefaßt worden. Fast alle Lebererkrankungen im Endstadium werden heutzutage transplantiert (Tabelle 8.1); auch die Hepatitis ist keine Kontraindikation mehr. Im Gegensatz zu älteren Veröffentlichungen werden jedoch weniger Patienten mit primären und sekundären Leber-

Tabelle 8.1. Indikationen zur Lebertransplantation. (Nach Bismuth 1988; Neuhaus et al. 1989; Pichlmayr et al. 1987; Pichlmayr 1990; Starzl et al. 1986, 1987; v. Thiel et al. 1984; Wall 1988)

Fulminantes Leberversagen

Chronische Lebererkrankungen (Leberzirrhosen)
- posthepatitische Zirrhosen (B, C, NANB)
- nutritiv-toxische Zirrhosen (Alkohol)
- Autoimmunhepatitis/Zirrhose
- primär biliäre Zirrhose (PBC)
- primär sklerosierende Cholangitis (PSC)
- sekundär sklerosierende Cholangitiden
- kryptogene Zirrhosen

Metabolische Erkrankungen
- α_1-Antitrypsin-Mangel
- M. Wilson
- Hämochromatose
- Porphyrie
- Tyrosinämie
- Glykogenosen
- M. Crigler-Najjar

Budd-Chiari-Syndrom

Nichtresezierbare Malignome
- HCC
- Metastasen endokriner Tumoren
- zentrales Gallengangskarzinom/cholangiozelluläres Karzinom, Sarkome

Kindliche Lebererkrankungen
- Gallengangsatresie
- Stoffwechselerkrankungen (s. oben)
- andere angeborene Defekte

malignomen transplantiert (Neuhaus et al. 1989; Pichlmayr 1990). Eine Sonderstellung nehmen Patienten mit inzidentellen hepatozellulären Karzinomen (HCCs) in Zirrhose ein, die im Vergleich zu Transplantierten mit Zirrhose ohne Tumor keine schlechtere Prognose aufweisen.

Bei Lebermetastasen wird – mit Ausnahme von symptomatischen Metastasen hormonaktiver Tumoren mit exzessiver Hepatomegalie (palliative OLT) – eine Transplantation kaum mehr durchgeführt. Des weiteren werden primäre Lebermalignome mit extrahepatischer Tumormanifestation nicht mehr transplantiert, da die Überlebenszeiten wegen der schweren Immunsuppression in der Posttransplantphase nicht besser sind als ohne OLT (Pichlmayr 1990).

8.2 Bildgebende Diagnostik vor OLT

Vor einer geplanten Transplantation sollten bei einem elektiven Vorgehen die bildgebenden Verfahren möglichst vollständig zur Anwendung kommen, um dem Operateur die exakten anatomischen Verhältnisse darzulegen; auf diese Weise wird die Operation erleichtert und die Operationsdauer deutlich verkürzt (Langer et al. 1990a, b). Bei einer Notfalltransplantation, bei der die Patienten oft kaum mehr transportabel sind, begrenzt sich die präoperative Diagnostik auf die B-Bild- und Duplexsonographie.

Vor einer elektiven OLT werden durchgeführt:
1. B-Bild-Sonographie, Duplexsonographie, evtl. farbkodierte Duplexsonographie (Longley 1988; Treisch 1989);
2. Angio-CT (dynamische KM-CT ohne Tischvorschub) und dynamische KM-CT der Leber sowie dynamische KM-CT des gesamten Abdomens, in Einzelfällen ergänzt durch die Thorax-CT und kranielle CT;
3. angiographische Evaluation (Cardella et al. 1987a; Langer et al. 1990a, 1991a): Übersichtsaortographie, Zöliakographie, direkte Mesenterikographie, indirekte (Spleno-, Mesenteriko-)Portographien (bei subklinischem HCCs ggf. Chemoembolisation);
4. MRT nur in Einzelfällen, bei Unklarheiten in den obengenannten Verfahren. In Zukunft muß die MR-Angiographie (MRA) auf ihren Wert als Ersatz für die angiographische Evaluation untersucht werden.

Ultraschalluntersuchung

Bei der Sonographie werden Form, Größe, Echostruktur und Echogenität der Leber berücksichtigt. Die übrigen Abdominalorgane werden ebenfalls mit untersucht. Bei der Duplexsonographie werden die Strömungsprofile der V. portae, vom Konfluens bis zur Aufzweigung in rechte und linke Pfortader, der Lebervenen und V. cava inferior sowie der A. hepatica abgeleitet. Des weiteren werden die Flußgeschwindigkeiten der V. portae sowie ihr Durchmesser gemessen und die Flußrichtung der V. portae und V. lienalis bestimmt. Insbesondere ist auf Pfortaderthrombosen und ausgedehnte Kollateralkreisläufe zu achten.

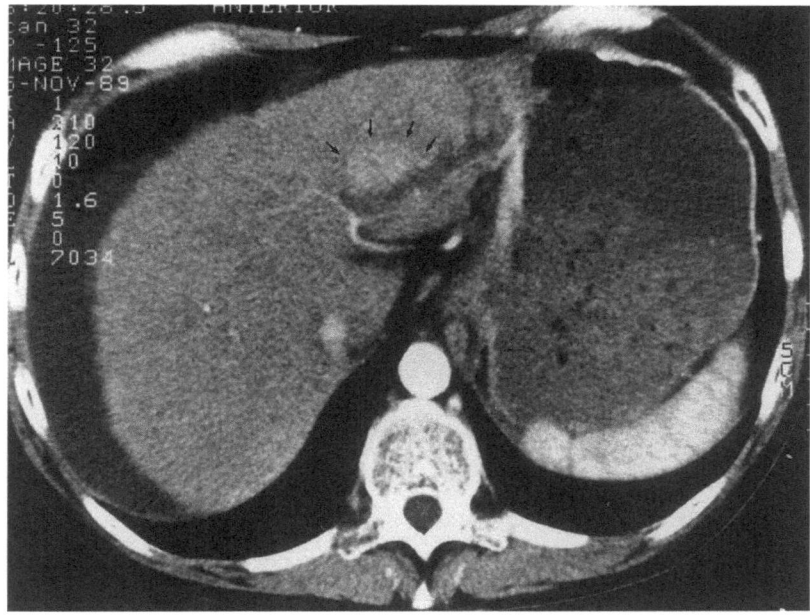

Abb. 8.1. CT mit KM-Bolus vor OLT: Leberzirrhose, Aszites; inzidentelles, hyperperfundiertes, 2 cm großes HCC *(Pfeile)*

CT

Bei der CT der Leber muß – insbesondere bei Zirrhosepatienten – auf kleine HCCs geachtet werden (Abb. 8.1). Die zentrale arterielle Perfusion sowie die Durchgängigkeit der Pfortaderäste und Lebervenen muß erfaßt werden. Intraabdominell muß auf evtl. pathologische Veränderungen der übrigen Organe geachtet werden; ausgedehnte venöse Kollateralkreisläufe (Ösophagusvarizen, paragastrale Kollateralen, Milzhilus-, splenorenale sowie retroperitoneale Kollateralen, rekanalisierte V. umbilicalis) können bereits beurteilt werden.

Bei subklinischen HCCs in Zirrhose soll eine extrahepatische Tumormanifestation (insbesondere Lmyphknotenmetastasen) ausgeschlossen werden. Bei geplanten palliativen OLTs wegen Lebermetastasen hormonaktiver Tumoren müssen weitere Metastasen, insbesondere ausgedehnte abdominelle und retroperitoneale Lymphome sowie pulmonale Metastasen, ausgeschlossen werden.

Angiographie

Die angiographische Evaluation umfaßt die exakte anatomische Darstellung der arteriellen und portalvenösen Leberversorgung sowie portalvenöse Kollateralen. Die zentralen Lebervenen und V. cava inferior müssen nur in Einzelfällen angiographisch abgeklärt werden. Da es sich oft um Patienten mit

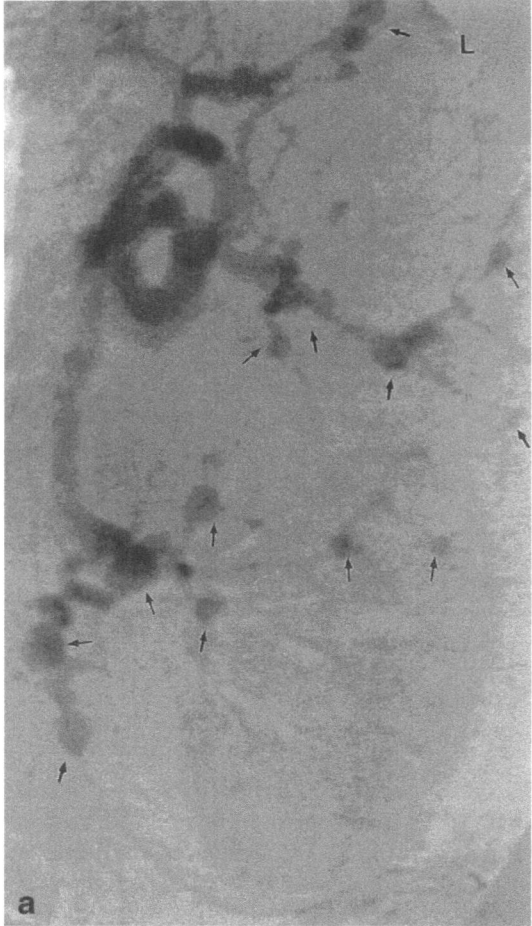

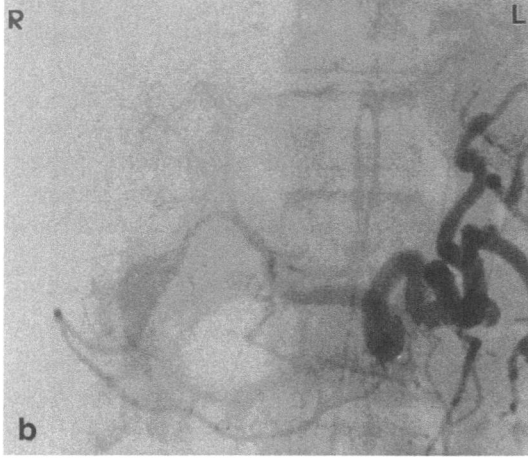

Abb. 8.2a, b. Zöliakographie vor OLT **a** Massive Splenomegalie mit multiplen Milzarterienaneurysmen *(Pfeile),* **b** kaliberschwache, schlecht perfundierte A. hepatica bei starker, gut perfundierter A. lienalis und Splenomegalie (splenohepatisches Stealsyndrom)

schlechten Gerinnungswerten handelt, darf die angiographische Evaluation vor OLT nur von geübten Untersuchern durchgeführt werden. Es sollten möglichst dünnkalibrige Katheter (4 oder 5F) mit sehr weicher Spitze zur Anwendung kommen, um eine arterielle Gefäßverletzung zu vermeiden, da sonst die arterielle Anastomose gefährdet ist.

Zur Abkürzung der Dauer der Transplantation empfiehlt es sich, die arteriellen und portalvenösen Durchmesser auszumesen, da so insbesondere das arterielle Gefäß für die Anastomose bereits prae transplantationem bestimmt werden kann (Langer et al. 1990a). Bei sehr kaliberschwacher A. hepatica communis (<4 mm Durchmesser) sollten zusätzlich der Truncus coeliacus und die A. lienalis gemessen werden, da diese alternativ für die arterielle Anastomose genommen werden können.

Zusätzlich wird abgeklärt, ob die Leber nur aus dem Truncus coeliacus versorgt wird oder ob eine andere arterielle Leberversorgung, entsprechend den häufig vorkommenden Anomalien, vorliegt (vgl. Kap. 1). Akzessorische Leberarterien sollten ebenfalls dargestellt werden, um längerwierige Präparationen zu ersparen. Weiterhin muß auf Milzarterienaneurysmen (Abb. 8.2a) und auf ein splenohepatisches Stealsyndrom (Abb. 8.2b) geachtet werden. Bei diesen Befunden ist die primäre Splenektomie angezeigt (Ayalon et al. 1988; Langer et al. 1990a, 1991b; Neuhaus et al. 1990) oder bei solitären Aneurysmen der A. lienalis deren Klippung. Ein ausgeprägtes Lienalis-Stealsyndrom kann nach der OLT zu einem Hypersplenismus, fortbestehenden oberen gastrointestinalen Blutungen und unklaren Erhöhungen der Leberenzyme führen, wodurch eine sekundäre Splenektomie notwendig wird (Langer 1991; Neuhaus 1990). Milzarterienaneurysmen können während oder nach einer OLT rupturieren und zu lebensbedrohlichen Blutungen führen (Ayalon et al. 1988).

Bei den indirekten Portographien (Abb. 8.3) werden die venösen Kollateralkreisläufe anatomisch exakt dokumentiert; sie können bei der Transplantation elektiv unterbunden werden (Langer et al. 1990a).

Pfortaderthrombosen, die Flußgeschwindigkeit in der V. portae, im Konfluens und in der V. lienalis sind bereits mit der Duplexsonographie abklärbar. Der Pfortaderdurchmesser wird in der Angiographie ca. 2 cm hinter dem Konfluens im Leberhilus gemessen.

MRT

Die MRT vor OLT bietet im Regelfall keine Zusatzinformationen zu den vorgenannten bildgebenden Verfahren und wird nur in Einzelfällen zur Evaluation eingesetzt, z.B. zur Differenzierung zufällig entdeckter fokaler Leberläsionen oder zur Differenzierung atypischer fokaler Verfettungen von Tumoren.

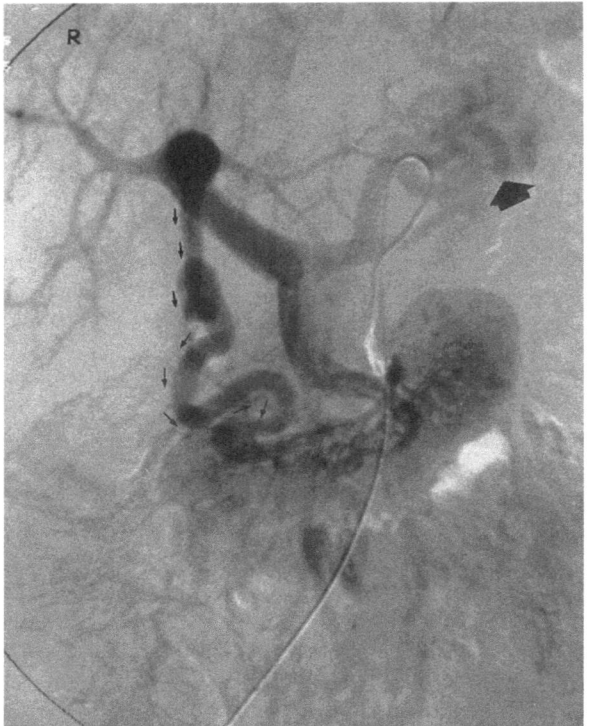

Abb. 8.3. Indirekte Mesenterikoportographie vor OLT. Orthograd perfundierte V. portae, rekanalisierte V. umblicalis (↓). Kollateralen über V. coronaria ventriculi (◆)

8.3 Bildgebende Diagnostik nach OLT

Nach OLT muß in der frühen Posttransplantphase die Funktionstüchtigkeit des Transplantats kurzfristig kontrolliert werden. Für tägliche Kontrollen auf den Transplantstationen eignet sich die wenig belastende und beliebig oft wiederholbare B-Bild- und Duplexsonographie (Letourneau et al. 1987a; Longley et al. 1988b; Taylor et al. 1986; Treisch et al. 1989). Sofern hier unklare oder nicht diagnostische Befunde erhoben werden, ist das nächste einzusetzende Verfahren die CT (Langer 1990; Letourneau 1987; Zwicker et al. 1990). Alternativ kann die MRT unter Verwendung schneller Sequenzen angewandt werden. Allerdings bestehen für Perfusionsstudien bisher die größeren Erfahrungen mit der CT, speziell mit der Angio-CT mit Subsekundenscannern. Bei Verdacht auf eine arterielle Anastomosenkomplikation oder ein fortbestehendes Lienalis-Stealsyndrom muß angiographiert werden (Cardella et al. 1986; Cardella u. Amplatz 1987b; Dalen et al. 1988; Langer et al. 1990b; Stiglbauer et al. 1990; Wozney et al. 1986). Sofern sich abgekapselte Flüssigkeitsansammlungen bilden, kann zunächst radiologisch inter-

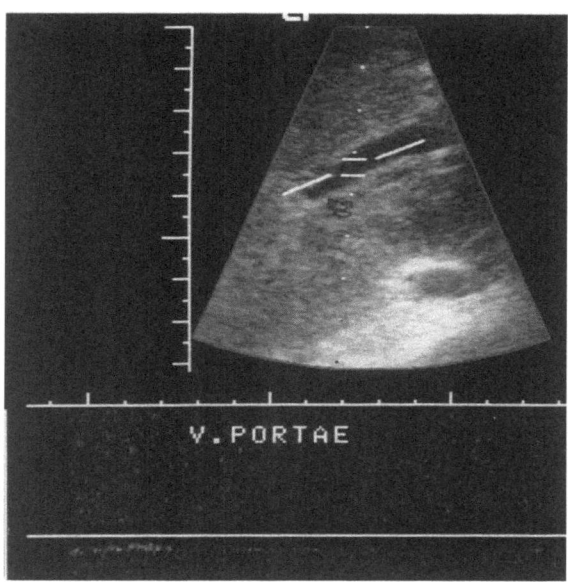

Abb. 8.4. Duplexsonographie 6 Monate nach OLT. Kein Signal in der V. portae, einer kompletten Thrombose entsprechend

ventionell-therapeutisch vorgegangen werden, um eine Relaparotomie zu vermeiden (Cardella et al. 1986; Cardella u. Amplatz 1987; Langer et al. 1991b).

In der späteren Posttransplantphase sind die bildgebenden Verfahren ein Teil des Nachsorgeprogrammes; sie schließen die B-Bild- und Duplexsonographie und die CT ein. Die Angiographie wird nur bei unklaren Befunden in den nichtinvasiven Verfahren eingesetzt.

B-Bild- und Duplexsonographie

Auf der Transplantstation sollten in der frühen Post-Transplantphase täglich US-Kontrollen durchgeführt werden, um Nachblutungen, Gallenlecks oder andere abdominelle Komplikationen frühzeitig zu erkennen. Weiter muß mit der Duplexsonographie die Durchgängigkeit von V. portae, A. hepatica und V. cava inferior überprüft werden. Die Sonographie wird weiterhin in der ambulanten Nachsorge nach OLT eingesetzt (Abb. 8.4).

CT

Bei klinisch stabilem Zustand des Patienten und unauffälligem Verlauf werden nach ca. einer Woche und dann in längeren Abständen Angio-CTs und dynamische CTs der Leber durchgeführt (Zwicker et al. 1990).

Die Angio-CT wird in Höhe des Leberhilus gelegt. Hierbei ist auf eine durchgängige A. hepatica und die zeitgerechte Kontrastierung der intrahepatischen Arterien, auf eine komplette Kontrastierung der V. portae und ihrer Äste sowie der Lebervenen und des intrahepatischen Segments der

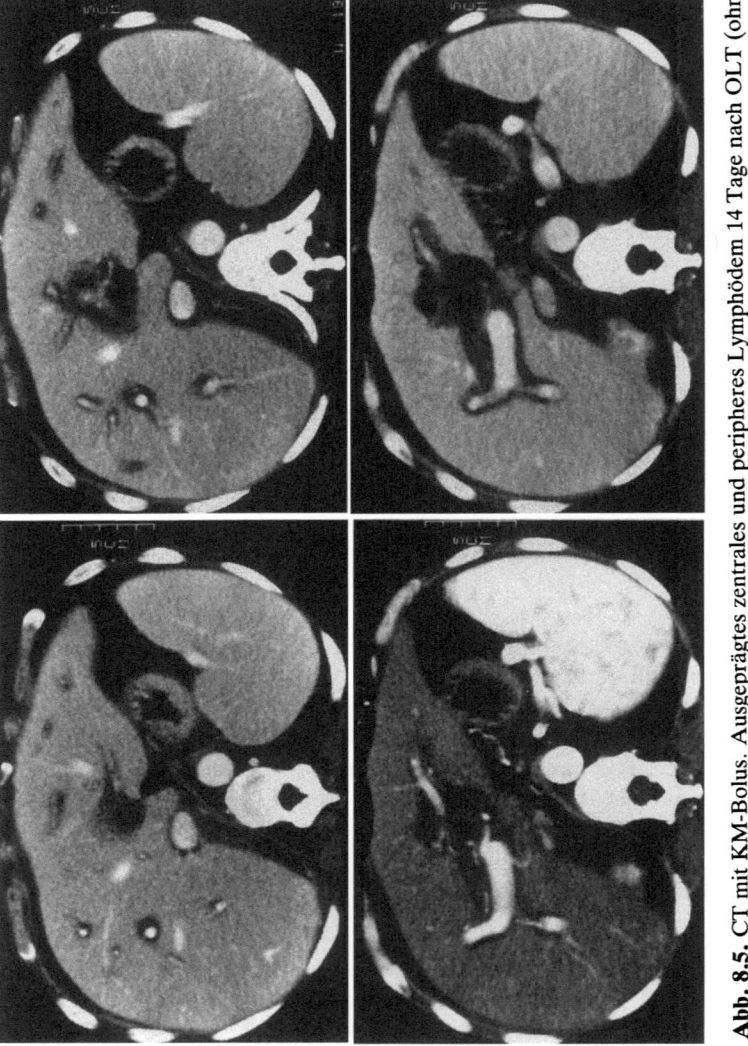

Abb. 8.5. CT mit KM-Bolus. Ausgeprägtes zentrales und peripheres Lymphödem 14 Tage nach OLT (ohne Krankheitswert)

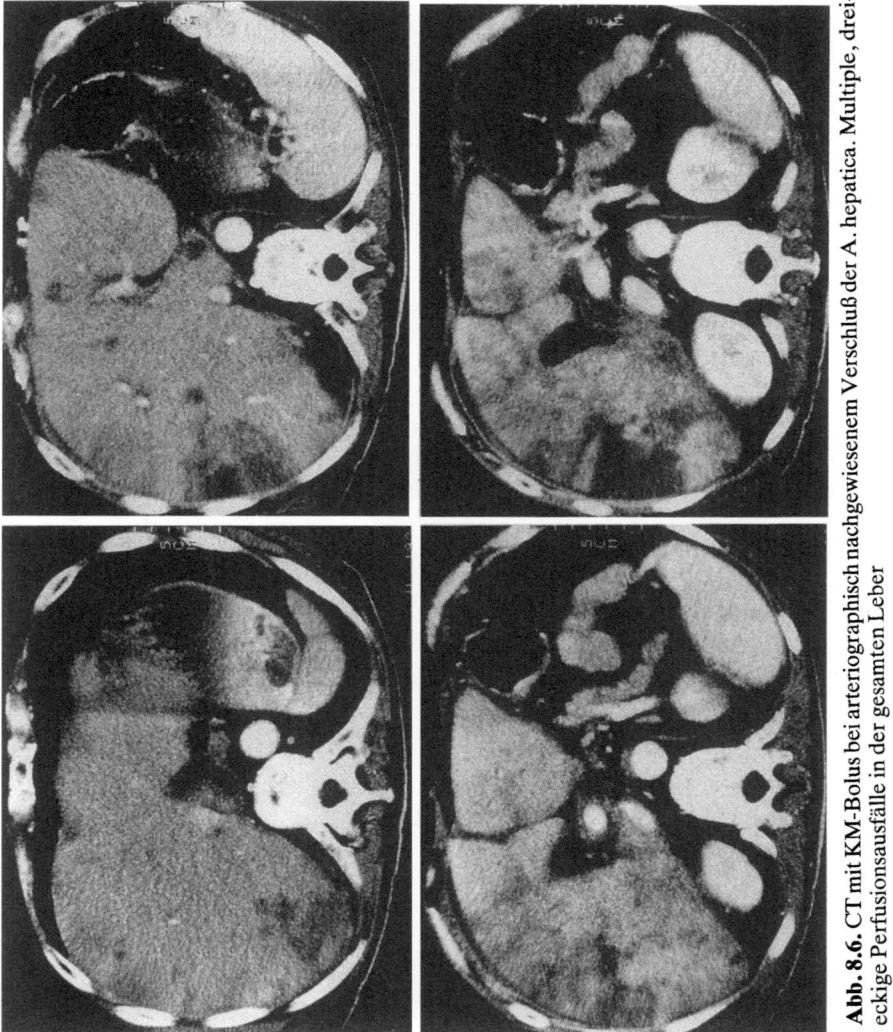

Abb. 8.6. CT mit KM-Bolus bei arteriographisch nachgewiesenem Verschluß der A. hepatica. Multiple, dreieckige Perfusionsausfälle in der gesamten Leber

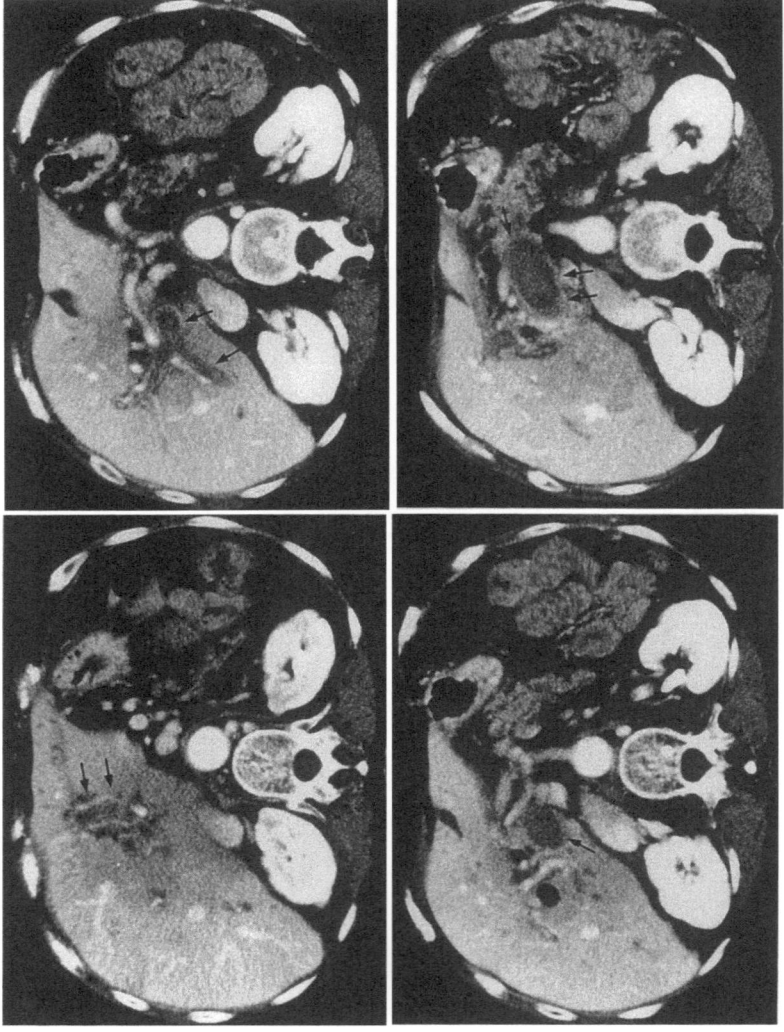

Abb. 8.7. CT mit KM-Bolus. Thrombose der intrahepatischen und extrahepatischen V. portae, bis in den Konfluens reichend *(Pfeile)*; gute arterielle Perfusion

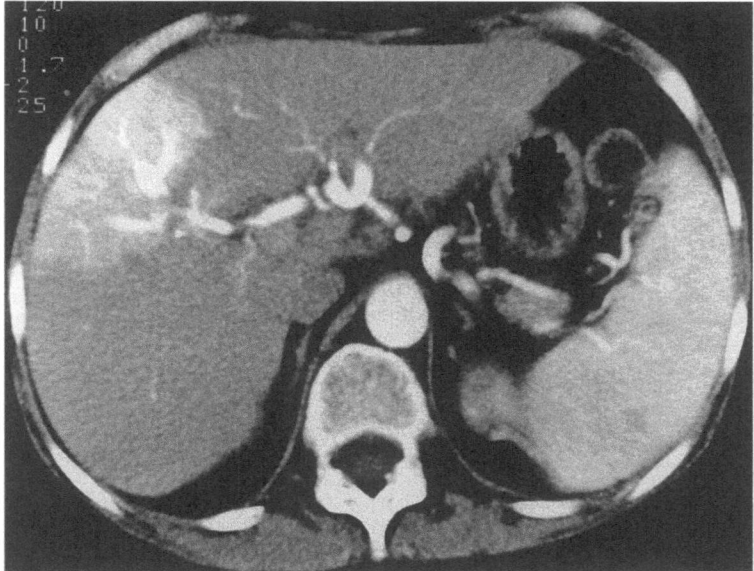

Abb. 8.8. CT mit KM-Bolus. Große arterioportale Fistel nach PE

V. cava inferior zu achten. In den ersten Wochen ist ein Lymphödem um die zentralen Gefäße regelmäßig vorhanden (Abb. 8.5).

Dieses Lymphödem ist ohne Krankheitswert; in unserem Kollektiv war im Gegensatz zur Publikation von Wechsler et al. (1987) in keinem Fall dieses Lymphödem als Hinweis für eine Abstoßung zu werten (Zwicker et al. 1990). In Übereinstimmung mit Marincek et al. (1986) bildete sich in unserem Kollektiv das Lymphödem einige Wochen nach der OLT zurück (Zwikker et al. 1990).

Mit Hilfe der Angio-CT kann ein arterieller Perfusionsausfall (Abb. 8.6) gut diagnostiziert werden, ebenfalls können Pfortaderthrombosen – wie mit der Duplexsonographie – nachgewiesen werden (Abb. 8.7). Auf abgekapselte Flüssigkeit – Gallenleckagen und Nachblutungen – muß direkt postperativ geachtet werden. Beim Nachweis von größeren Mengen frischen Blutes in der freien Bauchhöhle ist eine Relaparotomie notwendig, ebenfalls bei freier galliger Flüssigkeit, die durch die US-gezielte Punktion nachgewiesen werden kann.

Bei unklarem Fieber und unauffälligem Abdomen-CT muß eine zerebrale Infektion oder eine interstitielle Pneumonie mit Hilfe des CTT oder des High-resolution-(HR-)Thorax-CT ausgeschlossen werden.

In den späteren Kontrolluntersuchungen finden sich bei ca. 10% arterioportale Fisteln nach – in der Nachsorge routinemäßig durchgeführten – perkutanen Leberpunktionen. Kleinere arterioportale Fisteln schließen sich oft spontan und sind bei weiteren Verlaufskontrollen nicht mehr nachweisbar. Größere Fisteln (Abb. 8.8) können eine segmentale arterielle Minderperfusion und klinisch unspezifische Erhöhungen der Leberenzyme verursachen.

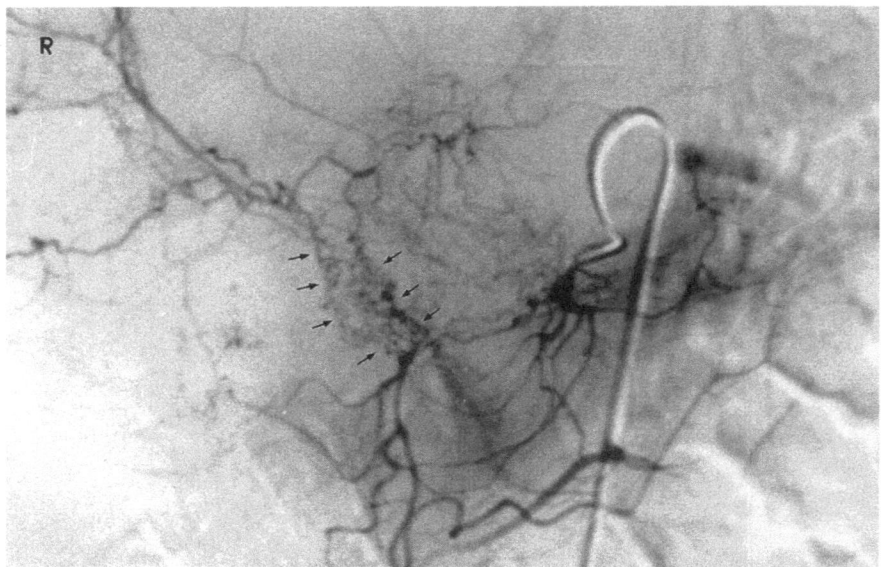

Abb. 8.9. Arteriographie 1 Jahr nach OLT. Kompletter Verschluß der A. hepatica, spärliche Auffüllung der intrahepatischen Arterien über Kollateralen im Lig. hepatoduodenale *(Pfeile)*

Angiographie

Angiographien nach OLT sind indiziert in der frühen Posttransplantphase bei klinischem oder duplexsonographischem Verdacht auf arterielle oder portale Anastomosenkomplikationen, wie Verschluß, Stenose oder Thrombose. Insbesondere ein Verschluß der arteriellen Anastomose ist transplantatgefährdend und kann lebensbedrohlich für den Patienten werden (Cardella u. Amplatz 1987b; Dalen et al. 1988; Segel et al. 1986; Shaw et al. 1985; Todo et al. 1987; Zajko et al. 1987).

Arterielle Anastomosenkomplikationen treten bevorzugt innerhalb der ersten 2 Monate nach OLT auf und erfordern in der Regel eine Relaparotomie oder eine Re-Transplantation (Shaw et al. 1985; Starzl et al. 1986; Todo et al. 1987). Bei Anastomosenstenosen kann eine PTA der arteriellen Anastomose versucht werden (Abad et al. 1989).

Arterielle Anastomosenkomplikationen werden in der Literatur in 5% – 12%, bei Re-OLTs sogar in >15% beschrieben (Shaw et al. 1985; Taylor et al. 1986; Todo et al. 1987; Wozney et al. 1986). Im eigenen Kollektiv liegen sie bei <1% (Langer et al. 1991b). Ein Verschluß der arteriellen Anastomose im späteren Verlauf nach OLT ist dagegen seltener zu beobachten. In Einzelfällen können winzige Kollateralen im Lig. hepatoduodenale (Abb. 8.9) und zur Leberkapsel auftreten, die jedoch eine ausreichende arterielle Leberperfusion nicht gewährleisten. Segmentarterienverschlüsse werden über intrahepatische Kollateralen überbrückt.

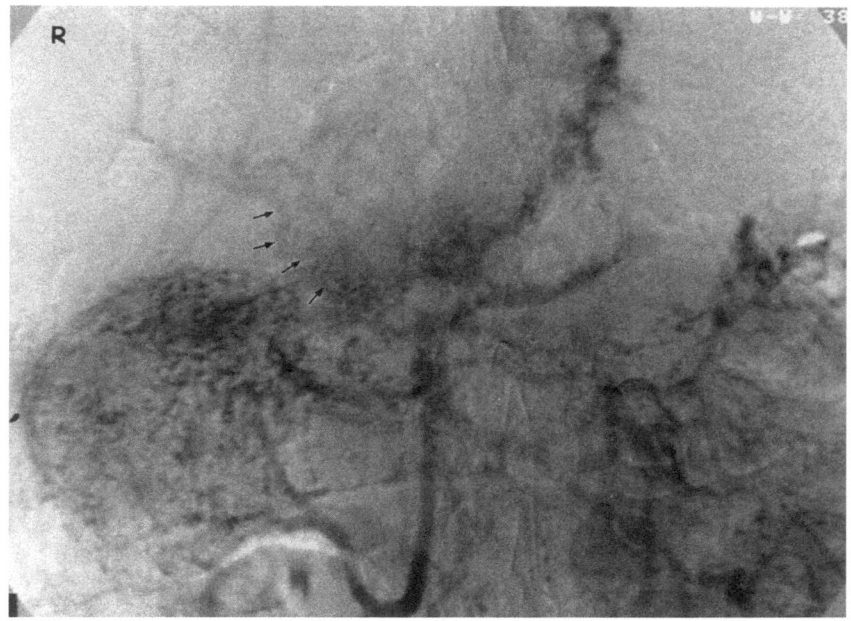

Abb. 8.10. Indirekte Mesenterikoportographie. Fast vollständige Thrombose der V. portae 15 Monate nach OLT *(Pfeile)*, KM-Abfluß hauptsächlich über Kollateralen

Pfortaderthrombosen können direkt nach Transplantation auftreten oder als spätere Komplikation bei Patienten, die wegen arteriellen oder venösen Verschlüssen aufgrund einer hämatologischen Grunderkrankung (Abb. 8.10) transplantiert worden sind.

Weitere Indikationen zur Angiographie nach Lebertransplantation sind
– der klinische Verdacht auf chronische Abstoßung bei nicht konklusiven Ergebnissen in der Punktionshistologie,
– Verdacht auf Lienalis-Stealsyndrom,
– unklare Leberenzymerhöhungen, die nicht anders zu klären sind.
Bei Patienten mit chronischer Abstoßung zeigt die Angiographie typische Befunde, während der Versuch, eine chronische Rejektion mit Hilfe der Duplexsonographie zu diagnostizieren, gescheitert ist (Marder et al. 1989). Typischerweise sieht man angiographisch (Dominguez et al. 1986; Iwatsuki 1988; Langer et al. 1991b; Morse et al. 1986; White et al. 1987; Zajko et al. 1985):
– irreguläre Stenosen und Dilatationen der mittelgroßen intrahepatischen Arterien (Abb. 8.11),
– reinen verlangsamten arteriellen Fluß mit verzögerter peripherer Perfusion,
– eine Verminderung der kleinen intrahepatischen Arterien an Zahl und Größe.
Da es sich bei dieser Diagnostik z.T. um Veränderungen kleiner und klein-

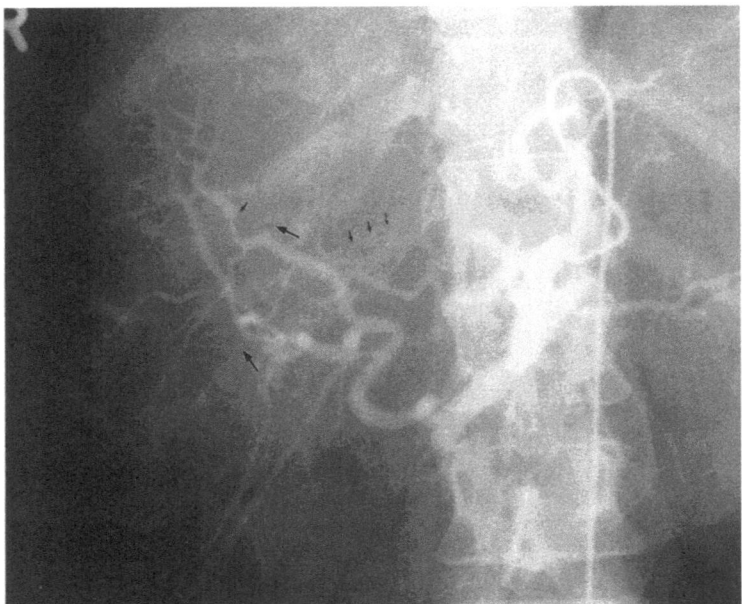

Abb. 8.11. Arteriographie nach OLT. Typische chronische Abstoßung mit irregulären Dilatationen und Stenosen der mittelgroßen Arterien *(Pfeile)*, reduzierter peripherer Fluß; Z.n. komplexer arterieller Anastomose

ster Arterien handelt, sollte eine konventionelle Angiographie mit konventioneller Filmsubstraktion oder − bei guter Kooperationsfähigkeit des Patienten − eine i.a.-DSA mit hoher Matrix (1024 × 1024 Pixels) und kleinem BV-Format (17 oder 20 cm) durchgeführt werden. Die Katheterspitze für die Angiographie wird in der A. hepatica communis plaziert, die arterielle Anastomose darf keinesfalls verletzt werden.

Bei beginnender chronischer Abstoßung zeigt die Arteriographie nur Irregularitäten der intrahepatischen Arterien und eine periphere Flußverlangsamung (Langer et al. 1990b). Auch bei unauffälligem Histologiebefund kann mit Hilfe der Angiographie die chronische Abstoßung diagnostiziert werden, und es kann mit einer wirksamen medikamentösen Therapie sofort begonnen werden.

Ein splenohepatisches Stealsyndrom nach OLT bei Patienten, die nicht primär splenektomiert wurden, äußert sich klinisch durch einen Hypersplenismus, leichte Bilirubin- und Leberenzymerhöhungen bei regelrechter Punktionshistologie. Hinweis auf ein Lienalis-Stealsyndrom kann in der Angio-CT eine sehr frühe arterielle Milzperfusion bei spärlicher arterieller Leberkontrastierung sein.

Die Verifizierung erfolgt angiographisch durch die Übersichtsaortographie und die Zöliakographie (Langer et al. 1991a). Hierbei finden sich folgende Befunde:

– kaliberstarke Milzarterie und kleine Leberarterie;
– schneller Kontrastmittelfluß in der A. lienalis mit sehr guter Milzperfusion, dagegen verzögerte und nur sehr verspätete Kontrastierung der
  A. hepatica und ihrer intrahepatischen Äste;
– keine oder erheblich reduzierte Kontrastierung der peripheren kleinen
  Leberarterien;
– zum Teil bereits Kontrastierung der V. portae zum Zeitpunkt der Darstellung der intrahepatischen Aufzweigungen der A. hepatica propria.

Durch das splenohepatische Stealsyndrom kommt es zu einer arteriellen
Minderperfusion der transplantierten Leber, portalvenöse Kollateralkreisläufe bleiben bestehen und obere gastrointestinale Blutungen oder Aszites
können nach OLT rezidivieren.

Die Therapie der Wahl ist die sekundäre Splenektomie (Neuhaus et al.
1990). Die Milzarterienembolisation sollte wegen der Gefahr der Milzabsze-
dierung bei der schweren Immunsuppression nicht mehr durchgeführt werden (Langer et al. 1991b).

Bei Erhöhungen der Transaminasen, die durch andere klinische, labor-
chemische und bildgebende Verfahren nicht zu klären sind, wird teilweise
auch die Angiographie als letzte Methode eingesetzt. In Einzelfällen können
arterioportale Fisteln nachgewiesen werden, die nicht in der Schichtebene
der Angio-CT gelegen sind und die bei zentraler Lage ebenfalls zu einer arteriellen Minderperfusion einzelner Segmente führen können (Langer et al.
1990b).

Interventionen

Sofern abgekapselte Flüssigkeitsansammlungen mit US oder CT nachgewiesen sind, sollten diese perkutan punktiert und – je nach Beschaffenheit des
Punktats – drainiert werden (Abb. 8.12). Wenn sich bei der Punktion seröse
Flüssigkeit, in der Regel Lymphe, entleert, reicht ein weitgehendes Ablassen
der Flüssigkeit sowie deren bakteriologische Untersuchung. Bei Nachlaufen
von Flüssigkeit und zusätzlich bestehendem Fieber muß evtl. wiederholt
abpunktiert werden.

Sofern sich jedoch infiziertes, eitriges Sekret, Galle oder Blut entleert,
sollte eine perkutane Drainage eingelegt werden. Insbesondere bei Eiter und
älteren Hämatomen ist darauf zu achten, daß möglichst zweilumige, kaliberstarke Drainagen benutzt werden, damit die Flüssigkeit abfließen und ggf.
die Höhle gespült werden kann. Bei speziellen doppellumigen perkutanen
Drainagen nach v. Sonnenberg kann eine Redonflasche angeschlossen werden. Es sollte möglichst nur in Ausnahmefällen durch die frisch transplan-
tierte Leber hindurch punktiert werden.

Die perkutane Drainage erfolgt US- oder CT- sowie durchleuchtungskon-
trolliert. Die exakte Lage der Drainage muß am Ende der Intervention dargestellt und dokumentiert werden. Die präformierte Höhle sollte weitgehend entlastet und ggf. gespült werden. Um wiederholte perkutane Interven-

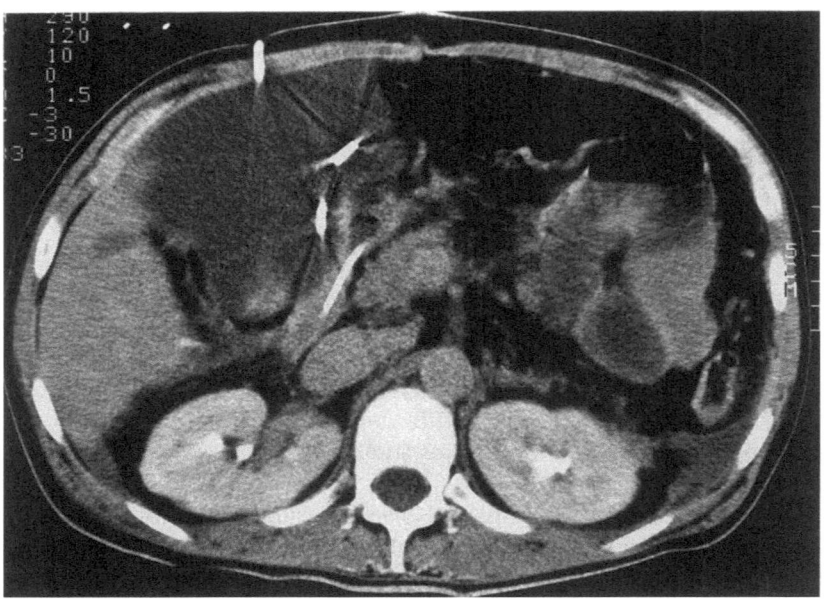

Abb. 8.12. CT nach perkutaner
Drainage eines perihepatischen
Hämatoms 10 Tage nach OLT

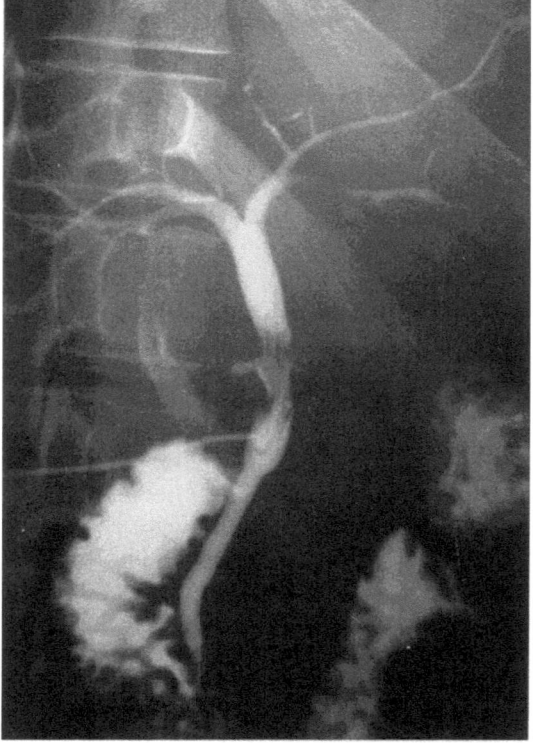

Abb. 8.13. T-Drain-Darstellung
7 Tage nach OLT (Schrägauf-
nahme): regelrechte Anastomose

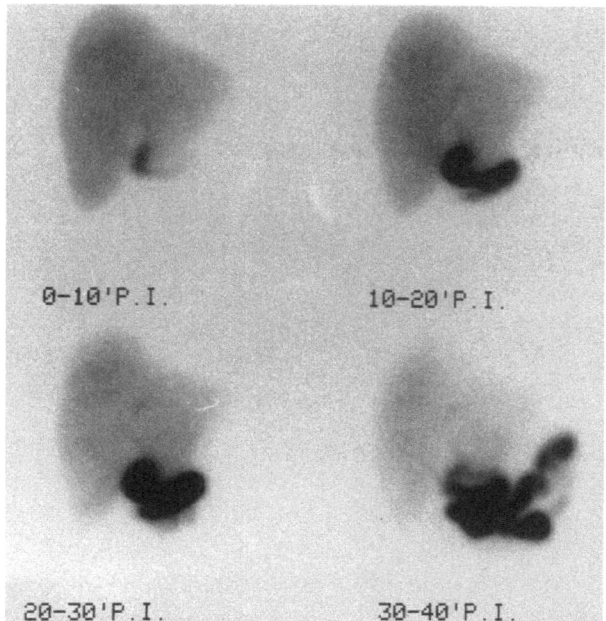

0-10'P.I.   10-20'P.I.

20-30'P.I.   30-40'P.I.

Abb. 8.14. Normale HBSS nach OLT, zeitgerechter Abfluß des Tracers in den Darm

tionen zu vermeiden, muß die Drainage belassen werden, bis nach Abklemmen keine Flüssigkeit mehr nachgelaufen ist.

T-Drain-Darstellung

Der bei der Transplantation eingelegte T-Drain wird routinemäßig nach OLT dargestellt. Hierbei wird auf die intrahepatischen Gallengänge und auf die Gallengangsanastomose geachtet (Abb. 8.13). Sofern sich im Bereich der biliären Anastomose ein Gallenleck zeigt, wird in der Regel sofort revidiert. Bei schlechtem Allgemeinzustand des Patienten kann alternativ perkutan drainiert werden.

Isotopendiagnostik

Von den nuklearmedizinischen Methoden wird die hepatobiliäre Sequenzszintigraphie (HBSS) nach OLT regelmäßig eingesetzt. Bei dieser Funktionsuntersuchung kann die Aufnahme der radioaktiv markierten Substanz sowie ihre Elimination und Ausscheidung in den Darm genau dargestellt werden (Abb. 8.14).

Bei Konservierungsschäden und in Fällen von Abstoßung findet sich eine intrahepatische Transportstörung mit fehlender oder verzögerter Elimination des radioaktiven Tracers aus der Leber (Abb. 8.15).

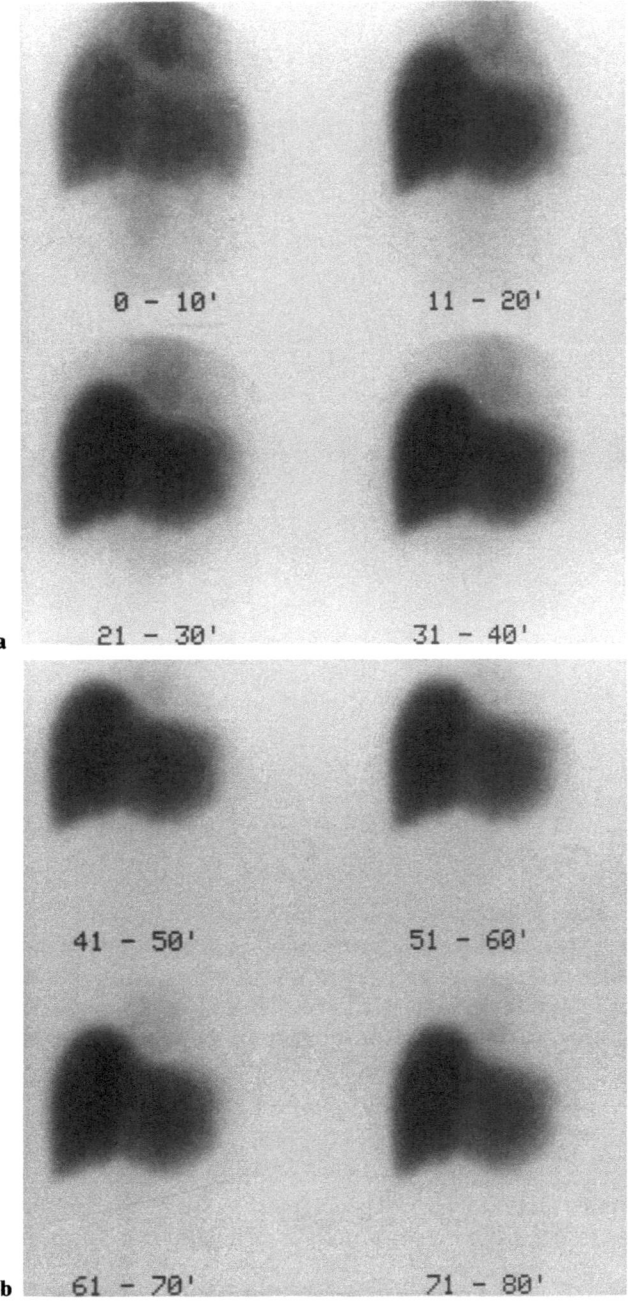

Abb. 8.15 a–c. HBSS bei intrahepatischer Transportstörung nach Lebertransplantation.
a, b Keine Darstellung der Gallengänge, des Ductus choledochus sowie fehlende Darmaktivität nach 80 min; **c** verzögerte Tracerakkumulation in der Leber sowie verzögerte hepatobiliäre Exkretion

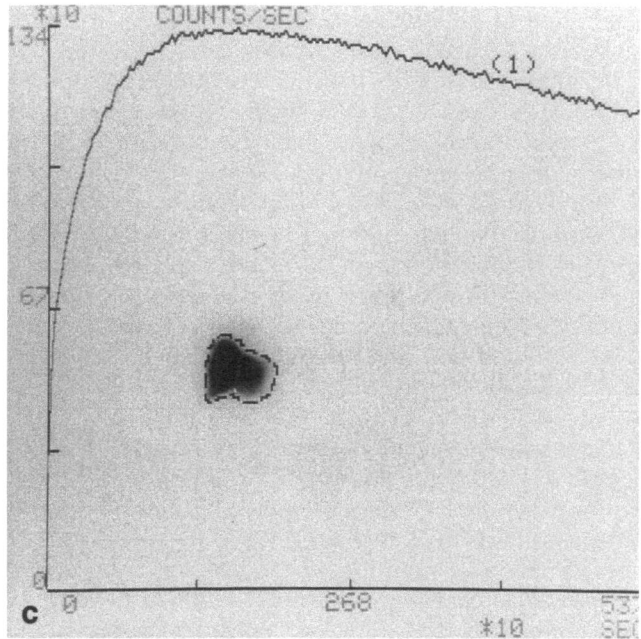

8.4 Operatives Vorgehen

Die Lebertransplantation gehört wohl zu den aufwendigsten und schwierigsten operativen Eingriffen. Da in den meisten Fällen die Entfernung des erkrankten Organs indiziert ist und mechanische, hämodynamische und funktionelle Gründe für eine orthotope Position des Transplantats sprechen, spielt die heterotope Lebertransplantation heute praktisch kaum eine Rolle. Chirurgisch müssen supra- und infrahepatische V. cava, Pfortader, Arterie und Gallengang durchtrennt und neu anastomosiert werden. Die Mobilisierung und Entfernung der erkrankten Leber ist durch die häufig extreme Kollateralenbildung bei portaler Hypertension und entzündlichen Umgebungsveränderungen erschwert. Wegen der großen anatomischen Variabilität der arteriellen Leberversorgung und der möglichen Pfortaderveränderung (Thrombose, kavernöse Transformation) ist eine präoperative Angiographie nützlich. Sie gibt auch Aufschluß über dickere Kollateralstraßen (V. coronaria ventriculi, V. gastrica sinistra), die zur Erhaltung eines guten Pfortaderflusses für das Transplantat und zur Drosselung des Abflusses über Ösophagusvarizen intraoperativ legiert werden sollten.

   Mit der erkrankten Leber wird das hinter der Leber liegende Kavasegment mit den einmündenden Lebervenen reseziert. Bei den nun folgenden Anastomosierungsschritten wird zunächst die supra- und infrahepatische V. cava neu anastomosiert. Durch Kaliberschwankungen und technische

Nahtunregelmäßigkeiten (z.B. Knickstenose, nahtbedingte Einengung) kann es hier in seltenen Fällen zu Thrombosen kommen.

Für die Arterienanastomose werden entweder nach Angiographie oder nach intraoperativem Präparationsbefund verschiedene Stellen ausgewählt. Es kann entweder der Abgangsbereich der A. hepatica propria und gastroduodenalis aus der A. hepatica communis, der Abgangsbereich der A. hepatica communis aus dem Truncus coeliacus oder eine häufig sehr dicke A. lienalis nach Splenektomie zur Anastomose verwendet werden. In selteneren Fällen wird die Anastomose entweder direkt oder mit Interponat auf die Aorta oberhalb des Truncus coeliacus oder auf die infrarenale Aorta gesetzt. Wichtig ist, daß für die Leberarterie ein ausreichend kaliberstarkes Empfängergefäß Verwendung findet, denn arterielle Minderperfusionen sind postoperativ schwer zu erkennen, führen aber zu einer ganzen Reihe schwer abgrenzbarer Verlaufsstörungen.

Die Pfortaderanastomose, in der Regel mit sehr zartwandigen Gefäßen, ist ebenso wie die Arterienanastomose immer durch Stenose- und Thrombosegefahr bedroht. Deshalb werden beide Gefäße im postoperativen Verlauf zunächst täglich, später in größeren Abständen, mittels Ultraschalldoppleruntersuchung bzw. Kontrastmittel-CT kontrolliert.

Als Achillesferse der Lebertransplantation wurde von den Pionieren die Gallengangsanastomose bezeichnet. Hier kam es in 20−30% zu Komplikationen wie Nahtdehiszenz und Gallenleck, Stenose, Abflußbehinderung und Cholangitis. Durch neue Konservierungsverfahren, bessere chirurgische Technik und insbesondere die Verwendung einer breiten Seit-zu-Seit-Anastomosierung im gut durchbluteten Teil, entfernt von den Resektionsstümpfen des Spender- und Empfängergallenganges, konnte die Komplikationsrate bei uns unter 2% gesenkt werden. Jede Gallengangsanastomose wird für 6 Wochen mit T-Drainage geschient, da die Heilung unter Immunsuppressionsbedingungen verzögert abläuft. Vor Entfernen der T-Drainage und bei Bedarf wird eine Cholangiographie vorgenommen.

Bei Patienten, bei denen aufgrund der Gallengangserkrankung (PSC, Gallengangsatresie usw.) eine direkte Gallengangsanastomosierung unmöglich ist, wird die Rekonstruktion in der Regel als Choledochojejunostomie mit einer Roux-Y-förmig ausgeschalteten Jejunumschlinge durchgeführt.

Teilweise schwere intraoperative Gerinnungsstörungen, Konservierungsschäden und chirurgisch-technische Probleme können zu Nachblutungen, Leberperfusionsausfällen mit nachfolgender Abszeßbildung, Durchblutungsmangel und anderen Komplikationen führen. Daher werden im intensivmedizinischen Verlauf alle diagnostischen Möglichkeiten zur frühzeitigen Erkennung derartiger Komplikationen eingesetzt. Hier sind besonders die Ultraschalluntersuchung mit Überprüfung der Arterien- und Pfortaderdurchblutung sowie das kontrastmittelgestützte CT zu nennen. Die Indikation zur Relaparotomie und Korrektur chirurgischer Komplikationen bzw. Hämatomausräumung wird daraufhin sehr liberal gestellt. Im späteren Verlauf auftretende Flüssigkeitsansammlungen werden dagegen vorzugsweise durch Punktion und Drainage unter Ultraschall- oder CT-Kontrolle behandelt (Neuhaus et al. 1991).

Durch die Kombination aller dieser Maßnahmen hat sich in Berlin bei mehr als 230 Lebertransplantationen jetzt ein stabiles Ergebnis mit Ein- und Zweijahresüberlebensraten von mehr als 90% erzielen lassen (Neuhaus et al. 1986, 1989, 1991; Steffen et al. 1991).

Literatur

Abad J, Hidalfo EG, Canterero JM (1989) Hepatic artery anastomotic stenosis after transplantation: treatment with percutaneous transluminal angioplasty. Radiology 171:661−662

Ayalon A, Wiesner RH, Perkin JD (1988) Splenic artery aneurysm in liver transplant patients. Transplantation 45:386−389

Bismuth H (1988) Liver transplantation: the Paul Brousse experience. Transplant Proc 20:486−489

Cardella JF, Amplatz K (1987 a) Preoperative angiographic evaluation of prospective liver recipients. Radiol Clin North Am 25:299−308

Cardella JF, Amplatz K (1987 b) Postoperative angiographic and interventional radiologic evaluation of liver recipients. Radiol Clin North Am 25:309−321

Cardella JF, Casteneda-Zuniga WR, Hunter D (1986) Angiographic and interventional radiologic considerations in liver transplantation. AJR 146:143−153

Dalen K, Day DL, Ascher NL (1988) Imaging of vascular complications after hepatic transplantation. AJR 150:1285−1290

Dominguez R, Cuervas-Mons V, Thiel v DH, Lecky JW, Starzl TE (1986) Radiographic features of liver allograft rejection. Gastrointest Radiol 11:326−329

Iwatsuki S (1988) Experience of 1000 liver transplants under cyclosporine-steroid therapy: a survival report. Transplant Proc 20:498−504

Langer R, Langer M, Neuhaus P, Scholz A, Felix R (1990a) Angiographische Diagnostik bei Lebertransplantation. Teil I: Evaluation vor Transplantation. Digitale Bilddiagn 10:62−66

Langer R, Langer M, Neuhaus P, Scholz A, Felix R (1990b) Angiographische Diagnostik bei Lebertransplantation. Teil II: Angiographie nach Transplantation. Digital Bilddiagn 10:92−96

Langer R, Langer M, Scholz A, Felix R, Neuhaus P (1991a) Lienalis Steal-Syndrom und Gastroduodenalis Steal-Syndrom bei Patienten vor und nach Lebertransplantation. Aktuel Radiol 2:55−58

Langer R, Langer M, Scholz A, Neuhaus P, Astinet F, Ferstl F-J, Felix R (1991b) Stellenwert der Angiographie und radiologischen Intervention vor und nach Lebertransplantation. ROFO 155:416−422

Letourneau JG, Day DL, Ascher NL (1987a) Abdominal sonography after hepatic transplantation. AJR 149:299−303

Letourneau JG, Day DL, Maile CW, Crass JR, Ascher NL, Frick MP (1987b) Liver allograft transplantation: postoperative CT findings. AJR 148:1099−1103

Longley DG, Skolnick ML, Sheahan DG (1988a) Acute allograft rejection in liver transplant recipients. Radiology 169:417−420

Longley DG, Skolnick ML, Zajko AB, Bron KM (1988b) Duplex Doppler sonography in the evaluation of adults patients before and after liver transplantation. AJR 151:687−696

Marder DM, de Marino GB, Sumkin JH (1989) Liver transplant rejection: value of the resistive index in Doppler US of hepatic arteries. Radiology 173:127−129

Marincek B, Barbier PA, Becker CD, Mettler D, Ruchti C (1986) CT appearance of impaired lymphatic drainage in liver transplants. AJR 147:519−523

Morse SS, Reuben A, Strauss EB (1986) Liver transplant rejection arteritis: serial hepatic arteriography. Cardiovasc Intervent Radiol 9:191−194

Neuhaus P, Brölsch CE, Ringe B, Pichelmayr R (1986) Liver transplantation for liver tumors. Recent Results Cancer Res 100:221−228

Neuhaus P, Bechstein WO, Hopf U, Blumhardt G, Steffen R (1989) Indikationen und aktuelle Entwicklung der Lebertransplantation. Leber Magen Darm 6:289–308

Neuhaus P, Steffen R, Blumhardt G et al. (1991) Verbesserte Überlebenschancen nach Lebertransplantationen durch Verminderung perioperativer Komplikationen. Z Gastroenterol [Suppl 2] 29:169–172

Neuhaus R, Blumhardt G, Steffen R, Langer R, Neuhaus P (1990) Lienalis-Steal Syndrom mit Hypersplenismus nach Lebertransplantation. Z Gastroenterol 28:713–714

Pichlmayr R (1990) Indications and results of radical resection and liver transplantation for HCC. Cancer Res Clin Oncol 116 [Suppl]:976

Pichlmayr R, Ringe B, Lauchart W (1987) Liver transplantation. Transplant Proc 15:103–112

Segel MC, Zajko AB, Bowen AD (1986) Hepatic artery thrombosis after liver transplantation. AJR 146:137–141

Shaw BW, Gordon RD, Iwatsuki S, Starzl TE (1985) Hepatic retransplantation. Transplant Proc 17:264–271

Starzl TE, Iwatsuki S, Thiel v DH (1982) Evolution of liver transplantation. Hepatology 2:614–636

Starzl TE, Groth CG, Brettschneider L (1986) Orthotopic homotransplantation of the human liver. Ann Surg 168:392–415

Starzl TE, Iwatsuki S, Byers BS (1984) Analysis of liver transplantation. Hepatology 4:475–495

Starzl TE, Todo S, Gordon R (1987) Liver transplantation in older patients. N Engl J Med 316:484–485

Steffen R, Neuhaus P, Blumhardt G, Bechstein WO (1991) Liver transplantation for liver cancer. Onkologie 14:100–106

Stiglbauer R, Barton P, Jautsch H, Pichler W, Schurawitzki H, Mühlbauer F, Lechner G (1990) Angiographie nach Lebertransplantation. ROFO 153:357–361

Taylor KJW, Morse SS, Weltin GG (1986) Liver transplant recipients: portable duplex US with correlative angiography. Radiology 159:357–363

Thiel DH v, Schade RR, Starzl TE (1982) Liver transplantation in adults. Hepatology 2:637–640

Thiel DH v, Schade RR, Gavaler JS (1984) Medical aspects of liver transplantation. Hepatology 4:79–83

Todo S, Makowka L, Tzakis AG (1987) Hepatic artery in liver transplantation. Transplant Proc 19:2406–2411

Treisch J, Langer R, Langer M, Zwicker C, Felix R (1989) Color-coded duplex sonography of the portal vein. Radiology 173:378

Tzakis AG, Gordon RD, Makowka L (1987) Clinical consideration in orthotopic liver transplantation. Radiol Clin North Am 25:289–297

Wall WJ (1988) Liver transplantation: current concepts. Can Med Assoc J 139:21–28

Wechsler RJ, Munoz SJ, Needleman L, Kurtz AB, Miller CL (1987) The periportal collar: a CT sign of liver transplant rejection. Radiology 165:57–60

White RM, Zajko AB, Demetris AJ (1987) Liver transplant rejection: angiographic findings in 35 patients. AJR 148:1095–1098

Wozney P, Zajko AB, Bron KM (1986) Vascular complications after liver transplantation: a 5 year experience. A J R 147:657–663

Zajko AB, Bron KM, Starzl TE (1985) Angiography of the liver. Transplantation patients. Radiology 157:305–311

Zajko AB, Campbell WL, Logsdon GA (1987) Cholangiographic findings in hepatic artery occlusion after liver transplantation. AJR 149:485–489

Zwicker C, Langer M, Langer R, Steffen R, Bradaczek M, Astinet F, Felix R (1990) Dynamische CT und Angio-CT nach Lebertransplantation. ROFO 153:362–368

9 Lebertrauma

9.1 Ätiologie und Typen der Leberverletzungen

Eine traumatische Verletzung der Leber im Rahmen eines Unfallgeschehens ist in ca. 20% der Abdominaltraumen nachzuweisen. Zunehmende Bedeutung erlangen jedoch auch Verletzungen der Leber durch diagnostische Eingriffe, wie Punktionen, Biopsien, perkutane Gallengangsdarstellung und Drainagen.

Die traumatische Leberverletzung kann unterschieden werden in
- eine geschlossene Verletzung mit intakter Leberkapsel,
- eine offene Verletzung mit Zerreißung der Kapsel,
- einen dritten Verletzungstyp mit gleichzeitiger Zerreißung des Lebergefäßsystems, ausgedehnten Blutungen und z.T. sekundären arterioportalen Fisteln.

9.2 Bildgebende Diagnostik

Die Sonographie der Leberruptur, insbesondere der offenen Ruptur mit Zerreißung der Leberkapsel, ist charakterisiert durch den Nachweis von freier Flüssigkeit im perihepatischen Raum sowie zwischen Leber und rechter Niere (Morrison-Tasche). Ein intrahepatisches oder subkapsuläres Hämatom kann sonographisch als echofreie oder gegenüber dem Lebergewebe zumindest deutlich echoärmere fokale Veränderung nachgewiesen werden. Das subkapsuläre Hämatom ist in der Regel halbmondförmig konfiguriert und meist echofrei.

Die intrahepatische Blutung zeigt im Sonogramm unregelmäßige Randkonturen und eine erniedrigte Echogenität, selten eine völlige Echofreiheit, da hier mit größeren Mengen an zerstörtem Lebergewebe im Hämatom gerechnet werden muß, welches die Echogenität erhöht (Kuligowska et al. 1984; Triller u. Fuchs 1980).

Die Computertomographie zeigt bei offener Ruptur im Nativscan eine Unterbrechung der Leberaußenkontur. Ein intrahepatisches oder subkapsuläres Hämatom zeigt mehrere Stunden nach dem Trauma eine erhöhte Dichte mit Werten von 60−80 HE. Nach Kontrastmittelinjektion (peripher-

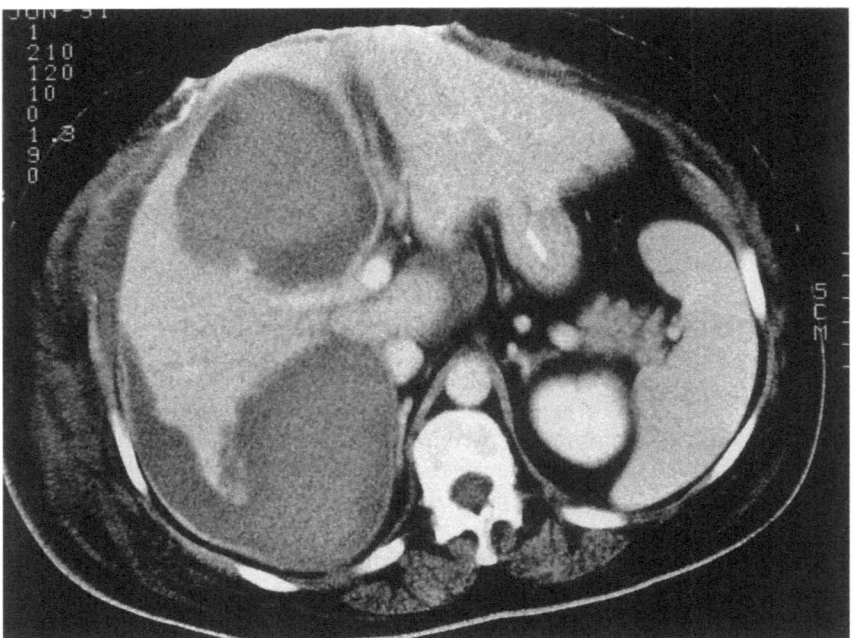

Abb. 9.1. Patient mit schwerem Oberbauchtrauma, Kontrastmittel-CT. Darstellung von 2 großen Hämatomen intrahepatisch sowie dorsal intrahepatisch und partiell subkapsulär), die partiell hyperdens sind. Verlagerung der Pfortaderäste im Leberhilus. Perfusionsausfälle im Bereich der Blutungen. Großes Flankenhämatom rechts

venöse Bolusinjektion) ist das traumatisch verletzte Lebergewebe minderperfundiert, das intrahepatische Hämatom zeigt in der Regel kein KM-Enhancement (Abb. 9.1). In seltenen Fällen kann in der Computertomographie, wenn neben der dynamischen Untersuchungsserie auch Spätaufnahmen 30 min p.i. gemacht werden, ein Dichteanstieg in einem Hämatom und damit eine aktive Blutung nachgewiesen werden (Heller u. Jend 1984; Hübener 1981; Foley et al. 1987; Fuchs u. Robotti 1983; Moon u. Federle 1983; Wolverson et al. 1983).

Die Magnetresonanztomographie besitzt aufgrund der Komplexität und der Länge der Untersuchung in der Traumatologie bei schwerverletzten Patienten zum Nachweis oder Ausschluß einer Leberzerreißung keinen Stellenwert.

Die Angiographie vermag nachzuweisen, inwieweit durch die Leberläsion Leberarterien oder portalvenöse Gefäße zerrissen sind. Es kommt bei einer profusen oder aber fokalen Blutung zu einem Austritt von Kontrastmittel, der in der Angiographie nachweisbar ist. Neben der Blutung kann durch die Angiographie auch ein Gefäßverschluß, einerseits auf dem Boden der retrograden Thrombosierung bei Gefäßverletzung oder andererseits bedingt durch eine Kompression der Arterien oder Venen, als Folge eines intrahepatischen Hämatoms nachgewiesen werden.

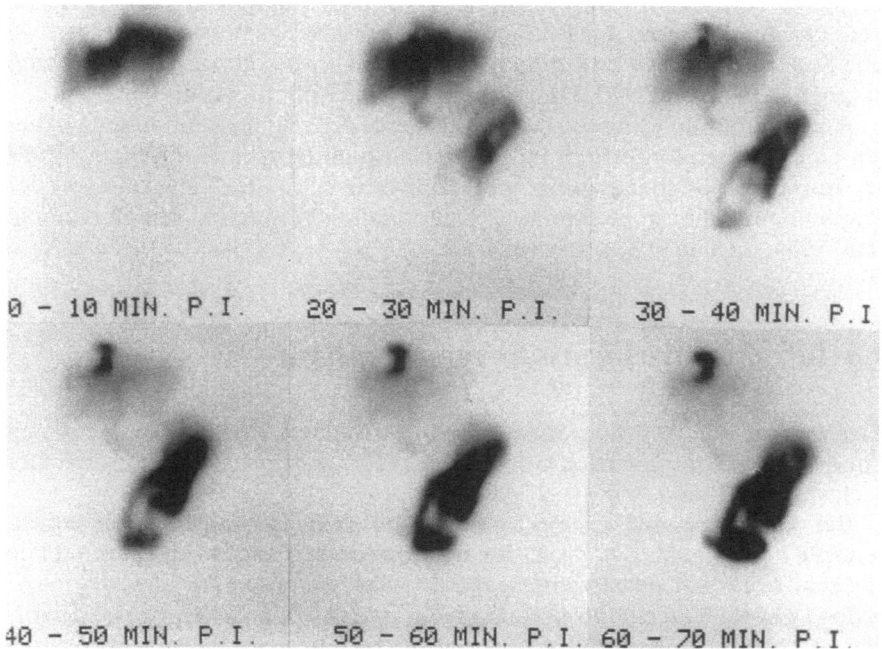

Abb. 9.2. HBSS mit Darstellung des Austritts von Galle aus dem Gangsystem infolge eines Lebertraumas

Neben der traumatischen Verletzung der Leber mit Organzerreissungen können Verletzungen der Leber durch diagnostische oder therapeutische Eingriffe entstehen. In der Regel sind die intrahepatischen, iatrogenen Hämatome unter 1–2 cm groß und verursachen keine klinische Symptomatik. Als Folge der Leberbiopsie und der perkutanen Cholangiographie und Gallengangsdrainage sind arterioportale Fisteln und Kurzschlußverbindungen zwischen dem Gefäßsystem und dem Gallengangssystem mit einer konsekutiven Hämobilie oder Bilhämie möglich.

Intraadominelle Flüssigkeitsansammlungen sind häufige postoperative Befunde. Dabei umfaßt die Differentialdiagnose Hämatome, Serome, Abszesse und Biliome. Die Artdiagnose ist aufgrund computertomographischer oder sonographischer Kriterien häufig nicht eindeutig möglich. Mittels hepatobiliärer Sequenzszintigraphie kann die Kommunikation solcher Flüssigkeitsansammlungen mit dem Gallenwegssystem nichtinvasiv dargestellt werden (Creutzig et al. 1984; Zeman 1988; Weissmann et al. 1979) (Abb. 9.2).

Dabei ist eine exakte Korrelation mit den Schnittbildverfahren notwendig, um den szintigraphischen Befund der postoperativ veränderten Topographie zuzuordnen (Zeman 1988). Spätaufnahmen nach 24 h können hilfreich sein, um beispielsweise eine subhepatische Gallenleckage von intra-

luminaler Aktivität zu differenzieren (Hawkins 1988). Bei Patienten, die
trotz Größenabnahme des Bilioms keine klinische Verbesserung zeigen, ist
eine Superinfektion zu diskutieren. Selbst die Umwandlung in einen Abszeß
ist möglich (Zeman 1988). Hier ist zumeist eine Punktion hilfreich.

Auch bei initial klinisch stummen Oberbauchtrauma kann beim Vorliegen einer intraabdominellen Flüssigkeitsansammlung eine Abklärung mittels
hepatobiliärer Sequenzszintigraphie hilfreich sein, da Verletzungen der
ableitenden Gallenwege primär asymptomatisch verlaufen können (Zeman
et al. 1984; Zeman 1988).

9.3 Intrahepatische arteriovenöse Fisteln

Arterioportale und auch arteriovenöse Fisteln lassen sich in der dynamischen
Computertomographie nach bolusförmiger Kontrastmittelapplikation sicher
nachweisen (Okuda 1978) (vgl. Abb. 8.8).

Bei arterioportalen Fisteln kommt es in dem nachgeschalteten portalvenösen Perfusionsgebiet distal der arterioportalen Fistel zu einem schnellen
und sehr starkem Kontrastmittelenhancement, das zum Zeitpunkt des maximalen Leberenhancements bereits wieder isodens zum Lebergewebe geworden ist. Arteriovenöse oder arterioportale Fisteln sind ebenso sicher durch
die Angiographie erfaßbar.

Das Erscheinungsbild der iatrogenen arterioportalen Fisteln entspricht
demjenigen der traumatischen Veränderungen, eine Hämobilie oder Bilhämie ist in der Regel durch bildgebende Diagnostik nicht sicher erfaßbar. Bei
kontinuierlichem signifikantem Übertritt von Blut ins Gallengangsystem,
der Hämobilie, kann in einer Angiographie die Kurzschlußverbindung nachgewiesen werden. Bei ausgedehnten arterioportalen Fisteln, die die Ursache
für eine portale Hypertension darstellen können, und signifikanten Kurzschlußverbindungen zwischen dem arteriellen System und dem Gallengangsystem, kann durch eine Embolisation der zuführenden Arterie eine interventionelle Therapie durchgeführt werden.

9.4 Operative Therapie

Das Vorgehen und die Prognose bei Leberverletzungen ist abhängig von der
Art des Traumas. Zu unterscheiden sind Schußverletzungen, Stichverletzun-
gen und die Leberruptur durch stumpfes Bauchtrauma. Das operative Vorgehen zielt auf eine ausreichende Blutstillung und die Beseitigung durchblu-
tungsgestörter, gequetschter und nekrotischer Lebergewebsanteile. Von
besonderer Bedeutung ist die Versorgung verletzter Gallengangsäste, da
übersehene Gallengangsläsionen häufig zu Abszessen und septischen Ver-
läufen führen.

Als Grundregel muß gelten, daß bei jedem Verdacht auf Leber- oder Milzruptur sofort laparotomiert wird. Oberflächliche Kapseleinrisse, Kontusionen und Rupturbereiche werden lediglich übernäht und drainiert. Tiefere Parenchymrisse, aus denen es nicht mehr blutet, werden vorsichtig inspiziert, evtl. mit Fibrinkleber aufgefüllt und drainiert (Neuhaus et al. 1991). Die Drainage ist insbesondere wichtig zur frühzeitigen Erkennung eines Gallenlecks.

Problematisch ist dagegen die Versorgung einer tiefergehenden Parenchymruptur und beidseitiger Verletzungen. Die Versorgung dieser Verletzungen muß in der Leberchirurgie und Traumabehandlung erfahrenen Zentren überlassen bleiben. Als Erstversorgung ist hier die Umgebungstamponade der rupturierten Leber angezeigt. Die definitive Therapie sollte dann in einem Sekundäreingriff erfolgen.

Die früher propagierte Arterienligatur, auch die Arterienembolisation zur Blutstillung, ist heute nicht mehr angezeigt, da sie in vielen Fällen schwere Komplikationen oder gar Leberversagen provoziert (Neuhaus u. Pichlmayr 1986; Neuhaus 1989). Bisher nicht abgeschlossen ist die Diskussion, ob lediglich die sorgfältige Blutstillung oder das ausgedehnte Débridement aller nekrotischen und schlecht durchbluteten Leberanteile vorteilhafter ist. Zweifellos lassen sich durch radikale Resektion des rupturierten Leberparenchyms spätere Komplikationen wie Bilhämie, Hämobilie und AV-Fistel vermeiden, jedoch sind diese Komplikationen relativ selten, und die Resektion ist chirurgisch wesentlich aufwendiger und anspruchsvoller als die einfache Blutstillung. Nicht unbedeutend ist aber die mögliche Verminderung postoperativer Intensivkomplikationen durch Entfernung allen minderdurchbluteten Lebergewebes (Neuhaus 1989). Nach Beherrschen der Blutung ist der Patient einerseits durch die Sepsis, andererseits durch die Leberinsuffizienz bedroht. Es scheint aber so zu sein, daß ein Belassen größerer kontusionierter und nekrotischer Leberanteile auch bei fehlender äußerer Blutung für den Patienten und den weiteren Behandlungsverlauf ungünstiger ist als das Risiko einer Parenchyminsuffizienz nach Resektion des betroffenen Leberlappens.

Literatur

Creutzig H, Brölsch C, Müller S et al. (1984) Nuklearmedizinische Diagnostik des Gallelecks. Dtsch Med Wochenschr 109:1398−1400
Foley WD, Cates JD, Keellman GM et al. (1987) Treatment of blunt hepatic injuries: role of CT. Radiology 164:635−638
Fuchs WC, Robotti G (1983) The diagnostic impact of computed tomography in shunt abdominal trauma. Clin Radiolog 34:261−265
Heller M, Jend HH (1984) Computertomographie in der Traumatologie. Thieme, Stuttgart, S 67
Hübener KH (1981) Computertomographie des Körperstammes, 2. Aufl. Thieme, Stuttgart
Kuligowska E, Müller PR, Simeone JF et al. (1984) Ultrasound in upper abdominal trauma. Semin Roentgenol 19:281−295
Moon KL, Federle MP (1983) Computed tomography in hepatic trauma. AJR 141:309

Neuhaus P (1989) Complications of liver surgery and their management. In: Lygidakis NJ, Tytgat GNJ (eds) Hepatobiliary and pancreatic malignancies. Diagnosis, medical and surgical management. Thieme, Stuttgart, pp 254–259

Neuhaus P, Pichlmayr R (1986) Postoperative Komplikationen nach Versorgung von Leberrupturen. In: Siewert JR, Pichlmayr R (Hrsg) Das traumatisierte Abdomen. Springer, Berlin Heidelberg New York, S 95–101

Neuhaus P, Waluja W, Scheele J (1990) Fibrinklebung nach Leberreskektion. Chir Praxis 42 (1990) 13–21

Okuda K, Musha H, Nakajima Y et al. (1978) Frequency of intrahepatic arteriovenous fistula as a squela to percutaneous needle puncture of the liver. Gastroenterology 74:1204

Triller J, Fuchs WA (1980) Abdominelle Sonographie. Thieme, Stuttgart

Weissmann HS, Chun KJ, Frank M et al. (1979) Demonstration of traumatic bile leakage with cholescintigraphy and ultrasonography. AJR 133:843

Wolverson MK, Crepps LF, Sundaram M et al. (1983) Hyperdensity of recent hemorrhage at body computed tomography: incidence and morphologic variation. Radiology 148:779

Zeman RK (1988) Correlation of nuclear techniques with other hepatibiliary imaging modalities. In: Gottschalk A, Hoffer PB, Pottchen EH (eds) Diagnostic nuclear medicine, vol 2. Williams & Wilkins, Baltimore, pp 610–630

Zeman RK, Lee C, Stahl RS et al. (1984) Strategy for the use of biliary scintigraphy in non-iatrogenic biliary trauma. Radiology 151:771

Sachverzeichnis

Springer-Verlag und Umwelt

Als internationaler wissenschaftlicher Verlag sind wir uns unserer besonderen Verpflichtung der Umwelt gegenüber bewußt und beziehen umweltorientierte Grundsätze in Unternehmensentscheidungen mit ein.

Von unseren Geschäftspartnern (Druckereien, Papierfabriken, Verpackungsherstellern usw.) verlangen wir, daß sie sowohl beim Herstellungsprozeß selbst als auch beim Einsatz der zur Verwendung kommenden Materialien ökologische Gesichtspunkte berücksichtigen.

Das für dieses Buch verwendete Papier ist aus chlorfrei bzw. chlorarm hergestelltem Zellstoff gefertigt und im ph-Wert neutral.

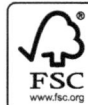